DAS RÜCKENBUCH

DAS RÜCKENBUCH

Aktiv gegen Schmerzen

Sabine Keller

Stiftung Warentest

LIEBE LESERIN, LIEBER LESER.

Rückenschmerzen kennt fast jeder Mensch. Sie sind beinahe so verbreitet wie einfache Erkältungen. Auch wenn sie nicht nur lästig, sondern sehr schmerzhaft sein können: Meist sind sie harmlos. Ähnlich wie ein Schnupfen gehören sie zu den wiederkehrenden Ereignissen im Leben, und wie für Erkältungen lässt sich für unkomplizierte Rückenschmerzen behaupten: Ohne Behandlung dauern sie eine Woche, mit Behandlung sieben Tage.

Massagen oder Fangopackungen wirken zwar oft schmerzlindernd, im Ergebnis jedoch kaum besser als Abwarten. In der Regel verschwinden die Schmerzen auch ohne Therapie nach ein bis zwei Wochen von allein. Sie können allerdings hartnäckig wiederkehren, und ohne ausreichende Behandlung besteht dann die Gefahr, dass sie chronisch werden.

Akute Schmerzen lassen sich mit einfachen Mitteln spürbar lindern, wiederkehrenden Attacken wirkungsvoll vorbeugen. Wie? Indem Sie Ihren Rücken fit halten. „Viel Bewegung" heißt die Zauberformel, denn Bewegungsmangel gilt als eine der Hauptursachen für Rückenschmerzen. Unsere „sitzende Lebensweise" unterfordert den Körper und schwächt seine Muskeln. Dadurch kann sogar der eigentlich sehr stabil gebaute Rücken aus dem Gleichgewicht geraten.

So wie ein starkes Immunsystem einen Schnupfen besser abwehren kann als ein schwaches, kann ein beweglicher, kräftiger Körper Verspannungen und Nervenreizungen besser parieren als ein schwacher. Im Alltag aktiv zu bleiben und regelmäßig Sport zu treiben, ist deshalb die beste Vorbeugung von Rückenschmerzen – und die auf Dauer wirkungsvollste Behandlung. Dabei kommt es vor allem zu Anfang darauf an, die eigene Bewegungsfreude (wieder) zu entdecken.

Unser Rückenbuch soll Ihnen dabei helfen, Ihre Rückenbeschwerden in den Griff zu bekommen und gelegentliche Schmerzattacken ohne Ängste zu bewältigen. Erfahren Sie,

- in welchen Fällen Sie sich selbst helfen können und wann ein Arztbesuch nötig ist,
- wie ein gesunder Rücken funktioniert und wie Rückenbeschwerden entstehen,
- wie Sie Ihren Alltag beweglicher gestalten und Ihren Rücken stärken können,
- wie Schmerzen wahrgenommen und verarbeitet werden,
- welche Behandlungsmethoden es gibt und was wirklich hilft.

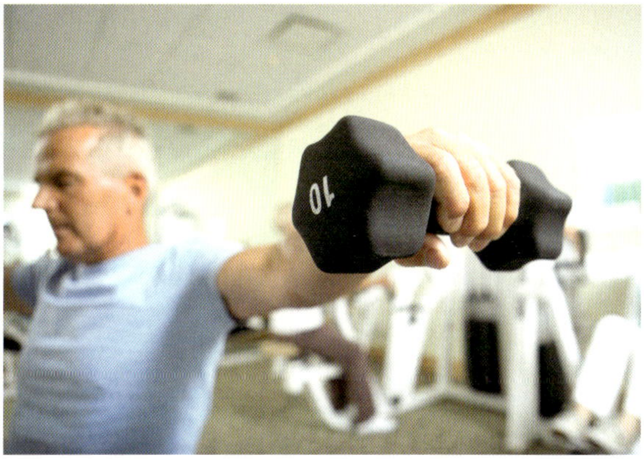

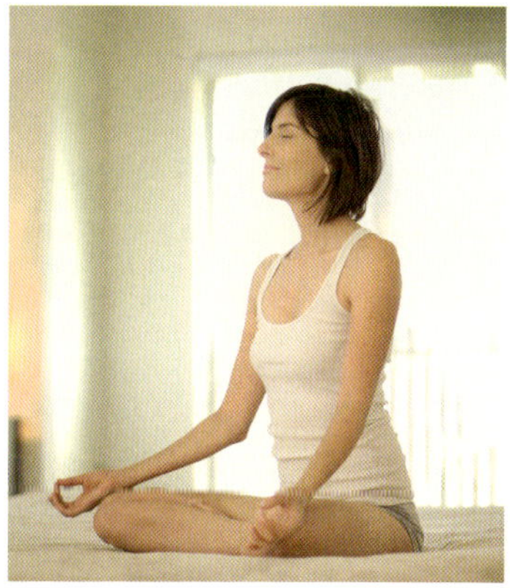

INHALTSVERZEICHNIS

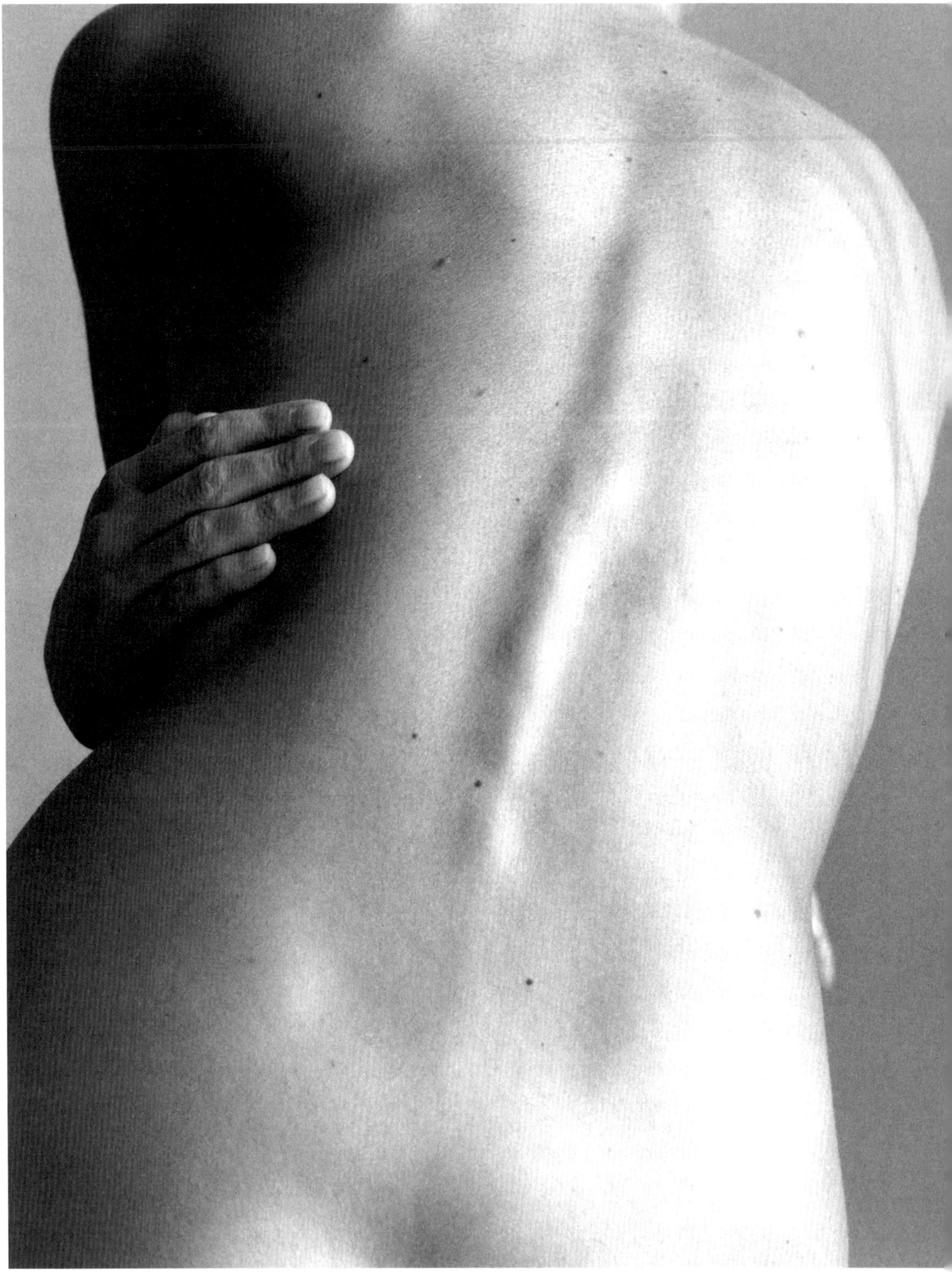

HILFE BEI AKUTEN SCHMERZEN

Wenn Sie dieses Kapitel zuerst aufgeschlagen haben, plagen Sie sich womöglich gerade mit Rückenschmerzen. Vielleicht spüren Sie nur ein dumpfes Ziehen im Kreuz. Vielleicht haben Sie sich auch einen Hexenschuss eingefangen und können sich momentan vor Schmerz kaum rühren. Dann machen Sie sich vermutlich Sorgen. Sehr wahrscheinlich gehören Sie aber zu den neun von zehn Menschen, deren Rückenbeschwerden harmlos sind.

BESCHWERDEN RICHTIG EINSCHÄTZEN

Das Symptom „Rückenschmerzen" ist meist keine eigenständige Krankheit, sondern Ausdruck einer Störung im Zusammenspiel der Muskeln, Bänder, Gelenke und Knochen. Häufig stellt sich eine Rückenschmerzattacke ganz ohne erkennbaren Grund ein – und klingt auch von allein wieder ab. Behandlungsbedürftige Beschwerden lassen sich leicht von solchen unterscheiden, die man mit etwas Geduld und einfachen Mitteln selbst in den Griff bekommen kann.

Rückenschmerzen äußern sich in typischen Beschwerdebildern. Sie können ganz unterschiedliche Ursachen haben. Das Beschwerdebild gibt meist einen ersten Hinweis auf die Quelle der Schmerzen und darauf, ob eine ärztliche Untersuchung und Behandlung nötig sind.

Je nach Beschwerdebild unterscheidet die Medizin drei Gruppen von Rückenschmerzen: unkomplizierte (unspezifische), von den Nervenwurzeln ausgehende (radikuläre) und durch eine bestimmte Erkrankung ausgelöste (spezifische) Rückenschmerzen.

- Unkomplizierte Rückenschmerzen ohne spezifische Ursache erkennt man daran, dass sie sich bei bestimmten Bewegungen verstärken und in Ruheposition nachlassen. Etwa 85 Prozent aller Rückenbeschwerden sind unkompliziert und verschwinden von selbst wieder. Abgesehen von den Rückenschmerzen und der eingeschränkten Beweglichkeit sind die Betroffenen in guter körperlicher Verfassung. Zu den unkomplizierten Rückenschmerzen gehört zum Beispiel ein Hexenschuss.

BILD 1 + 2 Auch starke Beschwerden klingen meist nach einiger Zeit von selbst wieder ab.

■ Auch Rückenschmerzgeplagte mit einer Ischiasattacke sind bis auf ihre Beschwerden gesund. Ihre Schmerzen haben jedoch eine andere Qualität, sie treten meist einseitig auf und ziehen ins Bein bis unterhalb des Knies. Dabei sind die Beinschmerzen oft stärker als die Kreuzschmerzen, und es können Empfindungsstörungen und Lähmungserscheinungen auftreten.

Die Ursache solcher „radikulärer" Schmerzen ist eine Reizung der Nervenwurzeln, meist durch Verschiebungen im Bereich der Wirbelsäule. Ob eine ärztliche Behandlung nötig ist, richtet sich nach der Stärke der Beschwerden.

■ Spezifische Rückenschmerzen müssen von qualifizierten Ärzten behandelt werden. Sie lassen sich relativ einfach an bestimmten Symptomen und Signalen erkennen, die Sie in der Auflistung rechts finden.

BESCHWERDEN, DIE DEN ARZT ERFORDERN

Wenn starke Rückenbeschwerden von einem oder mehreren der folgenden Symptome oder Ereignisse begleitet werden, sollten sie möglichst rasch ärztlich abgeklärt werden:

- Schlechtes Allgemeinbefinden, Fieber
- Starke Lähmungserscheinungen und Taubheitsgefühle
- Bewegungsunabhängige Schmerzen
- Hinweise auf oder bekannte entzündlich-rheumatische Erkrankung, Osteoporose, Immun- oder Krebserkrankung
- Vorangegangener Unfall wie zum Beispiel ein heftiger Sturz
- Alter des Betroffenen unter 20 Jahre
- Über drei Tage konstant anhaltende oder zunehmende starke Schmerzen trotz Selbsthilfe

MUSKELVERSPANNUNGEN

In den meisten Fällen werden Rückenbeschwerden von Verspannungen der Rückenmuskulatur verursacht oder begleitet. Eine Muskelverspannung baut sich auf, wenn die Nerven, die die Grundspannung des Muskels steuern, vermehrt Reize aussenden. Die starke Belastung durch die erhöhte Muskelspannung stört die Durchblutung des Muskelgewebes, und es kommt zu einem Sauerstoffmangel. Die Muskeln reagieren, indem sie sich verhärten und zu schmerzen beginnen. Weil die weniger dehnbare, verkürzte Muskulatur ständig an den Sehnen zerrt, schmerzen nicht nur die Muskeln selbst, sondern auch die Ansatzpunkte der Sehnen an den Knochen.

Das Zusammenspiel der Rumpfmuskulatur gerät aus der Balance, wenn sich einzelne Muskelpartien verspannen. Ist der Schmerz einmal da, werden oft vermeintlich schonende (schmerzlindernde),

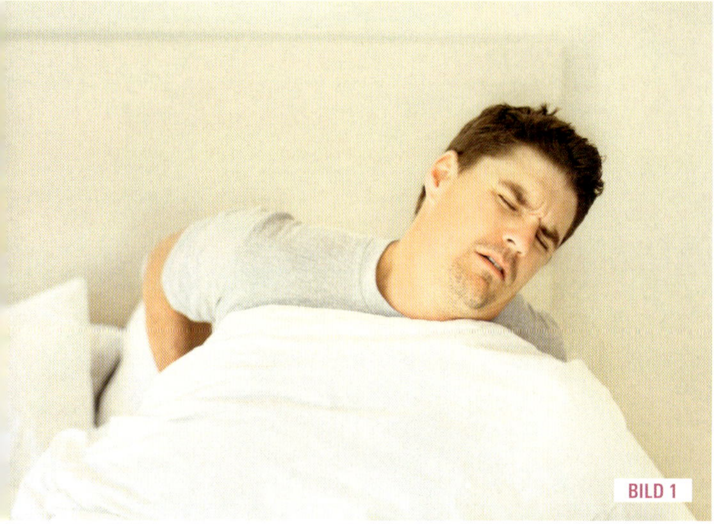
BILD 1

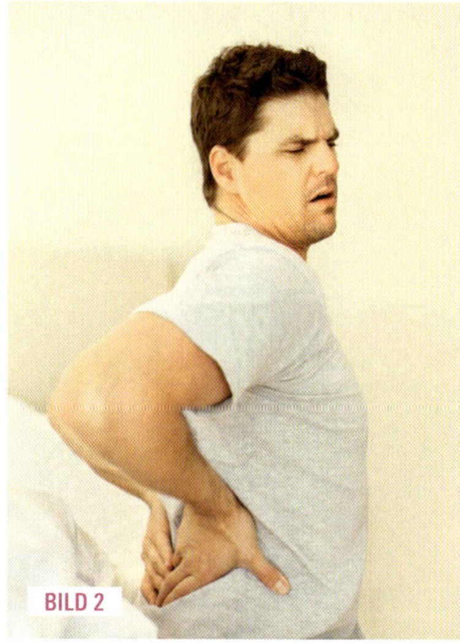
BILD 2

aber unnatürliche Haltungen eingenommen, die wiederum andere Muskelgruppen strapazieren und die Beschwerden verstärken.

Verspannungsbedingte Schmerzen können plötzlich auftreten, wie etwa beim Hexenschuss, oder sich im Laufe von Stunden oder Tagen allmählich verstärken. Ein dumpfes Ziehen ist charakteristisch, kein heller, stechender oder schneidender Schmerz. Die schmerzenden Stellen reagieren empfindlich auf Druck, die Intensität des Schmerzes verändert sich je nach Körperhaltung. Die Beweglichkeit ist durch den Schmerz und die geringere Dehnbarkeit der Muskeln eingeschränkt.

Eine verspannte Rückenmuskulatur bewirkt häufig einen tief sitzenden Rückenschmerz im Bereich der Lendenwirbelsäule. Muskelverspannungen im Nacken- und Schulterbereich können sich als Nacken-, Schulter- und Armschmerzen oder als Kopfschmerzen äußern.

Ursachen

Nur selten lässt sich ein eindeutiger Grund für verspannungsbedingte Rückenschmerzen ausmachen. Muskelverspannungen können viele Auslöser haben: Eine Überbeanspruchung der Muskulatur durch langes Sitzen oder andere einseitige oder verkrampfte Körperhaltungen, ungewohnte Bewegungen, Zugluft, Verschleißerscheinungen der Wirbelsäule, Überdehnungen oder Zerrungen.

Ein häufiger Grund ist auch eine starke psychische Anspannung. Sorgen und Streit, Ängste und Selbstzweifel, Konflikte am Arbeitsplatz und Dauerstress führen leicht zu Verkrampfungen und ungünstigen Körperhaltungen. Das Phänomen der Muskelverspannungen zeigt sehr deutlich, wie sich körperliche und seelische Vorgänge gegenseitig beeinflussen.

Dass Stress auch körperliche Anspannung bewirkt, ist eigentlich eine sinnvolle physiologische Reaktion, die hilft, anstehende Aufgaben zu bewältigen, zum Beispiel einer akuten Gefahr möglichst schnell auszuweichen. Dabei sorgt das vegetative Nervensystem dafür, dass sich die Muskelspannung erhöht. Bei übergroßem Termindruck, Dauerstress oder starken seelischen Belastungen kann Anspannung aber schon mal in Verspannung umschlagen und, vielleicht verstärkt durch eine ungünstige Bewegung, eine akute Schmerzattacke auslösen.

Erste Hilfe

Wichtiger als das Forschen nach den tieferen Ursachen ist zunächst, wie Sie mit Ihrem akuten Rückenschmerz umgehen. Machen Sie sich vor allem keine Sorgen, und lassen Sie sich vom Schmerz nicht zur Unbeweglichkeit zwingen. Denn Angst kann die Verspannung verstärken, und Schonung macht Sie nicht wieder beweglicher.

Bei Muskelverspannungen kommt es darauf an, den akuten Schmerz zu lindern, die Muskeln zu entspannen und sie wieder dehnbarer zu machen. Das geschieht am wirkungsvollsten durch eine Kombination von Schmerzmitteln, Entspannungs- und Dehnübungen. Wärme und sanfte Massagen können die Entspannung kurzfristig fördern.

Verspannungsbedingte Rückenschmerzen klingen in der Regel nach einigen Tagen von selbst wieder ab. Deshalb: Gönnen Sie sich Ruhe, wenn Sie sie nötig haben, aber verzichten Sie nicht auf All-

INFO Zusammengebissene Zähne und Muskelschmerzen

Bei berufsbedingten Rückenschmerzen spielen vor allem die Arbeitsbedingungen und die Arbeitszufriedenheit eine Rolle. Mangelnde Anerkennung, das Gefühl von Ohnmacht und Fremdbestimmung können sowohl den Berufsalltag als auch das Privatleben beeinträchtigen. Ungelöste familiäre Probleme oder Einsamkeitsgefühle belasten die Seele auf Dauer besonders stark.
Wer in der Freizeit keine Entspannung findet, für den ist es doppelt schwer, beruflichen Stress auszugleichen.
Manche Menschen schaffen es aufgrund ihrer inneren Haltungen kaum zu genießen und sich zu entspannen.
Sie überfordern sich und oft auch ihre Nächsten mit überhöhten Ansprüchen und zu vielen Wünschen. Psychische Abwehrhaltungen können zum Beispiel die Nackenmuskeln verhärten, daher der Begriff „Halsstarrigkeit".
Selbst die Freizeitgestaltung kann unbewusst zur Anstrengung geraten, wenn zum Beispiel beim Sport weniger die Freude an der Bewegung als der Wille zur Leistung im Vordergrund steht. Das Symptom Rückenschmerzen als Zeichen von Überforderung und Überanstrengung wahrzunehmen, kann dann ein erster Schritt sein, einmal den möglichen Gründen im Lebensalltag nachzuspüren: Welche belastenden Faktoren könnten eine Rolle spielen, welche sind veränderbar?
Generell gilt: Wenn auf Anspannung keine Entspannung folgt, gerät das gesunde Wechselspiel aus der Balance. Verspannungen sind dann eine natürliche Antwort des Körpers.

tagesaktivitäten, die Ihnen Freude bereiten. Wenn sich die Beschwerden nach drei bis vier Tagen nicht gebessert oder sich gar verstärkt haben, sollten sie ärztlich abgeklärt werden.

Wer sich schon bewusst ist, dass er zu Verspannungen neigt, tut gut daran, mit einem regelmäßigen körperlichen Training vorzubeugen, denn gut ausgebildete Muskeln reagieren auf Überbelastungen nicht so leicht verspannt wie schwache. Neben speziellen Übungen für die Rumpfmuskulatur hält ein Ausdauersport wie Laufen oder Radfahren nicht nur den Körper fit, sondern ist auch ein guter Stressausgleich.

HEXENSCHUSS

Der Hexenschuss (Lumbago) ist ein sehr starker, plötzlich „einschießender" Schmerz im Bereich der Lendenwirbelsäule. Eine Hexenschuss-Attacke kann so heftig ausfallen, dass dem „Angeschossenen" der Atem stockt und er sich vor Schmerzen kaum mehr rühren kann. Zu Anfang ist meist die gesamte untere Rückenmuskulatur verspannt und verhärtet, die Beweglichkeit stark eingeschränkt, und der Schmerz lässt außer im Liegen mit hochgelagerten Beinen in keiner Körperhaltung merklich nach. Hexenschuss-Geplagte nehmen unwillkürlich kurzfristig entlastende Schonhaltungen ein. Die Schmerzen können bis zum Brustkorb oder in die Beine bis oberhalb der Knie ausstrahlen und verstärken sich noch beim Husten, Niesen oder Pressen. Beim Abtasten des Rückens fällt außer den deutlich spürbaren Muskelverhärtungen die Druckempfindlichkeit der Dornfortsätze oder der Kreuzbein-Darmbein-Gelenke auf.

Ursachen

Der plötzlich einsetzende starke Schmerz entsteht häufig infolge einer völlig alltäglichen Bewegung – der Betroffene braucht sich nicht einmal „verhoben" zu haben. So rätselhaft wie der Auslöser ist meist auch die genaue Ursache. Nur selten ist zum Beispiel ein Bandscheibenvorfall die Ursache eines Hexenschusses.
Die Plötzlichkeit, Unerklärlichkeit und Stärke des Schmerzes macht zunächst einmal Angst – vor einer Verletzung, einem Bandscheibenschaden, vor dauerhafter Bewegungseinschränkung. Doch wie bei milderen Verspannungsschmerzen spielen beim Hexenschuss viele Auslöser eine Rolle, und auch hier sind psychosoziale Belastungen häufiger Quelle oder Verstärker der Beschwerden als körperliche Erkrankungen. So scheint vielen Untersuchungen zufolge der Typus des „Durchhalters" besonders gefährdet, durch einen Hexenschuss gestoppt und zum Innehalten gezwungen zu werden.

BILD 1 Schonhaltung beim Ischias
BILD 2 Schonhaltung beim Schulter-Arm-Syndrom

Erste Hilfe

Auch wenn ein Hexenschuss meist nach einigen Tagen wieder abklingt, suchen viele Betroffene wegen der Heftigkeit der Schmerzen gleich am ersten Tag medizinische Hilfe. Halten die akuten Schmerzen unverändert mehr als vier Tage an, ist ein Arztbesuch in jedem Fall wichtig, denn es muss ausgeschlossen werden, dass sich hinter den Beschwerden eine behandlungsbedürftige Erkrankung verbirgt.

Wie bei einer weniger starken Muskelverspannung gilt es, zunächst die Schmerzen zu lindern und die Muskeln zu lockern. Schmerzstillende Medikamente, Wärme und Entspannung in Entlastungshaltung (Stufenlagerung, siehe Seite 18) helfen, die Situation erträglich zu machen. Wenn der erste Schmerz nachlässt, können Sie langsam und vorsichtig leichte Dehnübungen versuchen.

Sobald es möglich ist, sollten Sie Schonhaltungen vermeiden und sich so gut es geht wieder normal bewegen. Nehmen Sie sich eine kurze Auszeit, um sich zu erholen, aber bleiben Sie möglichst mobil. Vertrauen Sie auf die Selbstheilungskräfte Ihres Körpers – sehr wahrscheinlich werden Sie schon bald deutliche Erleichterung verspüren.

ISCHIAS

Wie der Hexenschuss ist auch „der Ischias" beziehungsweise die Ischialgie (griechisch: Hüftschmerz) eine Bezeichnung für ein Beschwerdebild, nicht für eine bestimmte Erkrankung. Das Hauptsymptom ist ein bohrender oder ziehender Schmerz, der von der Hüftgegend in den Ober- und Unterschenkel, oft auch bis in die Zehen ausstrahlt.

Quelle des Ischiasschmerzes ist eine Reizung oder eine Druckbelastung einer der Wurzeln der Nerven, die die Beine versorgen und sich im kleinen Becken zum Ischiasnerv zusammenschließen. Nur selten sind mehrere Nervenwurzeln gereizt.

Der oft auch als stechend, schneidend oder brennend beschriebene Schmerz zieht von der Lendengegend seitlich in das Gesäß und an der Hinter- oder Außenseite des Beins entlang bis zu den Zehen. Solche von den Nervenwurzeln ausgehenden, deutlich auf einen bestimmten Bereich begrenzten Beschwerden nennt die Medizin radikuläre Schmerzen (von lateinisch: radix = Wurzel). Der schmerzende Bereich ist sehr druckempfindlich, und es kann zu Empfindungsstörungen kommen: Die Haut kribbelt oder fühlt sich taub an, an den Füßen oder Zehen können auch Lähmungserscheinungen auftreten.

Der Schmerz verstärkt sich beim Versuch, das Bein auszustrecken oder die Fußspitzen zu heben, beim Niesen, Husten oder Pressen.

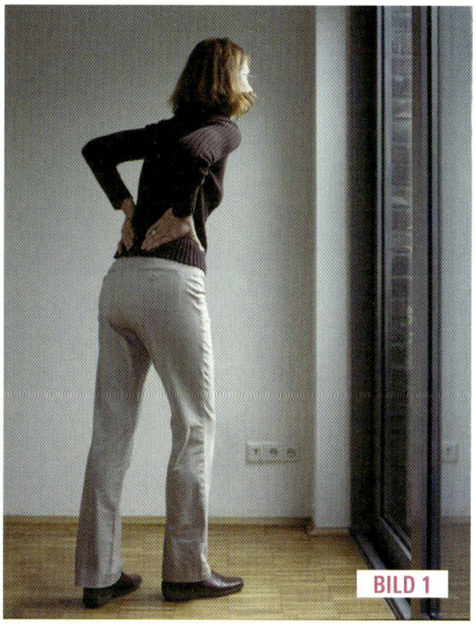

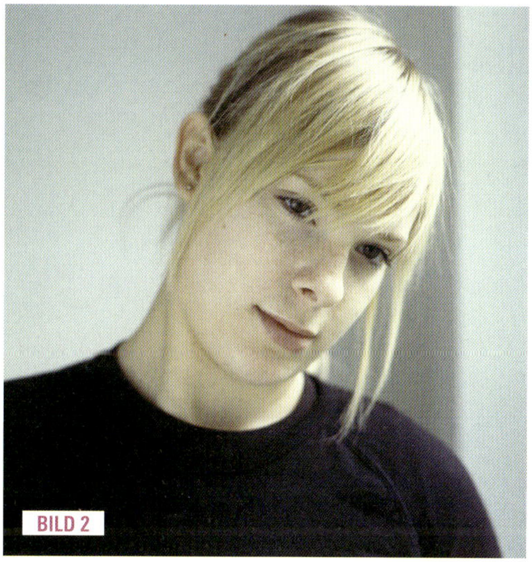

Wer von einer Ischialgie geplagt wird, winkelt im Stehen meist unwillkürlich das betroffene Bein an, dreht es nach außen und hält den Oberkörper schief – eine für Ischias typische Schonhaltung, in der der Nerv etwas vom Druck entlastet ist und die Schmerzen erträglicher sind.

Ursachen

Eine Reizung des Ischiasnervs, ein Druck auf den Nerv oder die Nervenwurzel kann durch Verschleißerscheinungen, einen Bandscheibenvorfall, Verengungen im Wirbelkanal (Spinalstenose), Entzündungen oder Verletzungen verursacht sein. Manchmal reagiert der Ischiasnerv auch auf eine nicht geglückte Rückenbehandlung, wie zum Beispiel eine nicht einwandfrei gesetzte Spritze in die Muskulatur des Lendenbereichs, oder auf Narbenbildungen in Folge einer Operation an der Lendenwirbelsäule.

Wie beim Hexenschuss kann der unmittelbare Auslöser des Ischiasschmerzes eine ruckartige, ungewohnt belastende, aber auch eine ganz alltägliche Bewegung sein.

Erste Hilfe

Wer von einer Sekunde auf die andere vor Schmerzen kaum mehr weiß, wie er sich noch bewegen soll, bekommt es verständlicherweise mit der Angst zu tun. Angst und Anspannung können die Schmerzen jedoch verstärken. Versuchen Sie deshalb, sich zu beruhigen und sich keine Sorgen zu machen: Selbst der heftige Ischiasschmerz ist in der Regel kein Zeichen für eine ernsthafte Erkrankung.

Bei Empfindungsstörungen und Lähmungserscheinungen sowie bei anhaltend starken Kreuz- und Beinschmerzen über drei Tage hinweg wird ein Arztbesuch aber unbedingt notwendig.

Auch beim Ischias können schmerzstillende Medikamente, Stufenlagerung, Ruhe und Entspannungsübungen Erleichterung verschaffen. Kälte dämpft den brennenden Schmerz in den ersten Tagen oft wirkungsvoller als Wärme.

Zunächst steht die Schmerzlinderung im Vordergrund, dann wird die Beweglichkeit schrittweise wiedererobert. Nervenschmerzen vergehen allerdings langsamer als Muskelschmerzen; es kann mehrere Wochen dauern, bis sie ganz abgeklungen sind.

BILD 1 Stufenlagerung: Zu Beginn einer Rückenschmerzattacke versucht man erst einmal, eine Körperposition zu finden, in der die Beschwerden erträglich sind.

SCHULTER-ARM-SYNDROM

Wenn die Halswirbelsäule von starken Verspannungen oder Nervenreizungen betroffen ist, spricht man vom Schulter-Arm-Syndrom (Zervikobrachialsyndrom). Dabei können die Schmerzen auf den Nacken beschränkt sein oder in die Arme, manchmal bis in die Fingerspitzen, ausstrahlen.

Letzteres kann auch auf eine Reizung der Spinalnerven hinweisen, die aus den Wirbellöchern der Halswirbel austreten. Wie beim Ischias kann es bei starkem Druck auf einen Nerv zu Lähmungserscheinungen und Empfindungsstörungen kommen. Die Haut fühlt sich stellenweise taub an, der schmerzende Arm erscheint kraftlos.

Eine häufige Schonhaltung bei einem Schulter-Arm-Syndrom ist der Schiefhals (Bild siehe Seite 15). Die Betroffenen halten den Kopf schief, weil die Schmerzen in dieser Stellung zunächst erträglicher sind. Das kann jedoch zur Folge haben, dass die überforderten Muskeln verkrampfen und noch mehr schmerzen.

INFO Das Reithosensyndrom

Ein seltener, aber gefährlicher Notfall ist das Reithosensyndrom (Kaudasyndrom). Die Ursache ist meist eine vorgefallene Bandscheibe, die gleich auf mehrere Spinalnerven drückt, die im Bereich der Lendenwirbelsäule aus dem Rückenmark austreten. Der Name bezeichnet eines der plötzlich auftretenden und auffälligen Symptome: Die Haut ist im Bereich des „Hosenbodens" und der Beininnenflächen, den bei einer Reithose verstärkten Bereichen, auf einer oder beiden Seiten taub. Da die gequetschten Nerven nicht nur für die Hautempfindungen und die Beinmuskelbewegung, sondern auch für die Funktion der Blase, des Mastdarms und der Geschlechtsorgane zuständig sind, kann es zu Lähmungen und Kontrollverlust über Blase und Darm kommen. Häufiger als ein unwillkürlicher Abgang von Stuhl ist dabei ein Harnverhalt, bei dem der Betroffene auch bei übervoller Blase willentlich kein Wasser lassen kann.

Bei starkem Kreuz- und Beinschmerz, der mit starken Lähmungserscheinungen und Empfindungsstörungen am Unterleib und an den Beinen verbunden ist, muss umgehend eine Arztpraxis aufgesucht werden! Beim Reithosensyndrom kann nur eine sofortige Operation bleibende Nervenschäden und Lähmungen verhindern. Je früher operiert wird, desto geringer ist das Risiko von Folgeschäden.

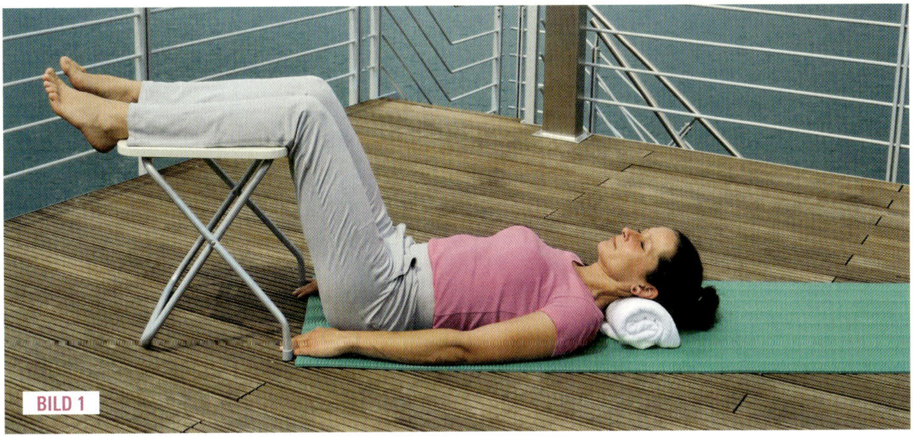

BILD 1

Ursachen

Schmerzen und Bewegungseinschränkungen im Bereich des Nackens und des Schultergürtels entstehen häufig durch Muskelverspannungen, manchmal auch durch verschleißbedingte Einengungen in den Gelenken. Nur selten sind Bandscheibenschäden oder eine Arthrose der Schultergelenke der Grund.

Viele Menschen reagieren empfindlich auf Zugluft, oder sie wachen nach einer unruhigen Nacht morgens mit einem steifen Hals auf. Starre Kopfhaltungen zum Beispiel bei der Arbeit am Bildschirm führen leicht zu andauernden Verspannungen der Nackenmuskulatur – ebenso wie Stress. Eine erhöhte Muskelspannung kann wiederum Kopfschmerzen auslösen (Spannungskopfschmerzen).

Erste Hilfe

Wärme und Entspannung helfen auch beim Schulter-Arm-Syndrom, die verspannten Muskeln zu lockern. Schmerzmittel beruhigen die gereizten Nerven. Benutzen Sie beim Liegen ein kleines, nicht zu weiches Kissen, das den Kopf gut abstützt.

Klingen die Schmerzen nicht innerhalb von drei bis vier Tagen spürbar ab, sollten Sie eine Ärztin oder einen Arzt aufsuchen, um die Ursache abklären zu lassen. Bei Lähmungserscheinungen ist sofortige ärztliche Hilfe nötig.

SELBSTHILFE BEI SCHMERZEN

Wenn Ihnen der Nacken weh tut oder Sie plötzlich von Hexenschuss oder Ischias lahmgelegt werden, können Sie den akuten Schmerz mit einfachen und bewährten Mitteln lindern. Die wirksamsten Sofortmaßnahmen, die jeder selbst anwenden kann, sind Stufenlagerung, Wärme, Entspannung und Übungen zur Lockerung der verspannten Muskulatur. Zur Unterstützung können Sie für kurze Zeit rezeptfrei erhältliche Schmerzmittel einnehmen (siehe Seite 21 ff.).

Verspannungsbedingte Rückenschmerzen klingen meist nach drei Tagen mit bewusstem Ausspannen und Selbsthilfemaßnahmen ab. Dauern die Schmerzen mehr als drei bis vier Tage unvermindert heftig an, ist es wichtig, dass Sie die Ursache Ihrer Beschwerden ärztlich abklären lassen.

STEP 1 – 4 Hinlegen und Aufstehen mit Hilfe eines Stuhles

Gibt es Anzeichen für eine ernsthafte Erkrankung, sollten Sie sofort zur Ärztin oder zum Arzt gehen.

Stufenlagerung

Zu Beginn einer Rückenschmerzattacke versucht man erst einmal, eine Körperposition zu finden, in der die Beschwerden erträglich sind. Für die meisten Menschen mit Kreuzschmerzen ist dies die Stufenlagerung: flaches Liegen auf dem Rücken, am besten auf einer warmen Decke, mit hochgelegten Beinen. Die Unterschenkel lagern dabei in einem 90- Grad-Winkel zu den Oberschenkeln auf einer Ablage, die so hoch ist, wie die Oberschenkel lang sind (siehe Seite 17 oben).

Für die Stufenlagerung sind in Sanitätshäusern spezielle Schaumstoffwürfel erhältlich, doch ein stabiler Hocker, Stuhl oder Sessel tut es auch. Die richtige Höhe lässt sich mit Kissenauflagen einstellen. Der Untergrund sollte möglichst nicht nachgeben, deshalb liegt man besser auf dem Boden als auf der Matratze im Bett – vorausgesetzt, die Schmerzen erlauben das Zu-Boden-Gehen. Den Kopf stützt ein kleines Kissen oder eine Nackenrolle.

Die Stufenlagerung bringt spürbare Erleichterung: In dieser Stellung können die Muskeln entspannen, die Kreuzbein-Darmbein-Gelenke und die Wirbelsäule werden von Druck entlastet. Die Wirbelsäule wird zudem leicht gestreckt, was

INFO Warum Bettruhe dem Rücken schadet

Noch in den 1990er Jahren haben die meisten Orthopäden bei Rückenschmerzen und Bandscheibenvorfällen zuerst einmal Bettruhe verordnet. Und noch immer gibt es Ärztinnen und Ärzte, die zu möglichst viel Schonung und Reglosigkeit raten. Inzwischen ist die Vorstellung von der heilenden Wirkung der Ruhigstellung jedoch längst überholt. Die Empfehlung, sich nicht ins Bett zu legen, sondern möglichst aktiv zu bleiben, findet sich heute in allen internationalen Leitlinien zur Behandlung von Kreuzschmerzen. Wissenschaftliche Untersuchungen haben gezeigt, dass Bettruhe über ein bis zwei Tage hinaus dem Rücken sogar schaden kann. Die Gründe sind einleuchtend:

- Bettruhe macht steif und unbeweglich.
- Die Muskeln und Knochen werden schwächer.
- Die körperliche Fitness nimmt ab.
- Die Schmerzen werden stärker (wahrgenommen).
- Das passive Liegen drückt auf die Stimmung.
- Es fällt immer schwerer wieder aktiv zu werden.

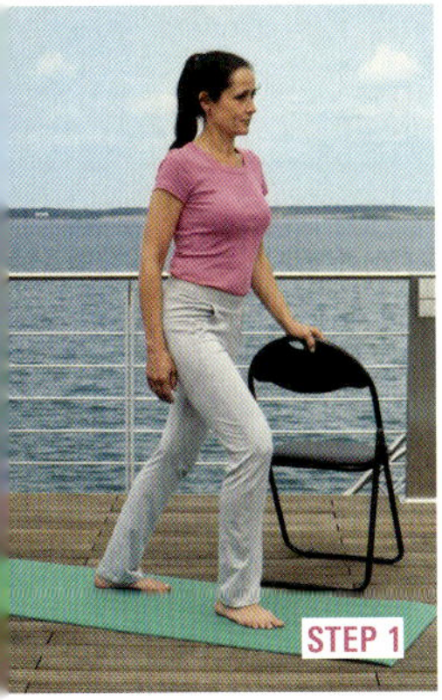

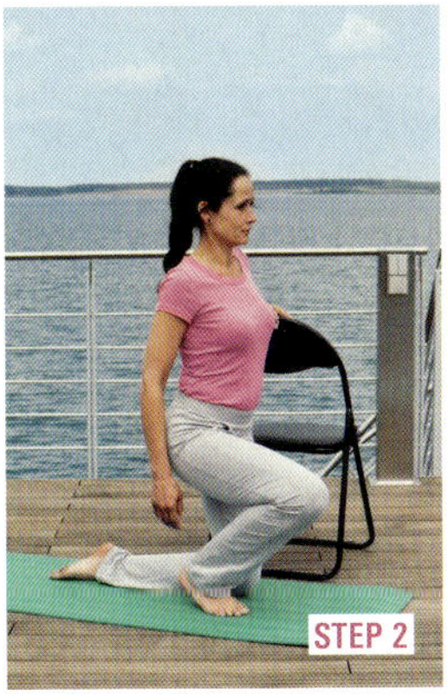

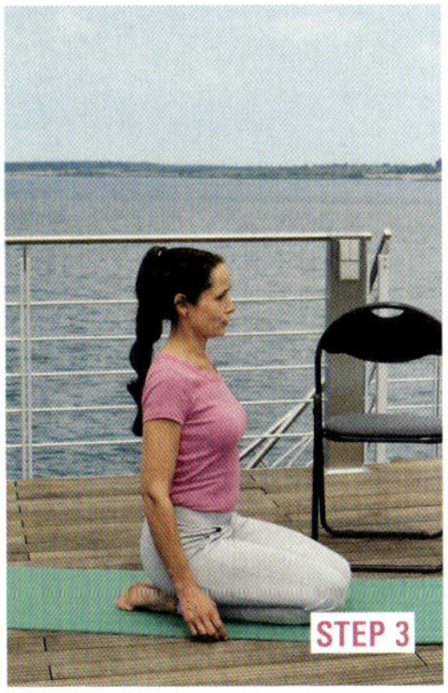

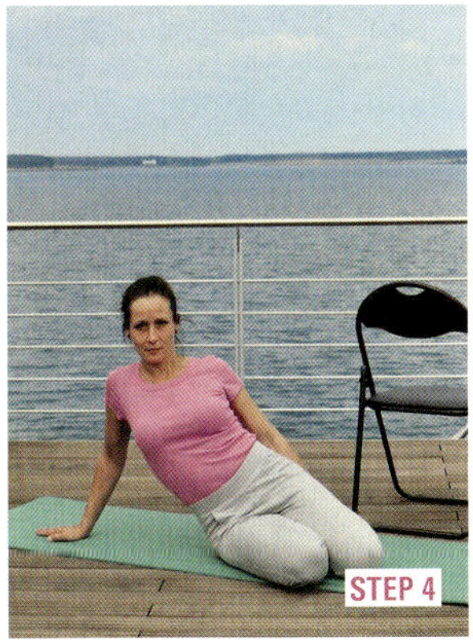

auch die Nerven beruhigt. Bleiben Sie aber nicht zu lange unbeweglich liegen.

Wenn Ihnen das Hinlegen und Aufstehen schwer fallen, nehmen Sie einen Stuhl zu Hilfe:

- Stützen Sie sich an der Lehne ab und setzen Sie ein Bein vor.
- Gehen Sie mit geradem Rücken langsam in die Knie.
- Stellen Sie zuerst ein, dann beide Knie auf den Boden, und setzten Sie sich danach auf die Fersen.
- Stützen Sie sich mit einem Arm auf dem Boden ab, neigen sich langsam mit geradem Rumpf zur Seite und rollen sich schließlich auf den Rücken.

Zum Aufstehen verfahren Sie in umgekehrter Reihenfolge.

Die Stufenlagerung können Sie gut mit Wärmeanwendungen, Übungen zur Entspannung und zur Lockerung der Muskulatur kombinieren.

Wärme

Schmerzhafte Muskelverspannungen – Ursache oder Begleiterscheinung jeder Rückenschmerzattacke – lassen sich mithilfe von Wärme (nicht Hitze!) spürbar lockern. Die Wärme beruhigt und entkrampft die Muskelfasern, fördert die Durchblutung und lindert die Schmerzen. Wärme beruhigt auch die Nerven und sorgt für allgemeine Entspannung. Wärme in Kombination mit Bewegung hat sich in wissenschaftlichen Studien als besonders wirksam gezeigt.

Ein warmes Wannenbad wirkt auf den ganzen Körper wohltuend. Spezielle Badezusätze können die beruhigende und schmerzlindernde Wirkung des warmen Wassers steigern, zum Beispiel mit Extrakten aus Melisse, Lavendel, Baldrian oder Hopfen. Als durchblutungsfördernd gelten Rosmarin und Wacholder. Baden Sie nicht zu heiß (optimal sind etwa 39 Grad Celsius) und nicht länger als zwanzig Minuten. Vorsicht: Wer an starkem Bluthochdruck, einer schweren Herzkrankheit, einer Hauterkrankung oder ausgeprägten Krampfadern leidet, sollte kein warmes Vollbad nehmen. Ätherische Öle können bei manchen Menschen eine allergische Reaktion auslösen.

Halten Sie die schmerzenden Rückenpartien möglichst warm, auch während Sie Ihren Alltagsaktivitäten nachgehen. Wickeln Sie sich dazu ein Wolltuch oder einen breiten Schal um Taille und Hüften, oder besorgen Sie sich eine Leibbinde aus Angorawolle. Bei Nackenschmerzen hilft ein warmer Schal.

Eine Wärmflasche oder ein Heizkissen im Rücken oder Nacken sorgt ebenfalls für spürbare Erleichterung. Eine Heizdecke bietet sich als wärmende Unterlage für die Stufenlagerung an.

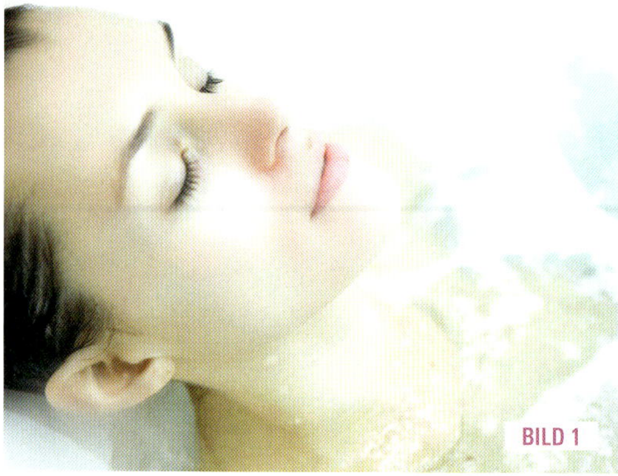

BILD 1

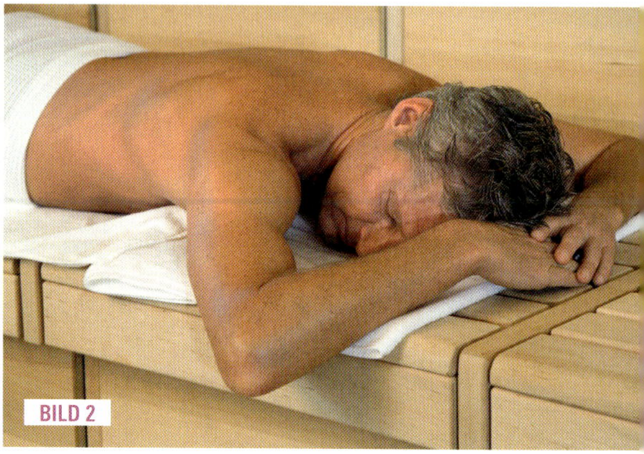

BILD 2

Besonders intensiv wirkt feuchte Wärme, zum Beispiel als Wickelauflage: Dazu ein Frotteetuch in heißem Wasser tränken, auswringen, eventuell um eine Wärmflasche wickeln und auf die schmerzende Stelle legen. Spezielle Wärmepackungen, zum Beispiel aus Fango oder Heublumen, speichern die Wärme und regen die Durchblutung an. Wärmepackungen sind in Apotheken erhältlich.

Auch Lösungen, Salben und Pflaster mit Substanzen wie zum Beispiel Franzbranntwein (Lösung aus verschiedenen ätherischen Ölen in Alkohol) oder Capsaicin aus Cayenne-Pfeffer (zum Beispiel in ABC-Pflaster) fördern die Durchblutung, erzeugen ein wohltuendes Wärmegefühl und helfen, die Muskulatur zu entspannen. Es ist allerdings nicht erwiesen, dass Pflaster und Einreibemittel besser wirken als Bäder oder Packungen. Sie können jedoch zu Hautreizungen und allergischen Reaktionen (auch auf den Pflasterklebstoff) führen. Bei entzündlichen Erkrankungen und empfindlicher Haut dürfen sie nicht angewendet werden.

Sauna und Thermalbad

Es gibt zwar noch keine wissenschaftlichen Untersuchungen zur Wirkung von Sauna- oder Thermalbadbesuchen bei Kreuzschmerzen. Da sich die Kombination von Wärme, Entspannung und sanfter Bewegung aber als schmerzlindernd erwiesen hat, ist es sehr wahrscheinlich, dass dies auch für den Besuch einer Sauna, eines Dampf- oder Thermalbads gilt.

Wenn Sie ausprobieren möchten, ob Ihnen ein Saunagang gut tut, nehmen Sie sich genug Zeit, um auch wirklich zur Ruhe zu kommen. In der Saunakabine legen Sie sich am besten in Rückenlage auf ein weiches Handtuch und winkeln die Beine an, sodass Ihre Lendenwirbelsäule flach auf der warmen Holzbank ruht. Wenn es möglich ist, legen Sie die Unterschenkel auf der nächst höheren Bank ab (Stufenlagerung). Stützen Sie Ihren Nacken mit einem kleinen zusammengerollten Handtuch. Versuchen Sie, sich völlig zu entspannen.

Belasten Sie Ihren Kreislauf nicht zu stark: Wählen Sie die mittlere oder untere Saunabank, und bleiben Sie nicht länger als zehn Minuten in der Kabine.

Bei der anschließenden Abkühlung greifen Sie am besten zum Kaltwasserschlauch und duschen sich zuerst an den Beinen und Armen, dann erst am Rumpf ab. Sparen Sie dabei die Nackenpartie beziehungsweise den unteren Rücken aus.

Gehen Sie danach im warmen Bademantel ein wenig umher, bevor Sie eine halbe Stunde ruhen.

Lassen Sie es bei zwei oder drei Saunagängen bewenden. Bei täglichem Sauna-

BILD 1 + 2 Wärme beruhigt und lindert die Schmerzen.

besuch ist nur ein Saunagang sinnvoll. Falls die Sauna über einen Pool mit warmem Wasser verfügt, verzichten Sie lieber auf einen Saunagang und bewegen sich dafür eine Runde im Pool.

Eine gute Alternative zu Sauna oder Dampfbad ist das Schwimmen oder Umhergehen im warmen Wasser eines Thermalbads. Manchmal verschwinden Kreuzschmerzen durch viel Bewegung im warmen Wasser ebenso plötzlich, wie sie vorher aufgetreten sind.

Sauna, Dampf- und Thermalbad verbieten sich bei Fieber, einer Infektion, bei entzündlichen Erkrankungen oder manchen Herz-Kreislauf-Krankheiten.

KÄLTE GEGEN RÜCKENSCHMERZEN

Rückenschmerzen, die mit Nervenreizungen wie beim Ischias oder einer Entzündung einhergehen, sprechen bei manchen Menschen auf Kälte kurzfristig besser an als auf Wärme. Kälte hemmt die schmerzleitenden Nervenfasern, die Durchblutung und den Stoffwechsel des gekühlten Bereichs und wirkt deshalb leicht betäubend. Für diese Wirkung gibt es bisher allerdings nur Erfahrungswerte, keine eindeutigen wissenschaftlichen Belege.
Zur örtlichen Kältebehandlung eignen sich Mittel aus dem Eis- oder Gefrierfach des Kühlschranks: gestoßenes Eis im Plastikbeutel (Eisbeutel), gelhaltige Kältepacks oder ein zuvor mit Salzwasser getränktes, tiefgefrorenes Tuch (Wickel). Schlagen Sie Kältepackungen oder -wickel immer in ein trockenes Handtuch ein, damit die Haut keine Erfrierungen davonträgt. Um die Schmerzen zu lindern, können Sie mehrmals täglich Kurzzeit-Eisauflagen von ein bis drei Minuten ausprobieren.

Rezeptfreie Schmerzmittel

Akute Rückenschmerzen lassen sich in der Regel wirksam mit Schmerzmitteln behandeln. Viele Menschen gehen bei einer Rückenschmerzattacke gleich zur Ärztin oder zum Arzt, um sich eine Spritze in den Rücken setzen zu lassen. Dies ist meist nicht nötig, denn auch rezeptfrei erhältliche Medikamente zum Einnehmen können die Schmerzen deutlich lindern.

Scheuen Sie sich nicht, bei heftigen Schmerzen kurzfristig zu Arzneimitteln zu greifen. Wenn die Schmerzen dadurch abklingen, gelingt es Ihnen besser, sich zu entspannen, Ihre Muskeln zu lockern und sich wieder zu bewegen. Nicht zuletzt werden Sie erholsamer schlafen können. Allerdings ist eine Selbstmedikation zur Linderung akuter Schmerzen nur für etwa drei Tage sinnvoll. Melden sich die Schmerzen danach erneut und in unverminderter Stärke zurück, sollten Sie sich ärztlich untersuchen lassen.

Azetylsalizylsäure (ASS)

Der Wirkstoff Azetylsalizylsäure (ASS), der bekannte Klassiker unter den Schmerzmitteln, wurde im 19. Jahrhundert erstmals hergestellt.

ASS wirkt entzündungshemmend, schmerzlindernd und fiebersenkend. Die Säure hemmt zudem die Blutgerinnung, deshalb lässt sie sich niedrig dosiert auch zur Vorbeugung von Durchblutungsstörungen, Herzinfarkt und Schlaganfall einsetzen. Die Hemmung der Blutgerinnung ist jedoch der Grund, warum viele Expertinnen und Experten heute von ASS als Schmerzmittel zur Selbstmedikation eher abraten.

Zur Schmerzbehandlung reichen meist ein bis zwei Tabletten à 500 Milligramm ASS aus. Die Wirkung dauert vier bis sechs Stunden an. Männer sollten frühestens nach vier, Frauen frühestens nach sechs Stunden erneut zu ASS greifen. Frauen scheiden den Wirkstoff etwa um ein Drittel langsamer aus als Männer – es sei denn, sie nehmen die Pille zur Empfängnisverhütung. Die empfohlene tägliche Höchstmenge liegt bei drei Gramm, das sind über den Tag verteilt maximal sechs Tabletten à 500 Milligramm. Nach drei Tagen sollte die Einnahme beendet werden.

Risiken und unerwünschte Wirkungen: ASS belastet die Schleimhäute von Magen und Darm, sie kann kleinere Schleimhautblutungen auslösen. Bei längerer Einnahme oder zu hoher Dosierung kann sich ein Magengeschwür entwickeln. Das Risiko steigt bei älteren Menschen ab 60 Jahren. Alkoholkonsum verstärkt die magenschädigende Wirkung von ASS.

Schon eine ASS-Tablette kann die Blutgerinnung über Tage erheblich verzögern, deshalb wird während der letzten drei Tage vor einem Zahnarztbesuch oder vor Operationen von ASS abgeraten. Auch Schwangere sollten wegen der Blutungsgefahr auf die Einnahme von ASS besser verzichten und die Alternativen wie Paracetamol und Ibuprofen bevorzugen.

Ebenfalls nicht zu ASS-haltigen Schmerzmitteln greifen sollte, wer Asthma, Allergien, ein Magen- oder Darmgeschwür, einen Nieren- oder Leberschaden hat oder blutverdünnende Mittel einnimmt.

Die Einnahme von ASS über längere Zeit und in hoher Dosierung kann zu arzneimittelbedingtem Kopfschmerz führen, der vor allem dann auftritt, wenn das Mittel abgesetzt wird (Entzugskopfschmerz).

Ibuprofen

Der Wirkstoff Ibuprofen wirkt ebenso zuverlässig schmerzstillend, entzündungshemmend und fiebersenkend wie ASS. Ibuprofen gehört zu den nichtsteroidalen Antirheumatika (NSAR).

Die Gegenanzeigen und Risiken sind ähnlich wie bei ASS, unerwünschte Wirkungen treten aber seltener auf und sind schwächer ausgeprägt. Dies gilt besonders für die Hemmung der Blutgerinnung: Ibuprofen wirkt zwar auch blutverdünnend, allerdings nur so lange, wie die Substanz im Körper verbleibt (etwa vier Stunden).

Deshalb gilt heute Ibuprofen als Mittel der Wahl bei leichten bis mittelstarken Schmerzen, Entzündungen und Fieber. Als Einzeldosis reichen 200 bis 400 Milligramm; die empfohlene maximale Tagesdosis für die Selbstmedikation Erwachsener beträgt 1200 Milligramm.

Diclofenac

Diclofenac-Kalium, ein anderes kurz wirkendes nichtsteroidales Antirheumatikum, wurde als Tablette erst 2004 aus der Rezeptpflicht entlassen. Der Wirkstoff ist in seinen Wirkungen und in seiner Verträglichkeit mit Ibuprofen vergleichbar und kann bei leichten bis mittelstarken Schmerzen eingesetzt werden. Die Anwendungsdauer ist als rezeptfreies Mittel auf drei bis vier Tage begrenzt. Als Einzeldosis werden 12,5 Milligramm Diclofenac empfohlen. Die maximale Tagesmenge liegt bei 75 Milligramm.

Naproxen

Ein weiteres nichtsteroidales Antirheumatikum, das seit 2002 rezeptfrei erhältlich ist, ist die Substanz Naproxen-Natrium. Ihre Wirkung ist mit der von Ibuprofen vergleichbar. Da Naproxen bis zu zwanzig Stunden wirkt, eignet es sich besonders bei anhaltenden Schmerzen und über Nacht. Das Risiko unerwünschter Wirkungen kann sich bei Substanzen mit einer längeren Wirkdauer verstärken, deshalb darf vor Ablauf der Wirkungszeit keine erneute Dosis geschluckt werden. Die maximale Tagesdosis beträgt drei- bis viermal eine Tablette à 250 Milligramm, für ältere Menschen genügt eine geringere Dosis.

Parazetamol

Bei nicht entzündungsbedingten Schmerzen ist Parazetamol das Mittel der Wahl. Auch ältere Menschen, Kinder und Schwangere können bei Schmerzen und Fieber Parazetamol anwenden. Allerdings hat es keine entzündungshemmende Wirkung und ist daher bei Rheuma oder entzündungsbedingten Gliederschmerzen nicht geeignet. Auch bei Nervenwurzelreizungen reicht die Wirkung oft nicht aus.

Eine Tablette à 500 Milligramm wirkt über vier bis sechs Stunden. Die Tageshöchstdosis darf nur über den Tag verteilt eingenommen werden und beträgt für Erwachsene im mittleren Alter vier Gramm.

Während ASS auf den Magen schlägt, kann die Einnahme von Parazetamol auf Dauer oder in hohen Dosierungen auch die Leber und die Nieren schädigen. Ist die Leberfunktion bereits gestört, können schon normale Dosen Parazetamol zu Vergiftungserscheinungen führen. Auch ein regelmäßiger erhöhter Alkoholkonsum erhöht die Parazetamol-Empfindlichkeit der Leber.

Pflanzliche Schmerzmittel

Pflanzliche Präparate mit Extrakten aus der Weidenrinde wirken schmerzlindernd und werden deshalb auch bei Rheuma eingesetzt. Bei Extrakten aus Pappel- oder Eschenrinde fehlen noch Studien, die diese Wirkung belegen.

Die Wirkung pflanzlicher Arzneimittel ist aber oft schwierig einzuschätzen, weil die genaue Zusammensetzung ihrer Inhaltsstoffe häufig unbekannt ist. Dies gilt auch für die unerwünschten Wirkungen und Wechselwirkungen mit anderen Medikamenten.

TIPP Regeln zur Selbstmedikation

Nehmen Sie Schmerzmittel nur nach der Devise „So viel wie nötig, so wenig wie möglich". Das bedeutet:

Nicht gleich beim ersten Zwicken zur Tablette greifen, sondern erst dann, wenn die Schmerzen trotz Selbsthilfemaßnahmen so stark werden, dass sie Sie wirklich belasten. Mit starken Schmerzen sollten Sie sich andererseits nicht zu lange plagen, damit die Beschwerden keine Eigendynamik entwickeln (chronische Schmerzen, siehe Seite 157).

- Für die Selbstbehandlung mit Medikamenten gilt: nicht länger als drei Tage hintereinander, nicht mehr als zehn Tabletten im Monat. Wenn Ihre Beschwerden trotz Selbstmedikation länger als drei Tage unvermindert anhalten, gehen Sie zu Ihrer Ärztin oder zu Ihrem Arzt.
- Auch rezeptfrei erhältliche Schmerzmittel können bei häufiger Einnahme auf Dauer abhängig machen.
- Nehmen Sie ein Schmerzmittel, das nur einen Wirkstoff enthält (Monopräparat). Präparate, die aus mehreren Substanzen zusammengesetzt sind (Kombinationsschmerzmittel), wirken nicht besser, erhöhen aber das Risiko für unerwünschte Wirkungen.
- Beachten Sie den Beipackzettel mit Einnahmeempfehlungen, Dosierungsangaben und Hinweisen auf unerwünschte Wirkungen, mögliche Wechselwirkungen mit anderen Medikamenten und Gegenanzeigen (Umstände, die gegen die Einnahme des Mittels sprechen, wie zum Beispiel die Überempfindlichkeit gegen einen bestimmten Wirkstoff).
- Nehmen Sie Tabletten am besten während oder nach einer Mahlzeit ein. Trinken Sie stets ein großes Glas Wasser dazu. Dies gilt auch für im Handel angebotene Kautabletten und Pulver – lassen Sie sich nicht verführen, diese ohne Wasser einzunehmen.

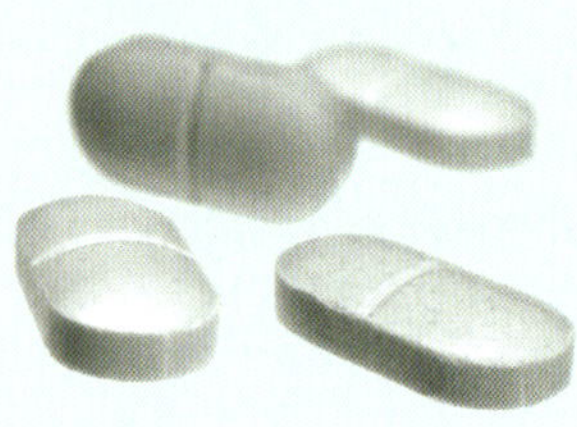

In Heilpflanzentees (aus Drogeriemärkten und Apotheken) ist meist zu wenig Wirkstoff enthalten, um eine Schmerzlinderung zu erreichen.

Weidenrindenextrakt (Salicin) ist der Urstoff der Azetylsalizylsäure. Diese Präparate sind in ihren erwünschten wie unerwünschten Wirkungen ASS-Medikamenten vergleichbar, wirken allerdings deutlich schwächer.

Arzneimittel aus der Teufelskrallenwurzel werden zur unterstützenden Behandlung bei verschleißbedingten Gelenkbeschwerden angeboten. Die Inhaltsstoffe der südafrikanischen Arzneipflanze sollen entzündungshemmend und schmerzstillend wirken, wenn sie längere Zeit eingenommen werden. Bei längerer Einnahme können sie allerdings auch Magenbeschwerden verursachen.

Präparate mit Extrakten aus Brennnesselkraut oder -wurzel gelten als gut verträglich und sind zur unterstützenden Therapie rheumatischer Beschwerden zugelassen. Ihre therapeutische Wirksamkeit ist allerdings noch nicht ausreichend bestätigt.

Ähnliches gilt für Tinkturen aus Arnikablüten zur äußerlichen Anwendung. Arnika kann in Einzelfällen allerdings allergische Reaktionen auslösen.

Die Wirksamkeit homöopathischer Präparate kann mit den üblichen wissenschaftlichen Studien nicht ausreichend sicher nachgewiesen werden.

Präparate, Preise und Kombinationen

Die Vielfalt der im Handel erhältlichen Schmerzmittel ist verwirrend. Dabei sind Präparate aus demselben Wirkstoff grundsätzlich austauschbar und wirkungsgleich. Trotzdem kommt es vor, dass zwei Arzneimittel denselben Wirkstoff enthalten, auf der Verpackung oder im Beipackzettel des einen Präparats jedoch die Anwendung bei Rückenschmerzen, auf der des anderen die bei Migräne empfohlen wird. Lassen Sie sich davon nicht verunsichern: Die Präparate haben stets dieselben Eigenschaften wie ihre Wirkstoffe.

Das bedeutet auch, dass die teilweise erheblichen Preisunterschiede nichts über die Wirksamkeit eines Präparats aussagen. Eine bestimmte Dosis ASS oder Ibuprofen wirkt stets gleich – egal, wie teuer das Arzneimittel ist. Sie können in der Apotheke also ruhig nach dem preisgünstigsten Präparat des jeweiligen Wirkstoffs fragen.

Viele nicht rezeptpflichtige Schmerzmittel werden als Kombination von Wirkstoffen angeboten. Solche Kombinationen haben keinen größeren Nutzen als Einzelwirkstoffe, können aber die Risiken der Medikamenteneinnahme erhöhen. Das gilt besonders für Koffein, das vielen Schmerzmitteln als belebender Zusatz beigemischt ist. Gerade dieser von vielen als angenehm empfundene Effekt kann zur häufigen Einnahme und Gewöhnung an das Medikament führen. Die häufige Einnahme von Schmerzmitteln schädigt jedoch auf Dauer die Nieren.

BILD 1 + 2 Während Sie gleichmäßig und ruhig atmen, können Sie sich auf eine Fantasiereise begeben und so die Schmerzen für eine Weile vergessen.

Entspannung und Bewegung

Ihr Rücken hat Sie lahmgelegt und gezwungen, für eine Weile kürzer zu treten. Nehmen Sie dieses Signal ernst, kämpfen Sie nicht dagegen an. Auch wenn Sie starke Schmerzen haben sollten: Versuchen Sie, Ihre Beschwerden gelassen zu nehmen, und vertrauen Sie darauf, dass der Akutschmerz nach ein paar Tagen nachlässt. Nutzen Sie die unfreiwillige Auszeit, entspannen Sie sich bewusst, und gestalten Sie die Ruhetage so angenehm wie möglich. Dinge und Aktivitäten, die Ihnen Freude bereiten, können vom Schmerz ablenken. Finden Sie heraus, was Ihnen gut tut.

KRANKMELDUNG NICHT VERGESSEN

Für Angestellte: Wenn die Krankheit länger als drei Kalendertage dauert, müssen Arbeitnehmer in der Regel eine ärztliche Bescheinigung vorlegen, die angibt, wie lange sie voraussichtlich nicht arbeiten können. Dieses Attest muss dem Arbeitgeber am vierten Krankheitstag vorliegen. Achtung: Im Arbeitsvertrag kann auch ein kürzerer Zeitraum vereinbart sein. Dann können Sie bereits nach dem ersten oder zweiten Krankheitstag dazu verpflichtet sein.

Um auch in hektischen Zeiten die innere Balance zu halten, kann das Erlernen eines Entspannungsverfahrens hilfreich sein (siehe Seite 184 f.). Ebenso wichtig ist es, den eigenen Bedürfnissen nachzuspüren. Vielen Menschen, die zu Rückenschmerzen neigen, fällt es schwer, sich zu entspannen. Nicht wenige gestresste Menschen stürzen sich selbst in ihrer freien Zeit in hektische Aktivitäten und merken nicht, dass die nötige Erholung dabei auf der Strecke bleibt. Manche wissen kaum mehr, was ihnen wirklich Freude macht.

Überlegen Sie, welche Faktoren Sie in Ihrem Alltag belasten, welche Möglichkeiten es gibt, etwas zu ändern oder einen Ausgleich zu schaffen. Was sind die Dinge, die Sie am liebsten tun und über denen Sie „die Welt vergessen" können? Wobei können Sie am besten zu sich selbst finden? Wann fühlen Sie sich rundum wohl und ausgeglichen?

Atmen, lockern, aktivieren

Während Sie Ihren Rücken in Stufenlagerung entlasten und warm halten, können Sie die einsetzende Entspannung mit einfachen Methoden fördern.

- Sehr hilfreich und beruhigend kann die tiefe Bauchatmung sein: Atmen Sie langsam und regelmäßig in den Unterkörper hinein und wieder hinaus. Legen Sie dabei eine Hand auf den Bauch und spüren Sie, wie sich die Bauchdecke hebt und senkt. Stellen Sie sich vor, Sie würden mit jedem Atemzug die schmerzenden Muskelpartien mit Sauerstoff versorgen und auflockern.
- Während Sie gleichmäßig und ruhig atmen, können Sie sich auf eine Fantasiereise begeben und so die Schmerzen für eine Weile vergessen: Denken Sie zum

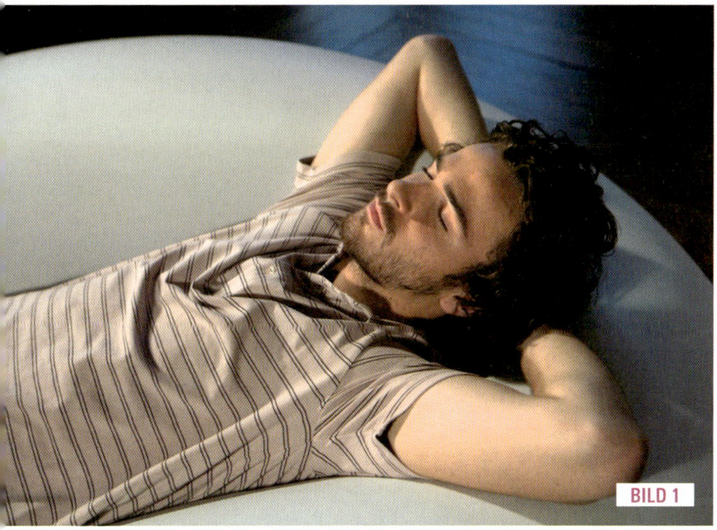
BILD 1

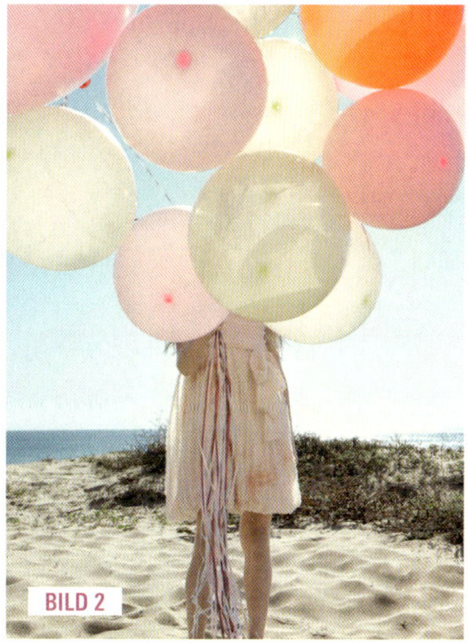
BILD 2

Beispiel an ein besonders schönes Erlebnis, und rufen Sie sich dieses in allen Einzelheiten in Erinnerung. Versuchen Sie, sich ganz auf die erlebte Situation zu konzentrieren und dabei auch die zugehörigen Sinneseindrücke nachzuempfinden. Oder Sie versetzen sich in Gedanken an einen schönen Ort. Stellen Sie sich zum Beispiel vor, Sie liegen im warmen Sand am Meer, riechen die salzige Luft, hören die Wellen rauschen und spüren, wie sich die Wärme des Sandes auf Ihrem ganzen Rücken ausbreitet.

- Intensiv Musik zu hören und sich von den Klängen und Tönen einfangen und forttragen zu lassen, hat auf manche Menschen einen ähnlichen Effekt.
- Entspannend und schmerzlindernd kann eine Streichelmassage durch eine vertraute Person wirken. Dabei stehen keine besonderen Massagetechniken, sondern sanfte, einfühlsame Berührungen im Vordergrund.

Legen Sie sich dazu flach auf den Bauch, am besten auf ein weiches Handtuch. Wählen Sie ein leichtes Massageöl, das Sie besonders gern riechen, und lassen Sie sich von den warmen Händen Ihrer Partnerin oder Ihres Partners verwöhnen. Das Öl wirkt besonders wohltuend, wenn es auf etwa 39 Grad erwärmt wurde.

Ist der schlimmste Schmerz vorbei, sollten Sie Ihre Muskeln wieder benutzen.

- Um Ihre zuvor erwärmten und gelockerten Muskeln zu aktivieren, empfehlen sich einfache Dehn- und Kräftigungsübungen, die Sie auch gut im Liegen durchführen können.
- Die meisten Menschen empfinden das Gehen – im Gegensatz zum Stehen und Sitzen – bei akuten Rückenbeschwerden als relativ angenehm. Tatsächlich werden beim Gehen die Rückenmuskeln sanft massiert und die Wirbelgelenke bewegt. Aus diesem Grund gehören kurze oder je nach Befinden auch längere Spaziergänge zu den wirkungsvollsten Selbsthilfemaßnahmen bei Rückenschmerzen. Sobald sich der erste heftige Schmerz gelegt hat und Ihr Körper wieder etwas beweglicher ist, sollten Sie deshalb vor die Tür gehen. Packen Sie Ihren Rücken warm ein, und ziehen Sie bequeme Schuhe mit weichen Sohlen an. Lassen Sie sich nicht schrecken, wenn es bei den ersten Schritten noch zwickt – nach einer Weile lässt der Schmerz meist deutlich nach.

Lockerungsübungen

Dass es auch bei akuten Rückenbeschwerden hilft, sich zu bewegen, scheint vielen Betroffenen leichter gesagt als getan. Doch wenn die heftigsten Schmerzen etwas abgeklungen sind, ist es in den meisten Fällen möglich, die verspannten Muskeln mit einfachen Übungen sanft zu lockern, zu dehnen und zu entspannen. Natürlich sollte sich niemand zu Bewegung zwingen – wenn gar nichts geht, ist erst einmal Ruhe nötig.

Probieren Sie aus, welche der folgenden Übungsvorschläge Ihnen gut tun. Ein günstiger Zeitpunkt ist zum Beispiel im Anschluss an eine entspannende Wärmeanwendung.

SO ÜBEN SIE RICHTIG

Zum Üben brauchen Sie lediglich eine Matte oder Decke und einen Stuhl oder Hocker.

Wichtig: Führen Sie alle Bewegungen langsam durch, atmen Sie dabei ruhig und möglichst gleichmäßig. Stabilisieren Sie Ihre Wirbelsäule, indem Sie Ihre Bauch- und Beckenbodenmuskulatur anspannen.

Spüren Sie im Anschluss an jede Übung bewusst der Muskelanspannung oder -dehnung nach.

Falls sich Ihre Beschwerden während einer Übung verstärken, brechen Sie sie ab und versuchen es mit einer anderen.

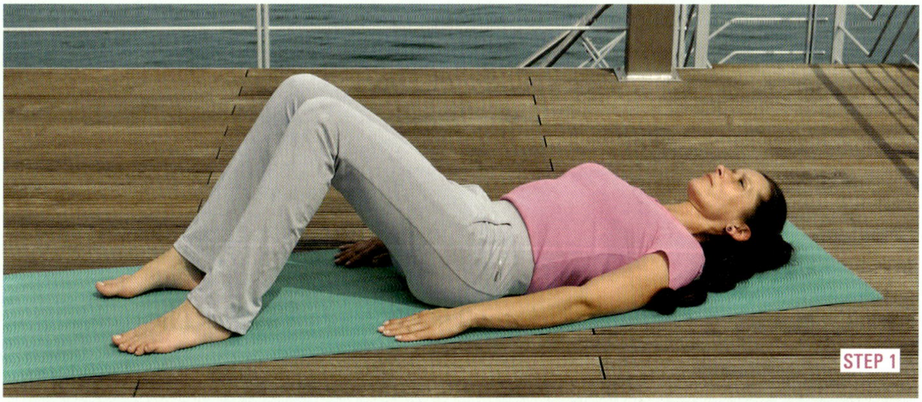

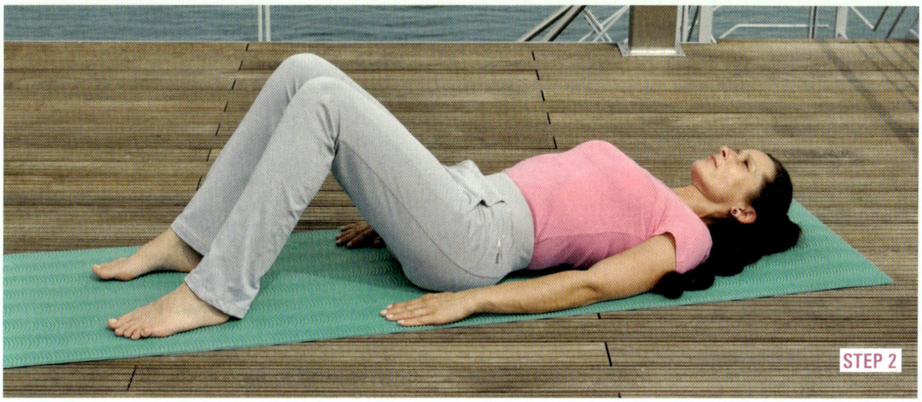

Übung 1: Becken kippen

- Legen Sie sich in Rückenlage auf eine Matte oder warme Decke und stellen Sie die Beine hüftbreit geöffnet auf. Die Arme liegen entspannt seitlich neben dem Körper, der Blick ist zur Decke gerichtet.
- Atmen Sie langsam aus, spannen Sie dabei die Bauch- und Gesäßmuskeln an und drücken Sie die Lendenwirbelsäule nach unten, bis sie flach auf dem Boden liegt. Dabei kippt das Becken automatisch nach oben.
- Atmen Sie langsam wieder ein und senken das Becken nach unten ab; dabei wölbt sich die Lendenwirbelsäule leicht, ohne ein Hohlkreuz zu bilden.
- Wiederholen Sie die Übung fünfmal und konzentrieren Sie sich dabei auf die sanfte Bewegung im Becken.

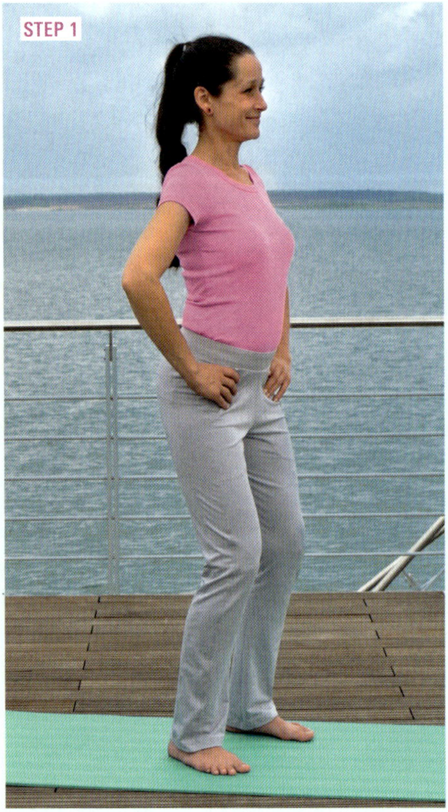

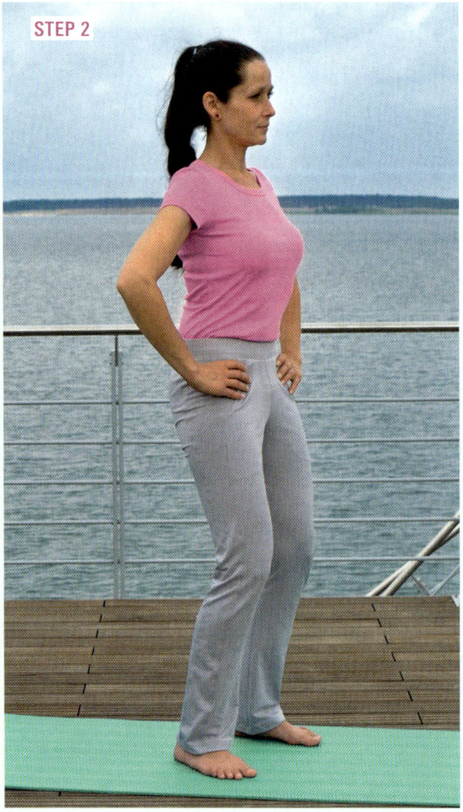

Variante von Übung 1:

- Versuchen Sie danach, das Becken auch im Stehen zu kippen:
- Stellen Sie sich aufrecht hin, die Füße etwa hüftbreit auseinander. Legen Sie die Hände vorn auf die Beckenknochen.
- Atmen Sie aus, spannen Sie die Bauch- und Gesäßmuskeln an und drücken Sie Becken und Gesäß nach hinten, bis die Lendenwirbelsäule leicht gewölbt ist.
- Beim Einatmen schieben Sie das Becken wieder nach vorn.

Wichtig: Die Bewegung soll vom Becken ausgehen, nicht von der Lendenwirbelsäule. Kontrollieren Sie die Beckenbewegung mit den Händen. Falls Ihnen die Beckenkippung im Stehen nicht gelingt, probieren Sie es im Liegen weiter.

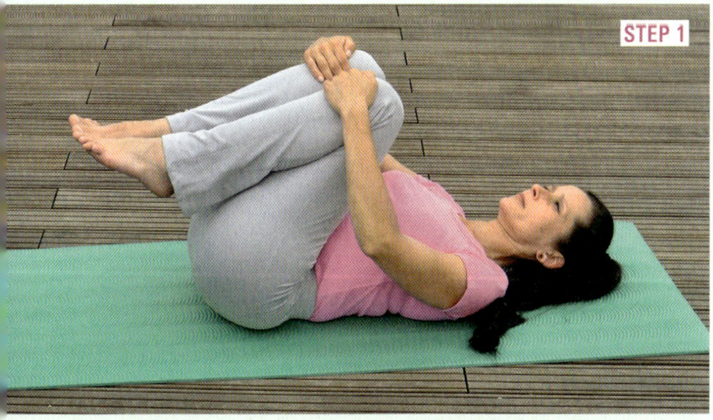

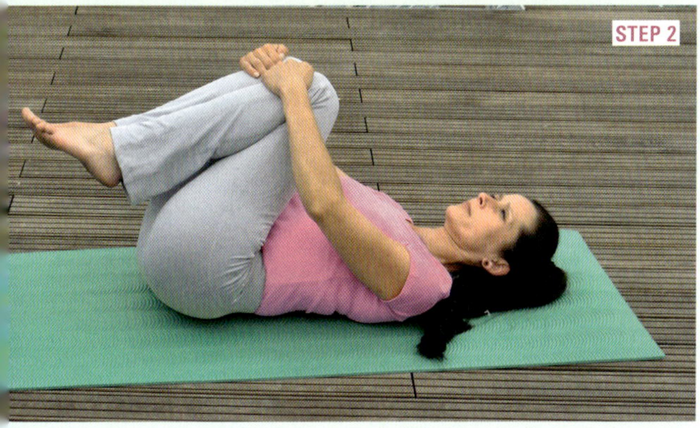

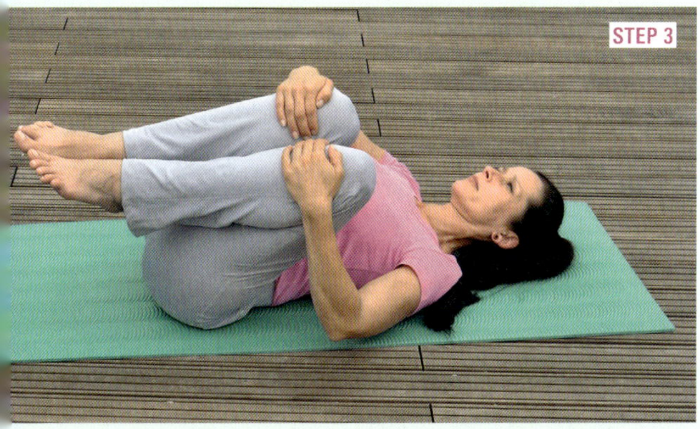

Übung 2: Kreuzbein massieren

- In Rückenlage stellen Sie die geschlossenen Beine auf und legen Sie die Hände auf die Knie.
- Mit dem Ausatmen spannen Sie die Bauchmuskeln an und ziehen die Beine zusammen in Richtung Brust. Die Lendenwirbelsäule liegt jetzt flach auf dem Boden, das Gesäß ist leicht angehoben.
- Mit den Händen und Knien beschreiben Sie einen kleinen Kreis, indem Sie die Beine nach rechts, hinten und über die linke Seite wieder zurück führen. Ihr Becken bewegt sich dabei sachte mit.
- Kreisen Sie fünfmal rechts und fünfmal links herum. Lassen Sie es bei kleinen Kreisen bewenden.

- Öffnen Sie nun die Knie und lassen Sie die Beine gegeneinander kreisen: Führen Sie die Knie mit den Händen zuerst zur Brust, dann nach außen, hinten und wieder zur Brust.
- Nach dem fünften Mal wechseln Sie die Richtung und bewegen die Knie nun zuerst nach hinten, dann über die Seiten zur Brust und wieder nach hinten.

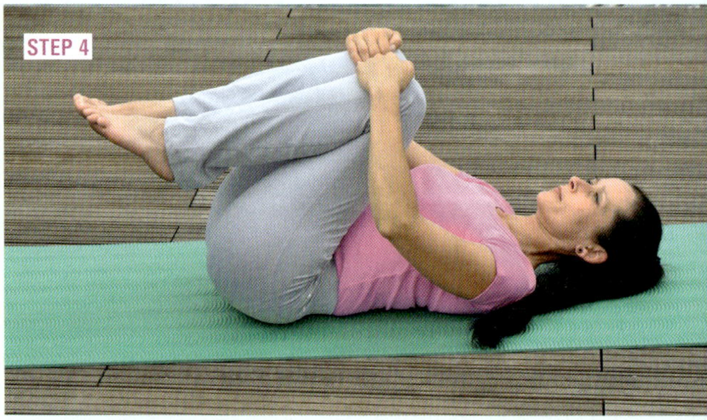

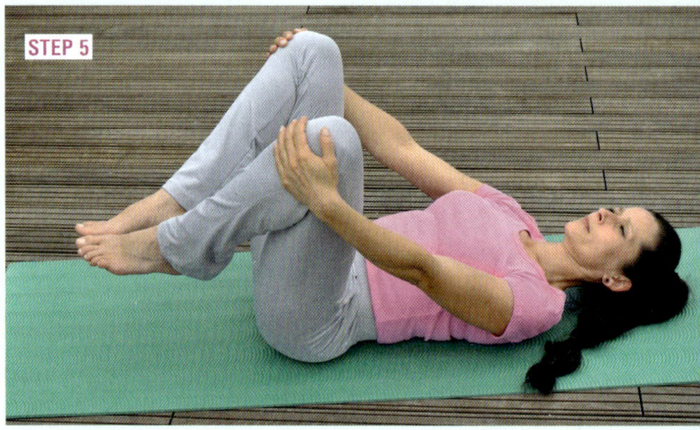

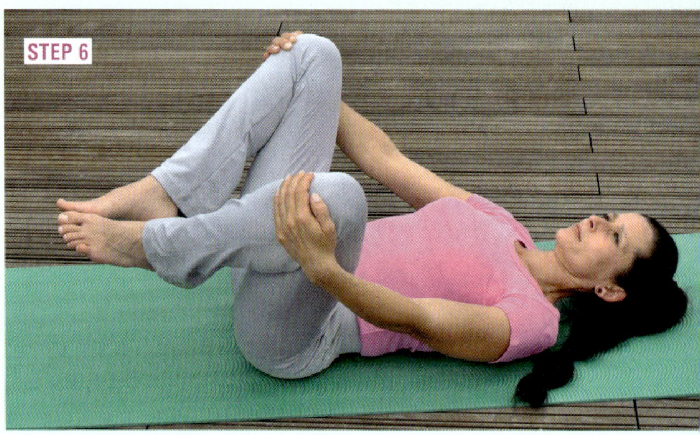

Übung 3: Wirbelsäule mobilisieren

Wichtig: Bewegen Sie bei dieser Ubung stets nur Ihren Rücken, nicht die Arme. Den Kopf nicht in den Nacken werfen. Führen Sie die gesamte Bewegungsfolge möglichst fließend und ohne Pause durch.

- Gehen Sie in den Vierfüßlerstand. Stützen Sie sich auf Händen und Knien ab, dabei stehen die Knie unter der Hüfte und die Hände unter den Schultern.
- Die Wirbelsäule ist gerade, die Arme sind leicht gebeugt, der Blick ist auf den Boden gerichtet.
- Spannen Sie Ihre Bauchmuskeln an, indem Sie den Bauchnabel zur Wirbelsäule ziehen.
- Atmen Sie tief ein, heben Sie den Kopf und senken Sie gleichzeitig den Rücken etwas ab. Ihr Blick ist jetzt nach oben gerichtet.
- Mit dem Ausatmen wölben Sie den Rücken kräftig nach oben, dabei senken Sie den Kopf und blicken auf Ihre Oberschenkel.
- Danach wieder einatmen, Rücken absenken und beim Einatmen erneut einen Buckel machen.
- Fünfmal wiederholen, anschließend nach hinten auf die Füße setzen und der Bewegung im Rücken nachspüren.

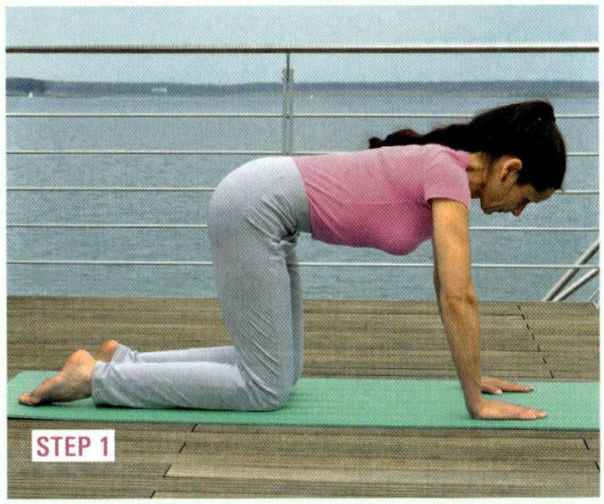

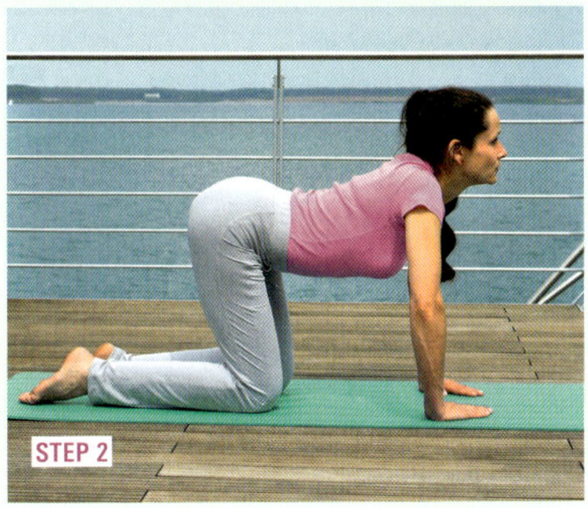

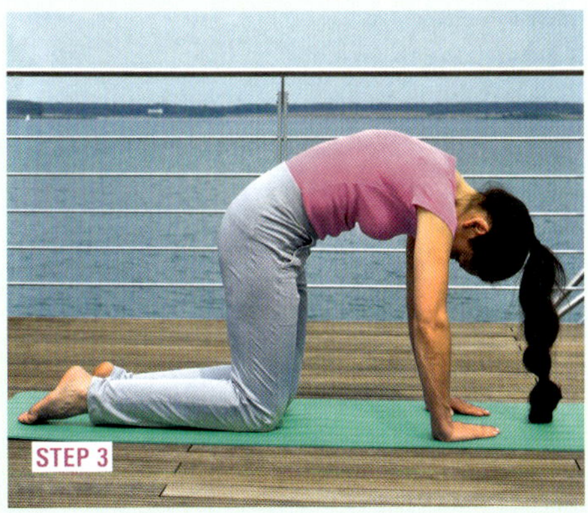

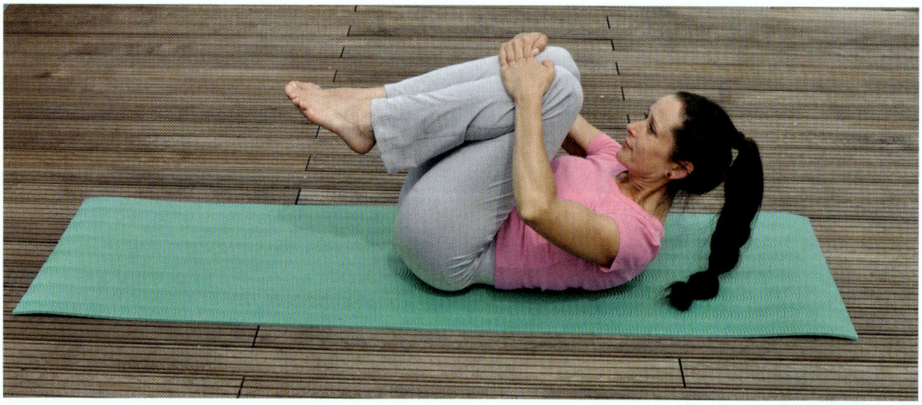

Übung 4: Rückenmuskeln entspannen

- Legen Sie sich flach auf den Rücken, stellen Sie die Beine auf und ziehen den Bauchnabel ein.
- Winkeln Sie nun die Beine in der Hüfte an und ziehen Sie sie in Richtung Brust. Die Lendenwirbelsäule liegt dabei flach auf dem Boden, das Gesäß ist leicht angehoben.
- Mit dem Ausatmen spannen Sie die Bauchmuskulatur an, rollen den Oberkörper etwas auf, umfassen Ihre Knie fest mit beiden Händen und drücken mit den Knien gegen den Widerstand der Hände.
- Beim Einatmen halten Sie die Spannung für einige Sekunden und rollen den Oberkörper dann mit dem Ausatmen wieder zurück.
- Fünfmal wiederholen, dem Entspannungsgefühl nachspüren.

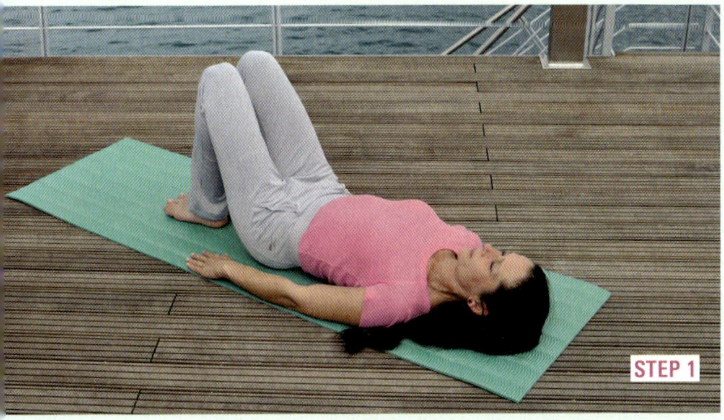

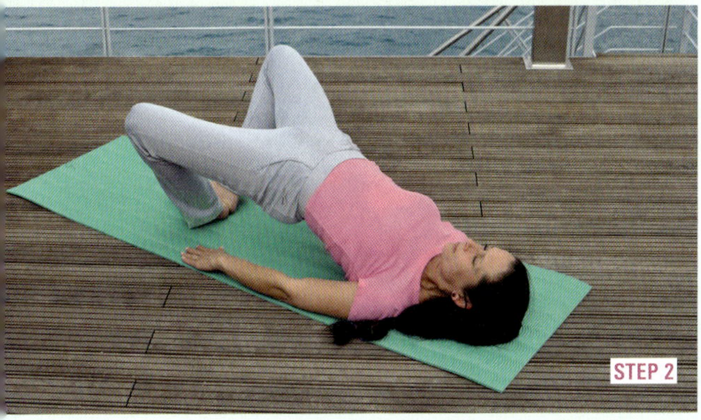

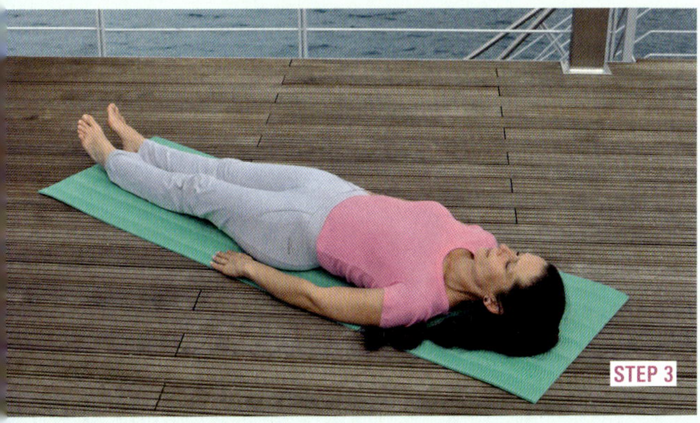

Übung 5: Hüftmuskeln dehnen

- In Rückenlage ziehen Sie die Beine so nah wie möglich ans Becken und legen Ihre Fußsohlen aneinander.
- Öffnen Sie nun Ihre Knie, und drücken Sie die Außenseiten der Füße fest auf den Boden.
- Mit dem Ausatmen ziehen Sie den Nabel ein und heben Ihr Becken und Ihre Lendenwirbelsäule vom Boden ab, bis Sie eine Dehnung in den Hüften spüren. Die Knie zeigen nach außen, die Arme liegen entspannt an den Körperseiten.
- Atmen Sie in dieser Position vier- bis sechsmal tief ein und aus.
- Senken Sie den Rücken und das Becken langsam wieder ab, und strecken Sie anschließend Ihre Beine lang aus.

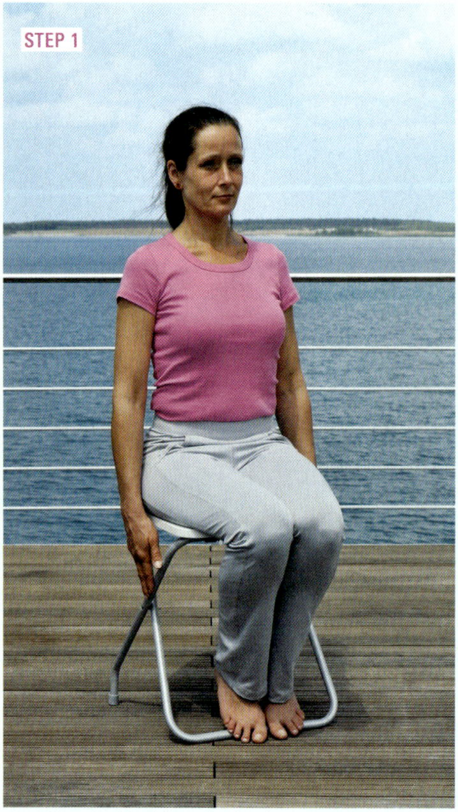

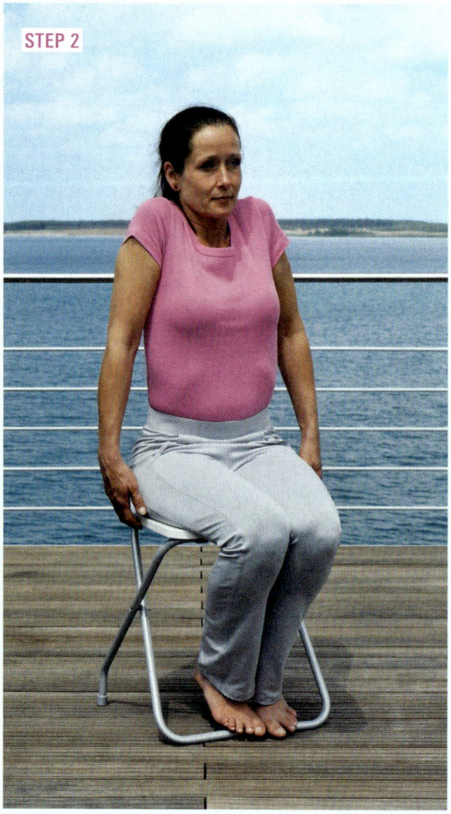

Übung 6: Nacken und Schultern lockern

- Setzen Sie sich aufrecht auf einen Stuhl, die Arme hängen seitlich herab.
- Halten Sie den Oberkörper während der Übung stabil, indem Sie die Bauch- und Beckenbodenmuskeln anspannen.
- Atmen Sie ein und ziehen Sie die Schultern hoch, beim Ausatmen lassen Sie sie wieder nach unten fallen. Fünfmal wiederholen.

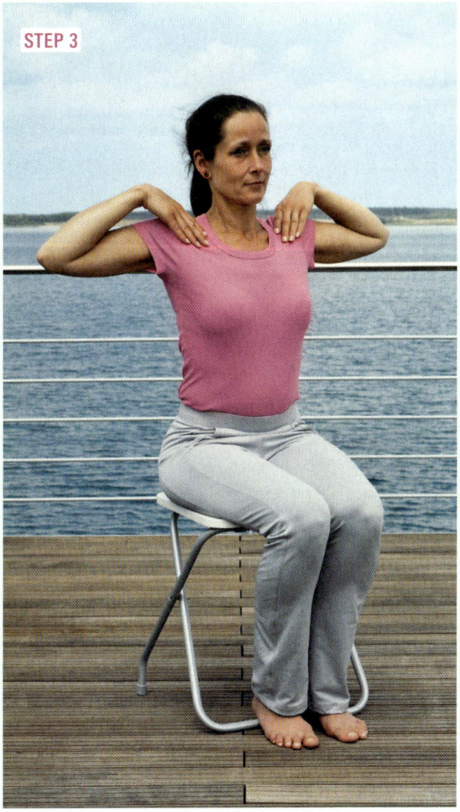

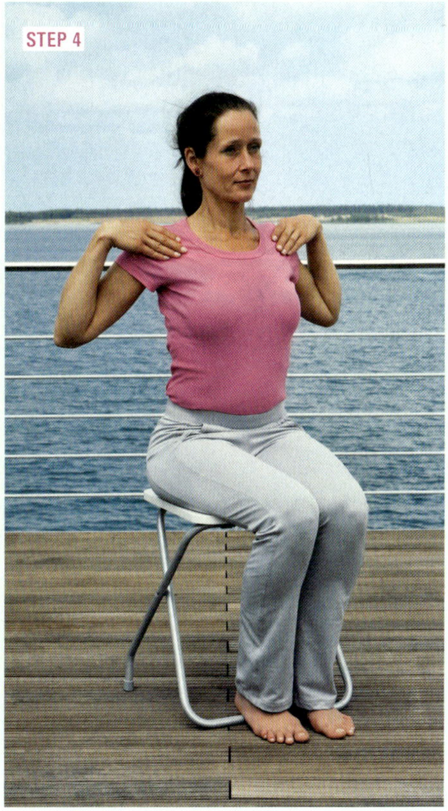

- Heben Sie nun die Ellbogen waagerecht zur Seite, und legen Sie die Hände auf die Schultern.
- Lassen Sie beide Ellbogen gleichzeitig fünfmal nach hinten kreisen, dabei gleichmäßig atmen. Die Schultern während des Kreisens nicht hochziehen.
- Einmal langsam durchatmen, dann die Ellbogen noch fünfmal nach vorn kreisen lassen.

Übung 7: Halsmuskeln dehnen

- Sie sitzen aufrecht auf einem Stuhl, die Arme hängen seitlich herab. Den Nabel einziehen, Oberkörper stabil halten.
- Mit dem Ausatmen neigen Sie den Kopf langsam zur linken Seite und ziehen gleichzeitig den rechten Arm leicht nach unten. Achten Sie darauf, dass der Rücken gerade bleibt.
- Spannung kurz halten, wieder einatmen und zurück in die Ausgangsposition.
- Jetzt den Kopf nach rechts neigen und den linken Arm hinunterziehen.
- Zu jeder Seite dreimal wiederholen, abschließend der Dehnung nachspüren.

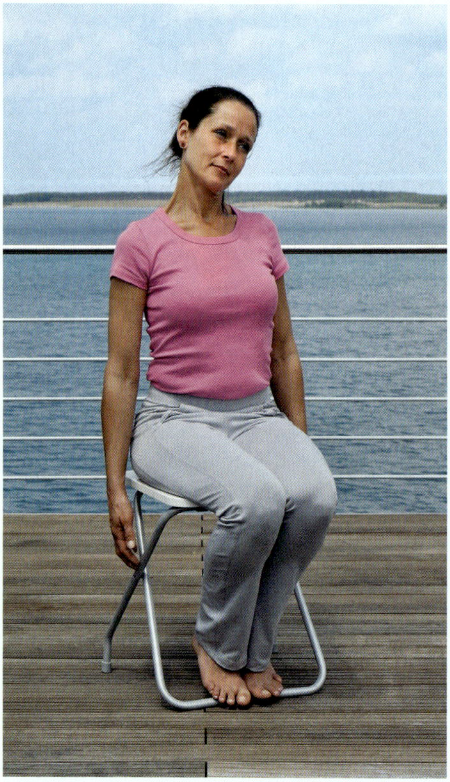

Übung 8: Wirbelsäule hängen lassen

Viele Menschen empfinden es bei akuten Kreuzschmerzen als sehr angenehm, die Wirbelsäule „aushängen" zu lassen. Dabei wird die Wirbelsäule leicht gestreckt.

Das geht zum Beispiel an einer Sprossenwand, am Gestänge einer Kinderschaukel oder einer Teppichstange im Hof. Falls sich zu Hause keine Möglichkeit zum Aushängen bietet, steuern Sie bei einem Spaziergang einen Spielplatz an und hängen sich dort an ein Klettergerät.

- Fassen Sie die Stange mit beiden Händen und lassen Sie sich mit Ihrem ganzen Gewicht entspannt nach unten hängen.

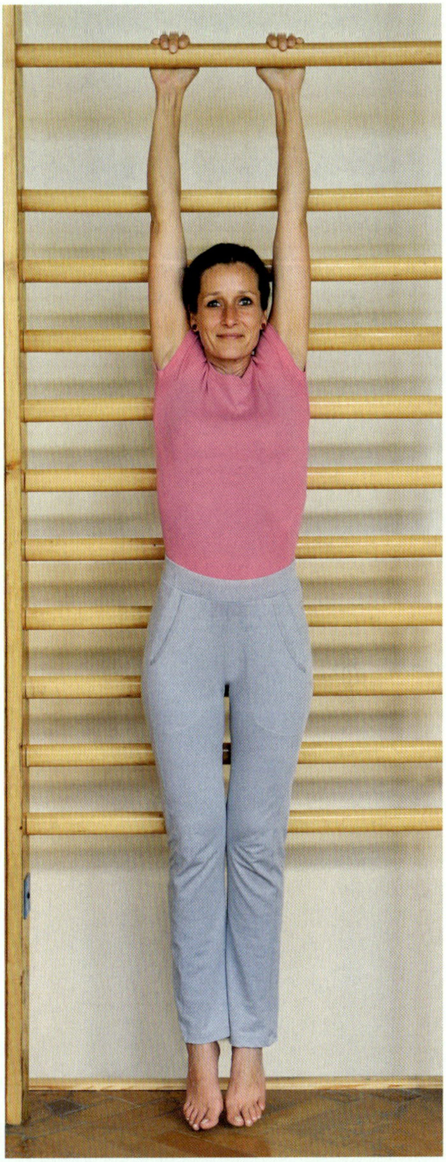

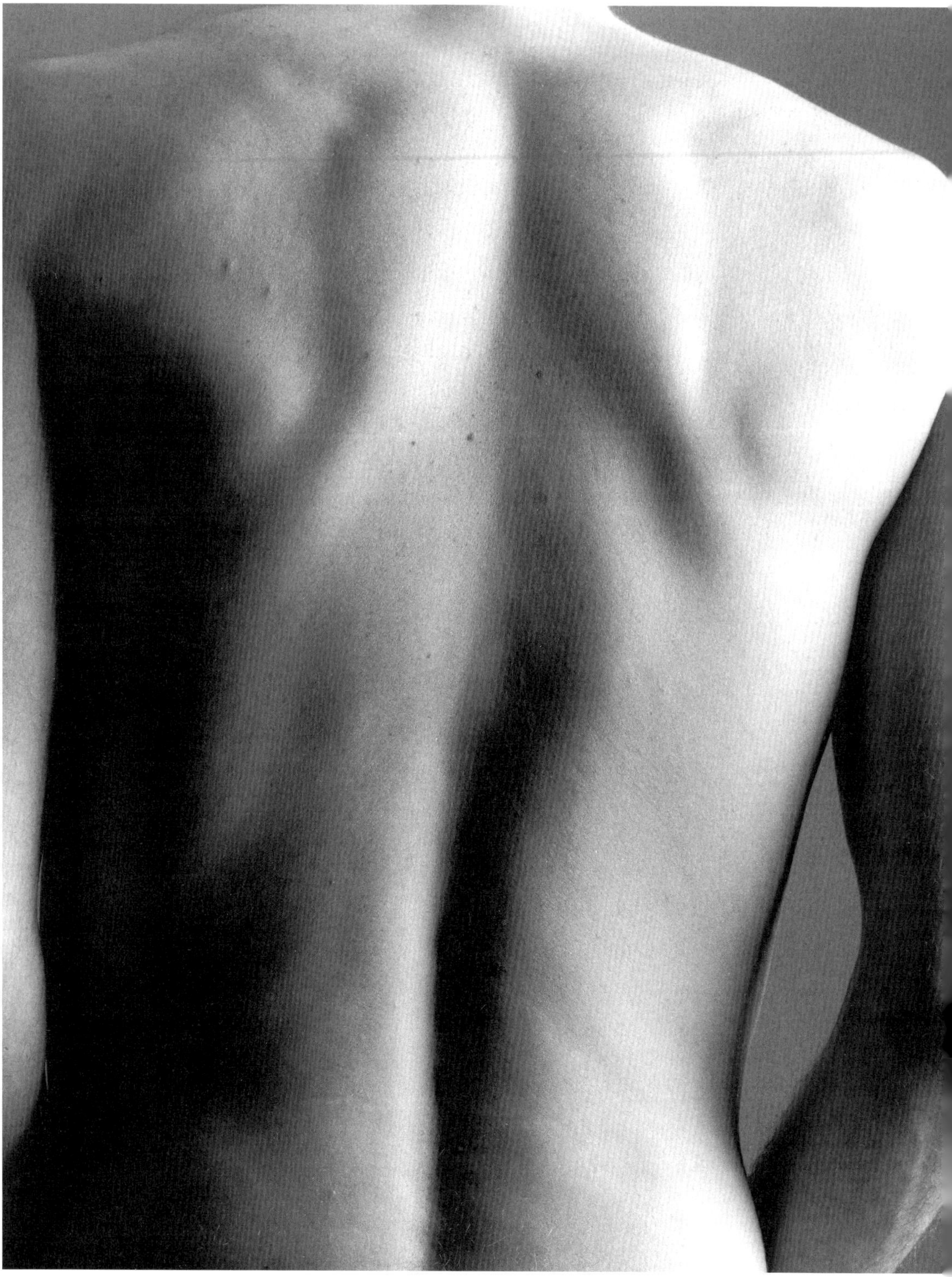

DER GESUNDE RÜCKEN

Was ist eigentlich ein „gesunder" Rücken? Wie ist er aufgebaut? Wie verändert er sich im Laufe des Lebens und wie bleibt er fit? Ein gesunder Rücken ist beweglich und stabil zugleich. Er kann alltägliche und gelegentlich auch stärkere Belastungen vertragen. Ist der Rücken weniger „gut in Form", wird er anfälliger und kann leichter mit Verspannungen und Schmerzen reagieren. Das bedeutet aber nur selten, dass der Rücken erkrankt ist.

FÜR BEWEGUNG GEBAUT: ANATOMIE DES RÜCKENS

Zu wissen, wie ein gesunder Rücken aufgebaut ist, wie er funktioniert und sich im Laufe eines Lebens verändert, hilft zu verstehen, wie Rückenbeschwerden entstehen – und wie man ihnen vorbeugen kann. Wie das am besten geht? Sie ahnen es sicher schon: Durch körperliche Bewegung. Bewegung ist das Lebenselixier für sämtliche Elemente des Rückens, sie hält seine Knochen, Muskeln und Bänder kräftig und flexibel. Ohne regelmäßige Beanspruchung verkümmern sie, ihr Zusammenspiel gerät aus dem Takt und die Nerven senden Schmerzsignale.

Der Rücken ist das zentrale Element des Bewegungssystems – eine komplexe Konstruktion aus Knochen und Muskeln, Gelenken und Bändern, Nerven und Haut. Die knöcherne Stütze des Rückens bildet die Wirbelsäule. Sie verbindet den Rumpf über Gelenke mit dem Kopf und den Gliedmaßen. In ihrem Schutz verläuft das Rückenmark, neben dem Gehirn die wichtigste Schaltstation des Nervensystems.

In seinen tragenden Teilen besteht das Rückgrat aus soliden Knochenblöcken, abgepuffert und verbunden durch dicke Bandscheiben und widerstandsfähige Bänder. Kräftige Muskeln umgeben und stützen das gesamte System.

Die Wirbelsäule

Die Wirbelsäule besteht aus einer Kette von Wirbeln, die über Gelenke flexibel miteinander verbunden sind. Dies ermöglicht ihre Beweglichkeit und damit die Fähigkeit des Rückens, sich zu strecken, zu beugen und zu drehen.

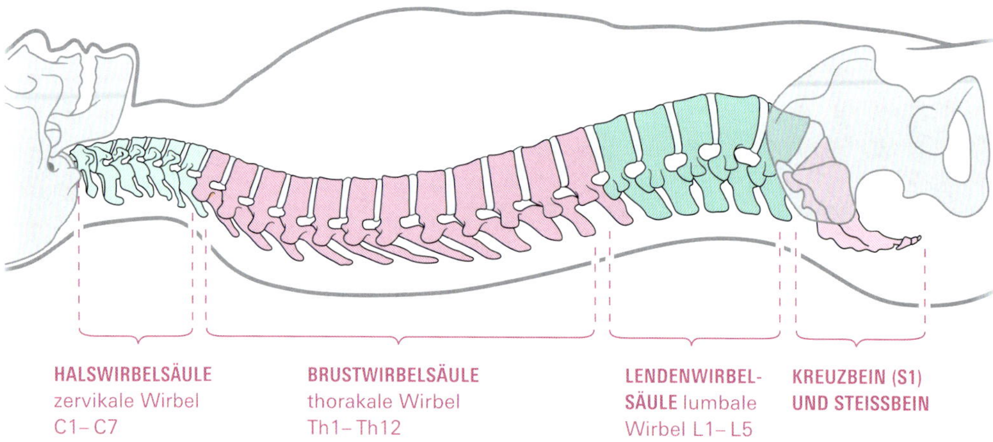

BILD 1 Der Aufbau der Wirbelsäule

Der Flexibilität dient auch die charakteristisch geschwungene Form der Wirbelsäule: Von der Seite gesehen ähnelt ihr Aufbau einem doppelten S. Das Doppel-S ergibt sich durch die unterschiedliche Krümmung der vier Abschnitte der Wirbelsäule: Die Halswirbelsäule biegt sich leicht nach vorn (Halslordose), die Brustwirbelsäule wölbt sich nach hinten (Brustkyphose), die Lendenwirbelsäule wieder nach vorn (Lendenlordose) und das Kreuz- und Steißbein schließlich nach hinten (Sakralkyphose).

Die Doppel-S-Krümmung ermöglicht den aufrechten Gang: Sie sorgt für die Balance und für das Abfedern von Erschütterungen und Stauchungen, zum Beispiel durch Stöße oder Sprünge. Dadurch schützt sie auch die Gelenke und das Gehirn.

Die Gliederkette des Rückgrats besteht aus 24 beweglichen und neun bis zehn miteinander verwachsenen Wirbeln, von oben nach unten:

- Die sieben Halswirbel: in der Medizin werden sie die zervikalen Wirbel genannt und vom obersten Halswirbel an abwärts mit C1 bis C7 nummeriert,
- die zwölf Brustwirbel: thorakale Wirbel Th1 bis Th12,
- die fünf Lendenwirbel: lumbale Wirbel L1 bis L5,
- sowie die starren fünf Kreuzbein-(S1)- und vier bis fünf Steißbeinwirbel.

Die Bandscheiben werden nach den beiden benachbarten Wirbeln bezeichnet, zum Beispiel heißt die vorletzte Bandscheibe zwischen dem vierten und fünften Lendenwirbelkörper L 4/5.

Die Halswirbelsäule

Die Halswirbelsäule trägt das Gewicht des Kopfes und sorgt dafür, dass er sich nach beiden Seiten drehen und neigen, nach vorn und hinten beugen kann.

Die beiden ersten Halswirbel, auf denen der Kopf aufsitzt, sind anders gebaut als die übrigen Wirbel und bilden zusammen eine Art Drehgelenk. Der ringförmige erste Halswirbel, der Atlas, trägt den Schädel. Der Axis genannte zweite Halswirbel schiebt sich mit einem Knochenvorsprung (Dens) nach oben in den Bogen des ersten Halswirbels. Diese durch kräftige Bänder stabil gehaltene Verbindung ermöglicht

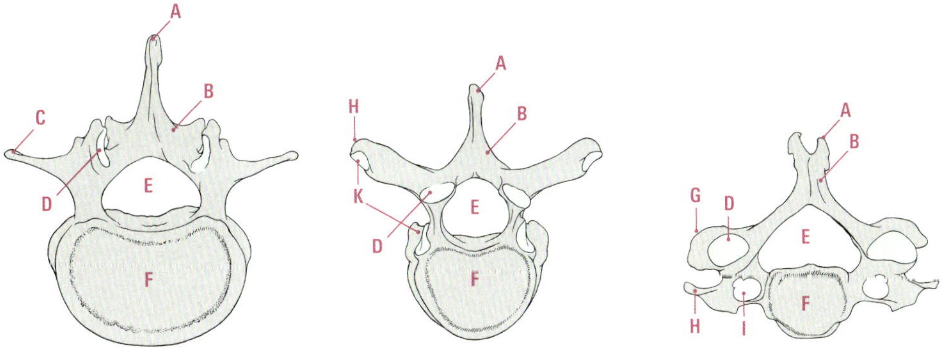

BILD 2 Lendenwirbel, Brustwirbel und Halswirbel: **A** Dornfortsatz, **B** Wirbelbogen, **C** Rippenfortsatz, **D** oberer Gelenkfortsatz, **E** Wirbelloch für das Rückenmark, **F** Wirbelkörper, **G** unterer Gelenkfortsatz, **H** Querfortsatz, **I** Wirbelloch für die Halsschlagader, **K** Rippenansätze

die Drehbewegungen des Kopfes nach links und rechts.

Der zarte Aufbau der relativ kleinen sieben Halswirbel macht die Halswirbelsäule zum beweglichsten, aber auch empfindlichen Teil des Rückgrats. Ohne den dauernden Einsatz der Hals-, Schulter- und Rückenmuskeln könnte der schwere Kopf weder sicher gehalten noch bewegt werden. Muskelschwäche und Haltungsfehler führen im Nacken- und Schulterbereich leicht zu Verspannungen, die sich als Kopf-, Nacken- oder Rückenschmerzen bemerkbar machen.

INFO Der aufrechte Gang

Im Verlauf der Evolution stellten sich die frühen Verwandten und Vorläufer des Menschen immer häufiger auf die Hinterbeine und reckten ihren größer werdenden Kopf dem Himmel entgegen. Mit der Entwicklung zum aufrecht laufenden Zweibeiner veränderte sich die gesamte Statik des Bewegungssystems. Das Skelett, die Gelenke, Muskeln und Nerven formten sich um. Dass die aufrechte Konstruktion des Rückens ihre Tücken hat, erfährt fast jeder Mensch von Zeit zu Zeit auf schmerzhafte Weise. Am häufigsten zwickt es im Nacken und im Kreuz – kein Wunder, denn den schweren Kopf stabil und trotzdem beweglich zu halten, ist für die Nackenmuskeln und Halswirbel eine ähnlich anspruchsvolle Aufgabe wie das Balancieren und Bewegen des Rumpfes für die Muskeln, Knochen und Gelenke im Bereich der Lendenwirbelsäule und des Beckens. Der aufrechte Gang ist entwicklungsgeschichtlich zwar noch jung, doch seit dem 20. Jahrhundert gerät er schon wieder ins Hintertreffen: Der moderne Mensch sitzt mehr als er läuft. Dafür ist sein Bewegungssystem – der Name ist Programm – jedoch nicht gebaut.

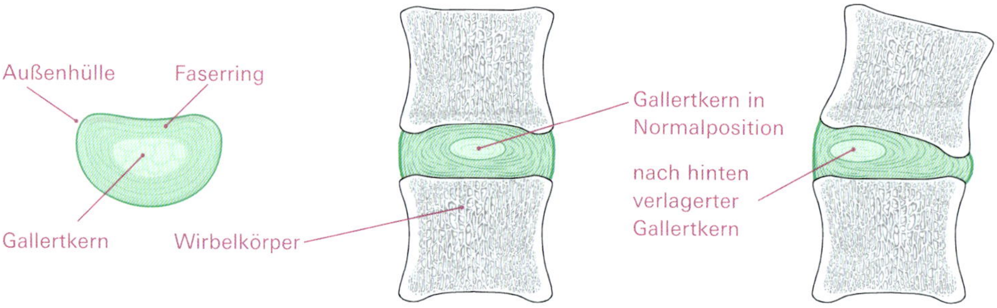

BILD 1 Querschnitt durch die Bandscheibe (links), gleichmäßige Druckbelastung der Bandscheibe bei aufrechter Haltung (mitte) und Druckbelastung beim Vorbeugen (rechts)

Die Brustwirbelsäule

Die Brustwirbelsäule besteht aus zwölf kräftig gebauten Wirbeln, die über Querfortsätze mit den Rippen verbunden sind. Das stabile Gerüst der Rippen macht die Brustwirbelsäule relativ unbeweglich und wenig anfällig für Verschleißerscheinungen. Nur zwei Prozent aller Wirbelsäulenleiden betreffen die Wirbel und Bandscheiben der Brustwirbelsäule. Dabei handelt es sich meist um die Ausbildung eines Rundrückens (Kyphose).

Die Lendenwirbelsäule

Die fünf Lendenwirbel sind die größten und kräftigsten Wirbel des Rückgrats. Sie tragen die Hauptlast des Körpergewichts. Die Lendenwirbelsäule ist wie die Halswirbelsäule leicht nach vorn geschwungen und sehr beweglich. Wäre sie starr, könnte der Rumpf nicht gedreht, gebeugt oder gestreckt werden.

Trotz seines stabilen Aufbaus wird der Lendenbereich (Lumbalbereich) häufig zum empfindlichsten Punkt der Wirbelsäule. Die Wirbel und Bandscheiben müssen hohe Belastungen aushalten und sind deshalb auf ein funktionierendes Zusammenspiel mit den stützenden Rumpfmuskeln angewiesen. Sind die Bauch- und Rückenmuskeln schwach, kann es zu schmerzhaften Beschwerden im Bereich der Lendenwirbelsäule kommen. Oft sind es Muskelverspannungen, die Kreuzschmerzen auslösen.

Kreuzbein und Steißbein

Die Kreuzbein- und Steißbeinwirbel sind miteinander verwachsen und unbeweglich. Das nach hinten gebogene Kreuzbein verbindet die bewegliche Wirbelsäule über die Kreuzbein-Darmbein-Gelenke mit dem Knochenring des Beckens.

Die vier bis fünf kleinen Steißbeinwirbel entsprechen den Knochen, die bei Tieren das Skelett des Schwanzes bilden.

Bewegungssegmente

Außer den verschiedenen Abschnitten der Wirbelsäule unterscheidet man im Aufbau der Wirbelsäule insgesamt 25 Bewegungssegmente. Ein Segment besteht aus zwei Wirbeln und ihrer elastischen Verbindung durch eine Bandscheibe und zwei Gelenke (Wirbelgelenke). Der vordere Abschnitt eines Bewegungssegments besteht aus zwei Wirbelkörpern und der dazwischen liegenden Bandscheibe. Er trägt das Gewicht, während der rückwärtige Teil aus Wirbelgelenken und ansetzenden Bändern die Bewegungen steuert.

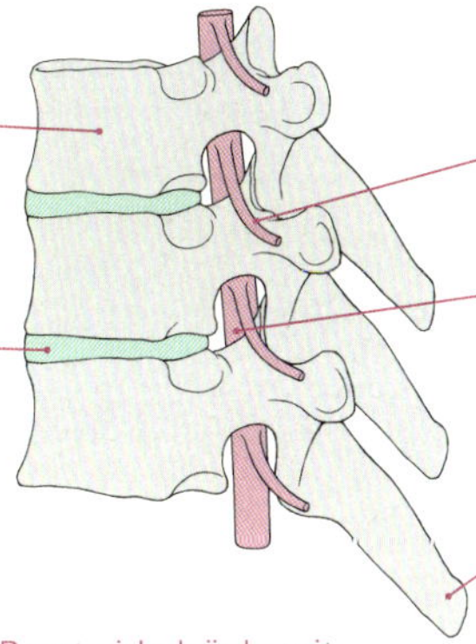

BILD 2 Bewegungssegmente der Brustwirbelsäule mit Nervenverlauf (Seitenansicht)

Bandscheiben

Alle Wirbelkörper der beweglichen Wirbel – außer dem ersten und zweiten Halswirbel – sind durch eine Bandscheibe miteinander verbunden. Durchmesser und Dicke dieser Zwischenwirbelscheiben nehmen, passend zu den zugehörigen Wirbelkörpern, von oben nach unten zu. Die Dicke aller Bandscheiben zusammen macht etwa ein Viertel der Gesamtlänge einer gesunden Wirbelsäule aus.

Eine Bandscheibe besteht aus einem elastischen Ring aus festem, faserigem Bindegewebe und einem weichen Gallertkern. Die äußerste knorpelähnliche Hülle des Faserrings ist mit den Auflageflächen der Wirbelkörper verwachsen. Der Faserring umschließt den mit gelartiger Flüssigkeit ausgefüllten Kern der Bandscheibe.

Der Stoffwechsel der Bandscheiben unterscheidet sich von dem anderer Körpergewebe: Sie werden nicht von Blutgefäßen versorgt, sondern über den Wechsel von Entlastung und Belastung, also wie bei einem Schwamm. In Ruhe nimmt der Gallertkern aus dem umliegenden Gewebe frische, sauerstoff- und nährstoffreiche Flüssigkeit auf; unter Belastung wird verbrauchte herausgepresst. Die Bandscheiben sind also auf Bewegung – den Wechsel von Entlastung und Belastung – angewiesen, um ausreichend versorgt zu sein. „Unterernährte" Bandscheiben verlieren ihre Elastizität, sie werden spröde und verletzungsanfällig.

Da die Bandscheiben vor allem tagsüber stärkeren Druckbelastungen ausgesetzt sind, verlieren die Gallertkerne im Tagesverlauf mehr Flüssigkeit, als sie wieder aufnehmen können, und werden dünner. Der Ausgleich erfolgt während der Nachtruhe. Nach etwa siebenstündigem Liegen sind die Flüssigkeitspolster wieder prall gefüllt, deshalb ist der Mensch morgens etwa zwei Zentimeter größer als abends.

Als Stoßdämpfern der Wirbelsäule kommt den Bandscheiben eine zentrale Bedeutung zu. Die festen, elastischen Gelkissen puffern Stöße und Erschütterungen ab und sorgen für eine gleichmäßige Verteilung von Druckbelastungen auf die Wirbelkörper.

Die Gallertkerne, die in neutraler Position in der Mitte der Bandscheibe liegen, verschieben sich bei Bewegungen der Wirbelsäule. Beim Vornüberbeugen beispielsweise bewirkt der Druck auf die Vorderseite der Wirbelkörper, dass sich die Gallertkerne leicht nach hinten verlagern. Dies ermöglicht der knöchernen Gliederkette die Biegung nach vorn.

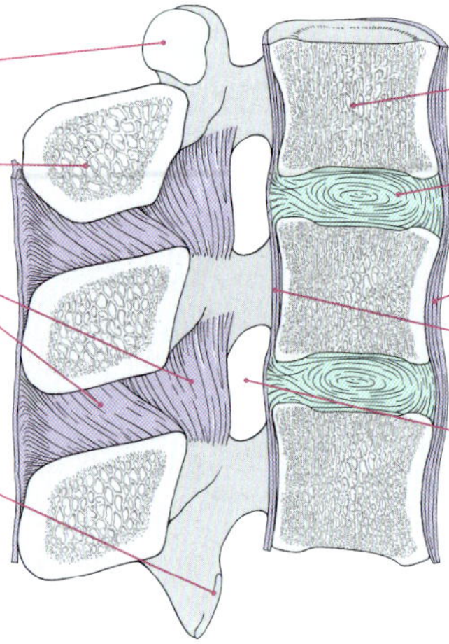

BILD 1 Bewegungssegmente der Lendenwirbelsäule mit Bändern (Längsschnitt)

Wirbel

Die beweglichen Wirbel sind nach einer einheitlichen Grundstruktur aufgebaut. Die Hals-, Brust- und Lendenwirbel unterscheiden sich jedoch in ihrer Größe und Form.

Jeder Wirbel, mit Ausnahme des Atlas und des Axis, besteht aus dem runden, kompakten Wirbelkörper und dem angrenzenden Wirbelbogen. Dessen Hohlraum bildet das Wirbelloch. Die übereinander liegenden Wirbellöcher formen den Wirbelkanal – eine knöcherne Schutzröhre, in der das Rückenmark verläuft.

Die Wirbelbögen zweier aufeinander liegender Wirbel bilden seitlich ebenfalls Hohlräume, die Zwischenwirbellöcher. Durch sie treten die Rückenmarksnerven (Spinalnerven) aus dem Wirbelkanal aus.

Die Wirbelbögen enden an jeder Seite in einem sogenannten Querfortsatz und auf der Rückseite im Dornfortsatz. Die Dornfortsätze sind leicht zu ertasten und bei schlanken Menschen meist auch deutlich als Rückgratlinie zu sehen.

Zwischen den Querfortsätzen und dem Dornfortsatz sind je zwei Gelenkfortsätze ausgebildet. Sie verbinden die Wirbel jeweils nach oben und unten miteinander. Die Brustwirbelsäule ist durch Querfortsätze mit den Rippen verbunden.

Die Wirbelfortsätze dienen nicht nur als Gelenkverbindungen, sondern sind auch Ansatzpunkte für Bänder und Muskeln.

Bänder

Neben den Bandscheiben sorgen die Bänder dafür, dass die knöchernen Elemente der Wirbelsäule stabil und zugleich beweglich miteinander verbunden sind.

Besonders kräftige Bänder verspannen die gesamte Länge der Wirbelsäule: Das vordere Längsband zieht sich über die Vorderseite der Wirbelkörper, das hintere Längsband über ihre Hinterseite beziehungsweise den vorderen Bereich des Wirbelkanals.

Die Bewegungssegmente werden durch eigene Bandsysteme stabilisiert, die zum Beispiel von Dornfortsatz zu Dornfortsatz verlaufen oder die Querfortsätze der Wirbel verbinden. Die Bänder sind auch in Ruhe gespannt und können in Bewegung nur bis zu einer gewissen Grenze gedehnt werden. Dadurch sorgen sie für die Stabilität der Wirbelsäule.

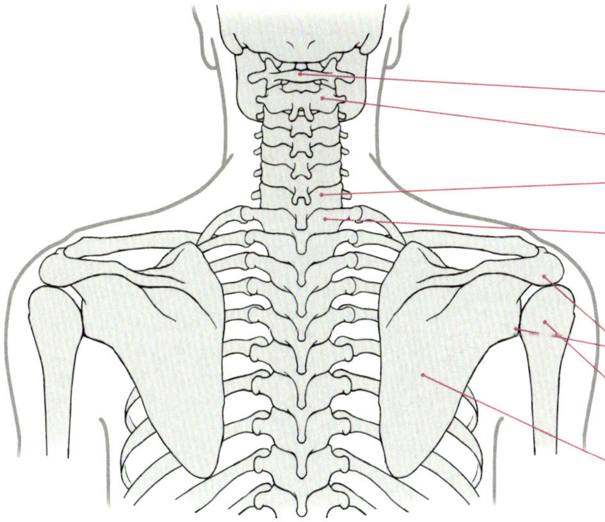

BILD 2 Hals- und Brustwirbelsäule, Rippen und Schulterknochen (Ansicht von hinten)

Die Gelenke

Ein Gelenk ist die bewegliche Verbindung von zwei oder mehr Knochen. Fast alle Gelenke des Körpers werden von einer Gelenkkapsel, den Gelenkbändern und den ansetzenden Muskeln zusammengehalten. Ein Gelenk funktioniert nur im reibungslosen Zusammenspiel mit Bändern und Muskeln.

Die Enden zweier durch ein Gelenk verbundener Knochen entsprechen sich in ihrer Form, sodass die Verbindungsflächen zueinander passen. So passt die Gelenkfläche eines Gelenkfortsatzes bei einem Wirbelgelenk perfekt zu der seines Gegenstücks. Die Wirbelgelenke werden in der Medizin auch Facettengelenke genannt.

Damit die Knochen nicht direkt aneinander scheuern und Stöße abgefedert werden können, sind die Gelenkflächen mit einem glatten Polster aus Knorpelgewebe überzogen. Das Gelenk ist von der Gelenkkapsel umschlossen. Deren innere Schicht gibt die Gelenkflüssigkeit ab – ein Gleitmittel, das die Knorpel ernährt und die Gelenke gut „geschmiert“ hält.

Gelenke im Schulterbereich

Der knöcherne Schultergürtel aus Schlüsselbein und Schulterblatt sitzt dem Brustkorb auf und wird von zahlreichen Muskeln und Bändern gehalten. Gelenkige Verbindungen bestehen zwischen Schlüsselbein und Schulterblatt sowie zwischen Schlüsselbein und Brustbein.

Die eigentlichen Schultergelenke verbinden die Schulterblätter mit den Oberarmknochen. Die kugelförmigen Enden der Oberarmknochen passen in die Gelenkpfannen der seitlichen Enden der Schulterblätter. Diese Kugelgelenke ermöglichen, dass sich die Arme in fast alle Richtungen bewegen lassen.

Gelenke im Beckenbereich

Die Gelenke im Bereich des Beckens und der Hüfte verbinden die Wirbelsäule und die Oberschenkelknochen mit den Beckenknochen. Das Körpergewicht verteilt sich im Normalfall von der Wirbelsäule über das Becken und die beiden Hüftgelenke gleichmäßig auf beide Beine.

Die Hüftgelenke sind die beiden Kugelgelenke, die die Oberschenkelknochen mit dem Becken verbinden. Die Kugelköpfe

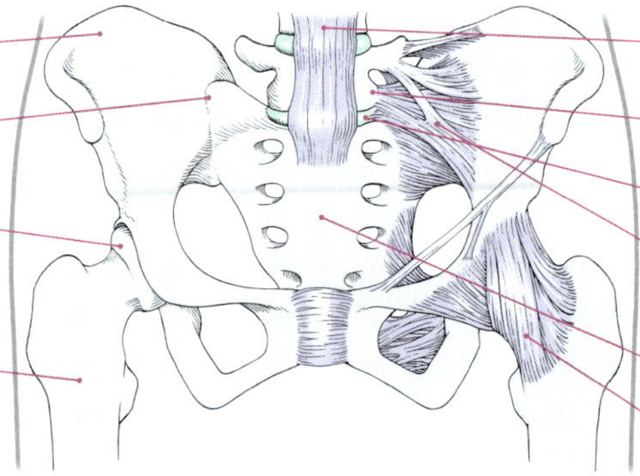

BILD 1 Becken mit Gelenken und Bändern

der Oberschenkelknochen passen perfekt in die Gelenkpfannen der Beckenknochen. Die Hüftgelenke ermöglichen Bewegungen in viele Richtungen. Sie sind jedoch weniger beweglich als die Schultergelenke, da ihre Kugelköpfe tief in den Hüftgelenkpfannen sitzen. Die Konstruktion der Hüftgelenke ist ein Kompromiss zwischen größtmöglicher Beweglichkeit und Stabilität.

Ein besonders kräftiges Bändergeflecht hält die Köpfe der Oberschenkelknochen in ihrer Position. Die Hüftgelenke sind dick mit Knorpelgewebe ausgepolstert, was die starken Kräfte, die beim Gehen auf das Gelenk einwirken, zusätzlich abpuffert.

Kreuzbein-Darmbein-Gelenke

Die bewegliche Wirbelsäule ist über das Kreuzbein mit dem vergleichsweise unflexiblen Becken verbunden. Das Kreuzbein mit seinen fünf verschmolzenen Wirbeln ist sowohl ein Teil der Wirbelsäule als auch des Beckenrings. Die beiden Kreuzbein-Darmbein-Gelenke (Iliosakralgelenke) verbinden es mit dem rechten und linken Darmbein des Beckens. Sie sind sogenannte straffe Gelenke, die durch eine feste Gelenkkapsel und straffe Bänder zusammengehalten werden. Ihre gewölbten, lang gezogenen Gelenkflächen ähneln eher Dehnungsfugen als Gelenken und sind nur wenig beweglich.

Wegen der hohen Belastungen, denen die Iliosakralgelenke beim Gehen und Stehen ausgesetzt sind, und auch aufgrund ihrer großen Gelenkflächen sind sie trotz ihrer stabilen Verbindung relativ anfällig für Irritationen. Man nimmt an, dass minimale Verschiebungen innerhalb der Gelenkspalten Muskelverspannungen und tiefsitzende Kreuzschmerzen auslösen können.

Auch der Zustand der Beckenmuskeln scheint eine Rolle zu spielen: So kann eine erschlaffte Beckenbodenmuskulatur ebenfalls zu Schmerzen führen, die in den Rücken ausstrahlen.

Die Muskulatur

Die Knochen und Bänder sind die passiven Elemente des Bewegungsapparats – die Muskulatur ist der aktive Teil, der die Bewegungen in Gang setzt und den Körper aufrecht hält. Die Muskelarbeit wird überwiegend vom Gehirn gesteuert, sie lässt sich also bewusst beeinflussen und deshalb auch trainieren. Die Rückenmuskeln reagieren aber auch reflexhaft auf Nervenimpulse, die direkt über das Rückenmark zu ihnen gelangen.

Für die Stabilität und die Beweglichkeit des Rückens sorgt vor allem die Rückenmuskulatur, ergänzt und unterstützt von der Bauchmuskulatur. Je besser dieses „Muskelkorsett" ausgebildet ist, desto weniger werden die Knochen, Bänder und Sehnen bei Bewegungen belastet. Trainierte Muskeln sind deshalb der beste Schutz vor Rückenbeschwerden.

Die Fachwelt geht heute davon aus, dass eine schwache Muskulatur bei der Entstehung von chronischen Rückenschmerzen eine ungleich größere Rolle spielt als Bandscheibenvorfälle und Abnutzungserscheinungen von Knochen und Gelenken.

Muskelaufbau

Die Rumpfmuskulatur besteht aus einer Vielzahl einzelner Muskeln. Je nach Funktion sind manche klein, andere großflächig. Es gibt lange und kurze, längs und quer verlaufende Muskeln.

Eine Muskelfaser hat nur einen Durchmesser von maximal einem zehntel Millimeter, kann aber bis zu fünfzehn Zentimeter lang sein. Ein Muskel besteht aus Bündeln von Muskelfasern, die jeweils durch Bindegewebe zusammengehalten werden. Die äußerste feste Bindegewebehülle (Faszie) geht in die Sehnen über, mit denen der Muskel an den Knochen und Gelenken befestigt ist.

Die zugfesten Sehnen übertragen die Kraft der Muskelkontraktionen auf das Skelett. Wie die Bänder sind sie kaum dehnbar und haben eine wichtige stabilisierende Funktion im Halteapparat. Verkürzte und schlaffe Muskeln können auf Dauer die Sehnen beeinträchtigen und Schmerzen verursachen.

Muskelfunktion

Jeder Muskel ist von Nerven und Blutgefäßen durchzogen, welche die Muskelfasern steuern und versorgen. Die motorischen Nerven (Motoneuronen) steuern je nach Muskelart unterschiedlich viele Muskelfasern. Je komplexer die Aufgaben des Muskels sind, desto mehr Nerven sorgen für seine Feinsteuerung. Die Fähigkeit des Nervensystems, die Muskulatur optimal einzusetzen, beeinflusst auch die Muskelleistung.

Erhält eine Muskelfaser ein Signal „ihres" Motoneurons, zieht sie sich zusammen. Dabei ist die Stärke der Kontraktion immer gleich. Unterschiedlich starke Muskelbewegungen entstehen dadurch, dass nicht alle Motoneuronen zugleich Reize aussenden. Je stärker die Muskelanspannung, desto mehr Muskelfasern ziehen sich zusammen. Doch auch bei sehr starker Anspannung arbeiten nicht alle Muskelfasern gleichzeitig, denn sonst würde der Muskel schnell ermüden oder verkrampfen. Das Nervensystem verteilt die Arbeit vielmehr gleichmäßig auf die einzelnen Muskelfasern, indem es sie im Verlauf der Anspannung abwechselnd zur Kontraktion bewegt.

Im wachen Zustand sind viele Muskeln stets unmerklich angespannt. Diese Grundspannung, der Muskeltonus, sorgt dafür, dass der Körper ohne bewusste Anstrengung gegen die Schwerkraft aufrecht

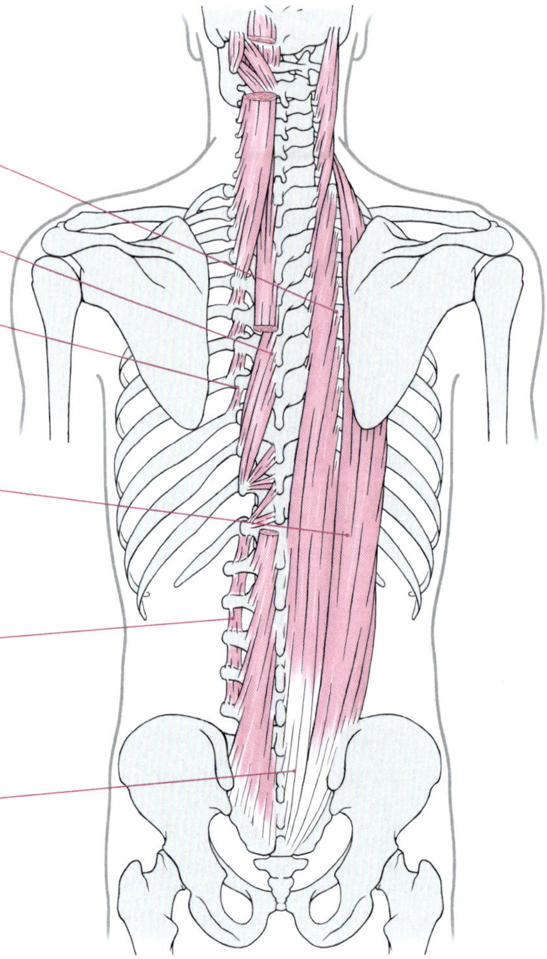

BILD 1 Tief liegende Rückenmuskulatur (Ansicht von hinten)

gehalten werden kann. Im Schlaf oder bei Bewusstlosigkeit fällt der Muskeltonus ab, der Körper sackt in sich zusammen. Bei einer Muskelverspannung dagegen erhöht sich der Muskeltonus, was zu schmerzhaften Verhärtungen des Muskels und Bewegungseinschränkungen führen kann. Chronische Verspannungen und starke Muskelverhärtungen (Myogelosen), aber auch zu geringer Gebrauch der Muskeln können zum Schrumpfen des Muskelgewebes führen (Muskelatrophie).

Rückenmuskeln

Die tiefen Rückenmuskeln setzen direkt an der Wirbelsäule an und halten sie gegen die Schwerkraft und das Gewicht von Brust, Bauch und inneren Organen aufrecht.

Über den tiefen liegt die Schicht der oberflächlichen Rückenmuskeln. Das stabile Muskelgeflecht hält die Wirbelsäule im Gleichgewicht und ermöglicht Bewegungen des Rumpfes und des Kopfes. Mithilfe der längs verlaufenden Muskeln lässt sich der Rumpf nach vorn, nach hinten oder zur Seite beugen.

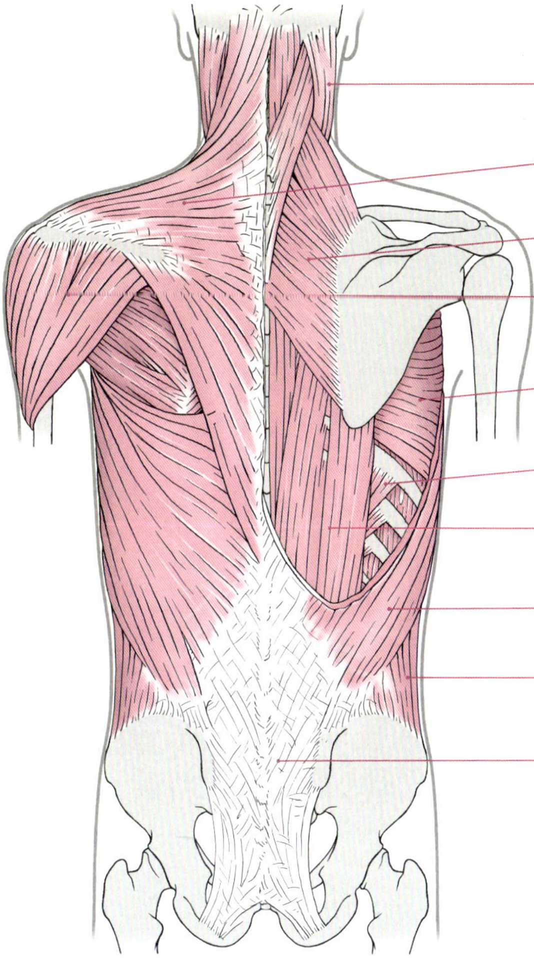

BILD 2 Rumpfmuskulatur (Ansicht von hinten)

Die schräg verlaufenden Muskeln sind für Drehbewegungen des Rumpfes zuständig.

Die Art, wie das Geflecht aus Muskeln und Bändern die Wirbelsäule verspannt, lässt sich mit der Takelage eines Segelboots vergleichen, die den Mast aufrecht hält. Anders als ein starrer Bootsmast wird die bewegliche Wirbelsäule aber aktiv von der Muskulatur gestützt. Kräftige Rückenmuskeln sorgen für Stabilität und ein reibungsloses Zusammenspiel der Bänder, Gelenke und Bandscheiben bei Bewegungen des Rumpfes.

Die Arbeit der Rückenmuskeln wird insgesamt weniger bewusst gesteuert als die der Bauchmuskeln und lässt sich schwerer willentlich kontrollieren. Die tiefe Rückenmuskulatur reagiert häufig direkt und unwillkürlich auf Reflexsignale der Nerven. Auch Störungen der inneren Organe können den Muskeltonus reflektorisch beeinflussen.

Bauchmuskeln

Die Bauchmuskulatur ergänzt und unterstützt die Rückenmuskulatur in ihrer Halte- und Bewegungsarbeit. Während die

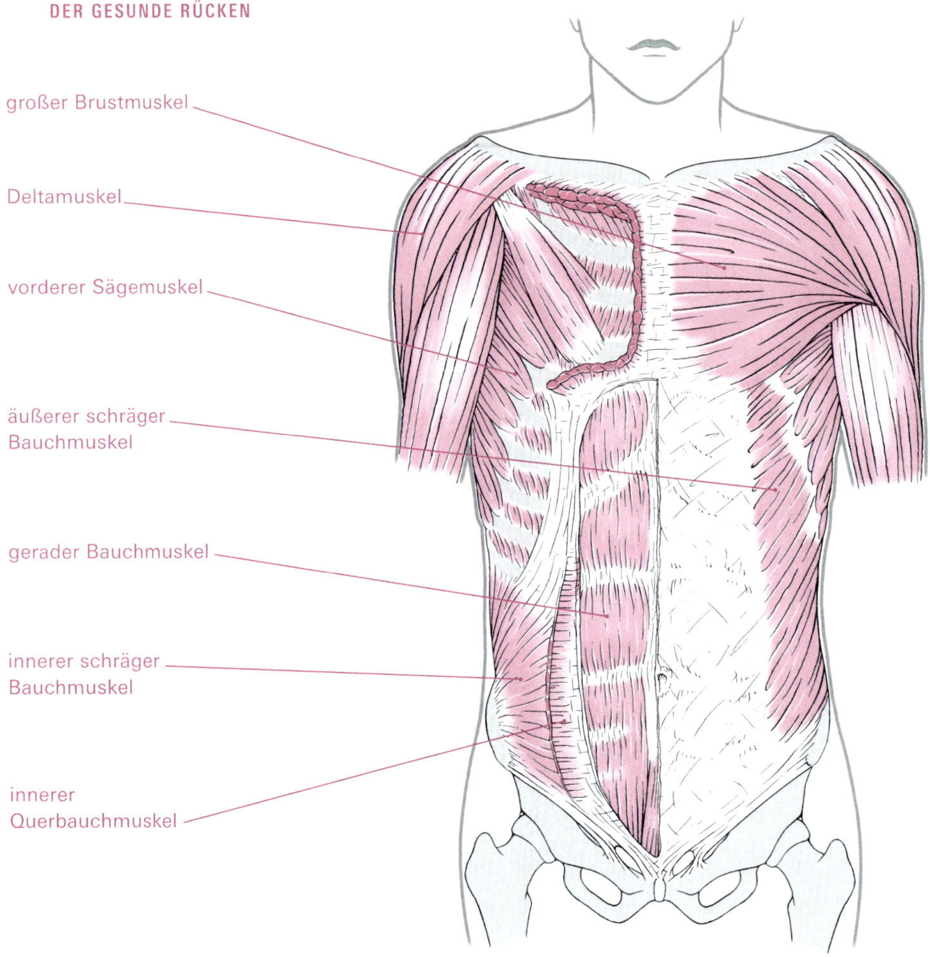

BILD 1 Rumpfmuskulatur (Ansicht von vorn)

Rückenmuskeln für aufrechte Haltung sorgen, sind die Bauchmuskeln beim Vorbeugen des Rumpfes gefragt. Beim Drehen und Neigen arbeiten Bauch- und Rumpfmuskeln zusammen. Beim Heben und Tragen haben die Bauchmuskeln eine besonders wichtige Stützfunktion: Die Anspannung der Bauchmuskulatur stabilisiert den Rumpf und ermöglicht der Rückenmuskulatur den richtigen Angriffspunkt für die Bewegung.

Kräftige Bauchmuskeln wirken auch der Bildung eines Hohlkreuzes (Lordose) entgegen: Beim Einziehen des Bauches wird eine übermäßige Krümmung der Lendenwirbelsäule automatisch ausgeglichen. Bei schlaffen Bauchmuskeln oder auch bei Übergewicht verstärkt sich dagegen ein Hohlkreuz.

Starke Rückenmuskeln brauchen als Gegenspieler kräftige Bauchmuskeln. Ist die Bauchmuskulatur schlaff, ergibt sich ein Ungleichgewicht, das die Zusammenarbeit der beiden Muskelgruppen stört. Das Training der Bauchmuskeln ist für einen gesunden Rücken deshalb ebenso wichtig wie die Stärkung der Rückenmuskeln.

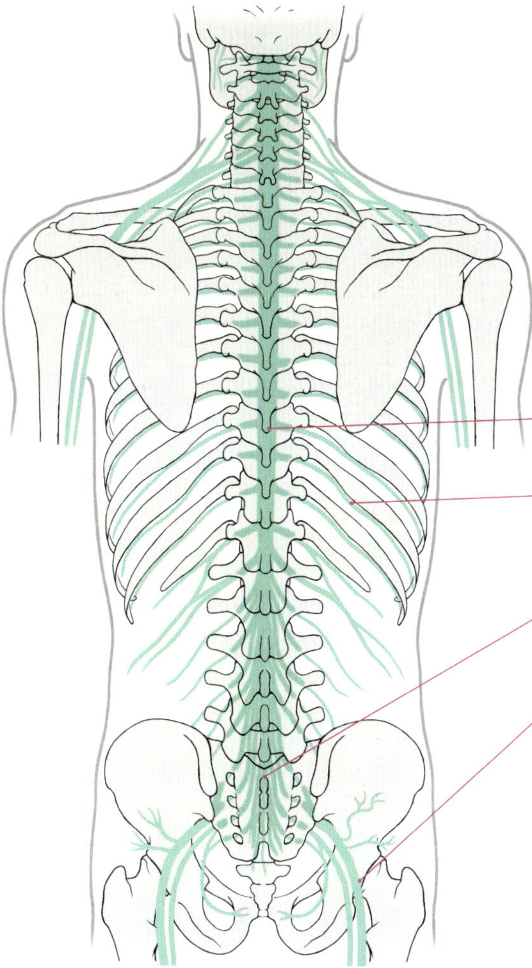

BILD 2 Verlauf des Rückenmarks und der Spinalnervern

Das Rückenmark und die Nerven

Das Nervensystem leitet vielfältige Informationen vom Gehirn über das Rückenmark in die verschiedenen Bereiche und Organe des Körpers und auf demselben Weg wieder zurück. Das Gehirn verarbeitet die eingehenden Botschaften und setzt Reaktionen in Gang. Die Signale werden über schwache elektrische Reize, chemische Reaktionen oder körpereigene Botenstoffe vermittelt.

Das zentrale Nervensystem (ZNS) besteht aus dem Gehirn und dem Rückenmark, der Verbindung zwischen dem Gehirn und dem peripheren Nervensystem (PNS). Vom Rückenmark zweigen die Spinalnerven in die verschiedenen Körperregionen ab. Das Rückenmark hat zum einen die Aufgabe, Signale weiterzuleiten. Zum anderen dient es als „Reflexorgan" dazu, unwillkürliche Reaktionen, die Reflexe, auszulösen.

Reflexhaft gesteuerte Reaktionen laufen blitzschnell ab. So zuckt die Hand, die aus Versehen eine heiße Herdplatte berührt hat, sofort zurück. Die feinen Nervenenden der Haut senden das Schmerzsignal über das periphere Nervensystem

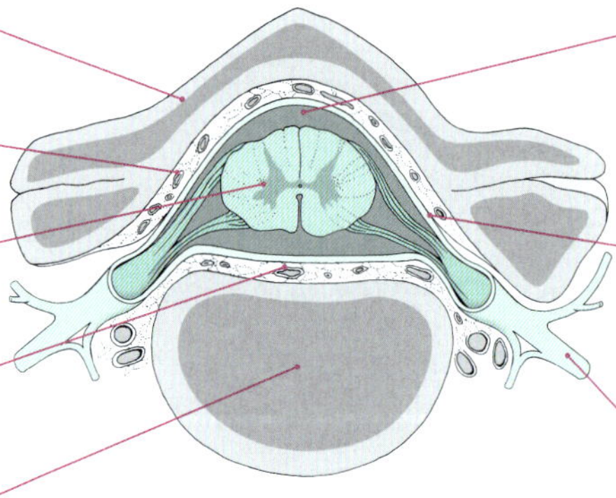

BILD 1 Rückenmark (Querschnitt)

zum Rückenmark. Dies reagiert sofort und ohne Umweg über das Gehirn: Es schickt direkt über die Nervenleitungen Signale zurück, die die Muskeln in Aktion treten lassen. Diesen Mechanismus bezeichnet man als Reflexbogen.

VEGETATIVES NERVENSYSTEM

Im Gegensatz zum willkürlichen Nervensystem, das bewusste Entscheidungen in Nervensignale umsetzt, arbeitet das vegetative (autonome) Nervensystem unabhängig vom Willen. Unbewusst steuert es Körperfunktionen wie die Atmung, den Herzschlag, die Verdauung und auch die Muskelspannung.
Innerhalb des vegetativen Nervensystems ergänzen sich die Nervengeflechte des Sympathikus, der Energie verbrauchende Aktivitäten steuert, und die des Parasympathikus, der für Entspannung und Energiespeicherung zuständig ist.

Rückenmark

Wie das Gehirn durch die harten Schädelknochen vor Verletzungen geschützt wird, so sorgt der knöcherne Wirbelkanal für den Schutz des Rückenmarks. Zwischen der äußeren festen Schutzhaut des Rückenmarks (Dura mater) und der Knochenhaut der Wirbelkörper befindet sich als Polster der mit Bindegewebe, Fettzellen und Blutgefäßen ausgekleidete Epiduralraum.

Eine weitere Schutzschicht bildet die Rückenmarksflüssigkeit (Liquor). Wie das Gehirn „schwimmt" auch das Rückenmark in der klaren Flüssigkeit, die Erschütterungen abdämpft.

Das Rückenmark beginnt unmittelbar unter dem Hirnstamm und reicht im Wirbelkanal bis zum ersten oder zweiten Lendenwirbel. Danach geht das Rückenmark in die Nerven des Beckens und der Beine über, die den Wirbelkanal in gebündelten Strängen nacheinander verlassen. Da dieser Abschnitt optisch an einen Pferdeschweif erinnert, trägt er den Namen „Cauda equina" (lateinisch für Pferdeschweif).

Spinalnerven und Dermatome

Aus den linken und rechten Zwischenwirbellöchern treten paarweise die Spinalnerven aus dem Wirbelkanal aus. Ein Spinalnerv wird nach dem Wirbelkörper benannt, auf dessen Höhe er das Rückenmark verlässt, also beispielsweise „L5 rechts". Die insgesamt 31 Nervenpaare teilen sich in weitere Äste auf und verbinden das Rückenmark in immer feineren Verzweigungen mit dem peripheren Nervensystem. Im Bereich der Halswirbelsäule verlassen die Nervenbahnen das Rückenmark, die durch die Arme bis zu den Fingern ziehen. Die Spinalnerven, die die Zwischenwirbellöcher der Lendenwirbelsäule verlassen, versorgen die Beine. Mehrere Spinalnerven vereinigen sich zum Ischiasnerv, dessen Ausläufer bis zu den Zehen ziehen.

Das feine Nervengeflecht des peripheren Nervensystems versorgt auch die Haut, das größte Sinnesorgan und gleichzeitig die Schutzhülle des Körpers. Je nachdem, aus welchem Bereich der Wirbelsäule ein Spinalnerv austritt, reagieren seine Nervenenden in einem bestimmten Hautbereich (Dermatom) auf Störungen im entsprechenden Wirbelsäulenabschnitt. So kann es bei einer Reizung eines Spinalnervs, zum Beispiel durch einen Bandscheibenvorfall, zu Überempfindlichkeit, Missempfindungen oder Taubheit des entsprechenden Hautbereichs kommen.

DER RÜCKEN IM WACHSTUM UND IM ALTER

Jedes Säugetier kann sich schon bald nach der Geburt auf seinen vier Beinen fortbewegen. Nur der Mensch muss von klein auf erst lernen, sich aufzurichten, auf zwei Beinen zu stehen und zu gehen. Während seines Wachstums vollzieht er die evolutionäre Entwicklung zum aufrechten Gang in kurzer Zeit noch einmal nach.

In einem Lebenszyklus ist die Wirbelsäule großen Veränderungen unterworfen: Vom Knorpelskelett des Neugeborenen über das Knochenwachstum und das erwachsene Skelett bis zu den Veränderungen, die das Altern mit sich bringt. Am Ende des Lebens sind die meisten Menschen kleiner als im mittleren Erwachsenenalter, ihr Rücken ist oft leicht nach vorn gebeugt.

Entwicklung in Bewegung

Bei der Geburt besteht das kindliche Skelett zum größten Teil aus weichen, formbaren Knorpeln. Erst im Laufe des Wachstums bilden sie sich zu Knochen um. Das Längenwachstum der menschlichen Röh-

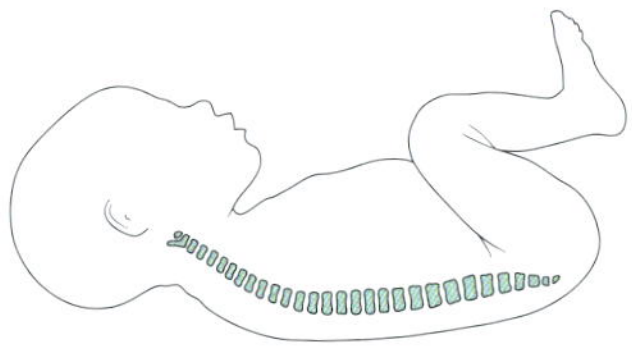

BILD 1

BILD 1 Die Wirbelsäule verläuft beim Baby noch fast gerade.
BILD 2 + 3 Bei der Einschulung beginnt der Ernst des Lebens auch für die Wirbelsäule: Von nun an wird gesessen.

renknochen ermöglichen die Wachstumszonen aus Knorpelgewebe (Epiphysenfugen) zwischen den Mittel- und Endstücken der Knochen. Mit zunehmendem Alter des Kindes werden sie dünner und verknöchern schließlich ganz. Es dauert etwa 18 Jahre, bis das Skelett vollständig ausgewachsen ist und sich die letzten Wachstumsfugen geschlossen haben.

Die knorpelige Wirbelsäule von Neugeborenen weist noch keine Doppel-S-Krümmung auf, sie ist bis auf eine leichte Vorwärtsneigung der Halswirbelsäule noch fast gerade.

Erst mit fünf bis sechs Monaten, wenn das Baby beginnt, das Sitzen zu erproben, rundet sich die Brustwirbelsäule allmählich nach hinten und die Lendenwirbelsäule nach vorn.

Mit etwa acht Monaten wagt das Kleine erste Stehversuche. Es zieht sich an Stuhlbeinen hoch, nutzt jede Unterstützung, um sich aufzurichten. Mit etwa einem Jahr kann es sicher stehen, nach einem weiteren halben Jahr meist laufen.

Beim Hochziehen, Aufrichten und schließlich beim Stehen und Gehen streckt sich die Wirbelsäule. Bis die für die aufrechte Haltung so wichtige Doppel-S-Krümmung voll ausgeprägt ist, dauert es noch weitere vier bis fünf Jahre.

Parallel zur Skelettentwicklung verläuft die Entwicklung der Muskeln. Schon mit zwei Monaten können die Rücken- und Nackenmuskeln den Kopf halten – das Baby kann in Bauchlage den Kopf anheben. Bald darauf ist es imstande, mit den Armen den Oberkörper abzustützen. Auch bei den späteren Fortbewegungsversuchen durch Umherrollen, Kriechen und Krabbeln kräftigt sich die Bauch- und Rückenmuskulatur, bis sie schließlich in der Lage ist, die Wirbelsäule beim Stehen und Laufen aufrecht zu halten.
Muskeln und Knochen entwickeln sich nur in Bewegung, im Wechselspiel zwischen Belastung und Entspannung. Der natürliche Bewegungsdrang kleiner Kinder sorgt dafür, dass Muskulatur und Skelett kräftig und stabil ausgebildet werden – vorausgesetzt, er darf sich entfalten. Stillsitzen über längere Zeit tut Kleinkindern nicht gut. Ein Verharren in einseitiger Position begünstigt zudem Haltungsstörungen. Kleine Kinder sollten deshalb möglichst wenig im Kinderstühlchen, Kindersportwagen oder Autositz angeschnallt sitzen bleiben.

Auch ein zu frühes Aufsetzen und Hinstellen schadet. Erst wenn sich ein Kind aus eigener Kraft in einer Position halten kann, ist diese für seine Entwicklung angemessen.

Kindern ist die Bewegungslust angeboren; auch bei älteren Kindern bleibt sie der beste Garant für eine gesunde motorische

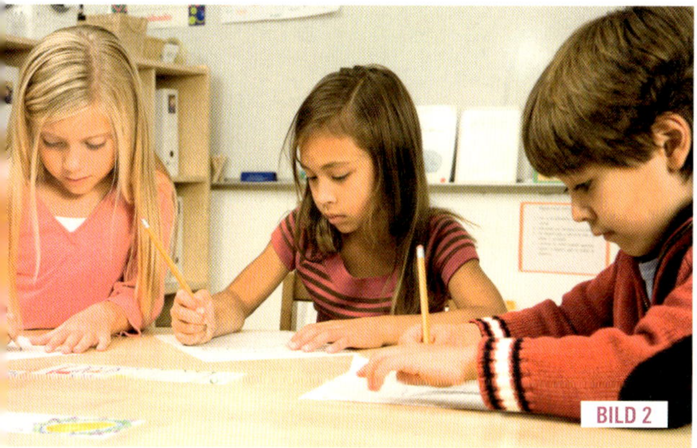

BILD 2

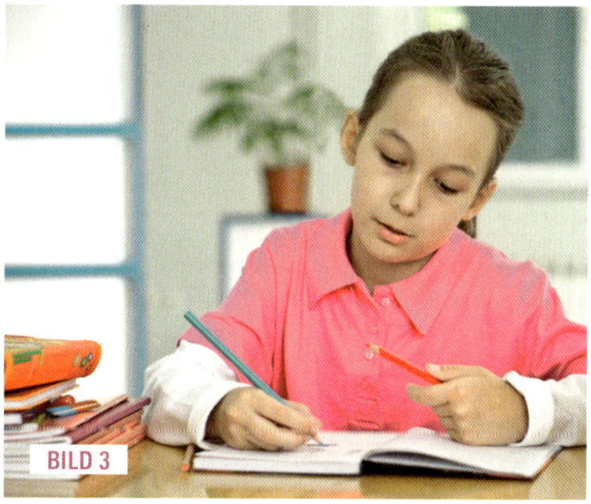

BILD 3

Entwicklung. Umhertoben, -turnen und bewegungsreiches Spielen sollten deshalb möglichst wenig behindert werden. Eine Haltungsschulung brauchen Kinder nur, wenn sie in ihren Bewegungsmöglichkeiten eingeschränkt sind oder Haltungsschäden entwickeln.

Stillsitzen will gelernt sein

Wenn ein Kind in die Schule kommt, beginnt der Ernst des Lebens auch für die Wirbelsäule: Von nun an wird gesessen. Erstklässlern wird neben Alphabet und Einmaleins zunächst einmal das Stillsitzen beigebracht.

Dieses erste Ausbremsen der kindlichen Motorik fällt ausgerechnet in eine stürmische Wachstumsphase. Kaum hat die Wirbelsäule ihre dynamische Doppel-S-Form ausgebildet, wird ihre Beweglichkeit durch ungewohnt langes Sitzen mit oft gebeugtem Rücken schon eingeschränkt. Dagegen hilft nur der Ausgleich durch möglichst viel Bewegung in den Schulpausen, in der Freizeit draußen und zu Hause.

Abgesehen von einem passenden Schreibtischstuhl für die Hausaufgaben sind Sitzmöbel im Kinderzimmer überflüssig. Viel besser ist es, wenn Kletterseil, Sprossenwand, Sitzkissen oder -bälle zu bewegtem Spiel und Haltungswechsel einladen.

Schlechte Haltung

Etwa fünf bis zehn Prozent der Kinder und Jugendlichen in Deutschland klagen zeitweise über Rückenschmerzen. Meist sind es akute Beschwerden aufgrund von Muskelverspannungen, die durch Bewegungsmangel, Haltungsfehler, falsch betriebenen oder übertriebenen (Leistungs-)Sport entstehen.

Wenn Kinder und Jugendliche eine schlechte Haltung zeigen, machen Eltern sich aber häufig zu viel Sorgen. Denn so lange ein Jugendlicher noch wächst, lassen sich kaum Prognosen über den späteren Zustand seines Rückens machen. Vor allem in der Pubertät, wenn der Körper sich schnell verändert und phasenweise unproportioniert wächst, muss das Kind ständig eine neue Beziehung zum eigenen Körper finden. Die vielen körperlichen wie psychischen Unsicherheiten dieser Entwicklungsperiode äußern sich häufig in schlaffer Haltung, einem Rundrücken und hängenden Schultern. Dies sind vorübergehende Erscheinungen; ein pubertärer Rundrücken wächst sich meist ohne Folgen für die Wirbelsäule aus.
Jugendliche Haltungs„schäden" haben ihre Ursache in den wenigsten Fällen in Fehlbildungen oder Erkrankungen des Skeletts wie zum Beispiel der Scheuermann-Krankheit. In aller Regel sind sie durch schwache Bauch- und Rückenmus-

BILD 1 Wer sich schon im Kindesalter gerne bewegt, hat beste Voraussetzungen, um körperlich fit zu bleiben.
BILD 2 Haben Eltern Spaß an sportlichen Freizeitaktivitäten, geben sie ein animierendes Vorbild.

keln bedingt. Während des Wachstums kann es auch zu Asymmetrien der Muskulatur kommen. Dagegen hilft vor allem eins: viel Bewegung und wohl dosierter Sport.

Spaß am Sport fördern

Wer sich schon im Kindesalter für eine Sportart zu begeistern lernt, behält die Lust am Sport meist auch als Erwachsener bei und hat beste Voraussetzungen, körperlich fit und beweglich zu bleiben. Die Gewohnheiten und Vorlieben der Eltern haben einen nicht zu unterschätzenden Einfluss: Sind die Erwachsenen Bewegungsmuffel, werden es meist auch die Kinder.

Haben Eltern dagegen Spaß an sportlichen Freizeitaktivitäten, geben sie ein animierendes Vorbild. Gemeinsame Unternehmungen wie Schwimmen, Radfahren, Inlineskaten, Ballspielen oder abwechslungsreiche Wanderausflüge fördern die Bewegungslust und können selbst ausgesprochene Stubenhocker vom PC- oder TV-Bildschirm weglocken.

INFO Wann zum Arzt?

Wenn ein Kind über anhaltend starke Rückenschmerzen klagt, ist ärztlicher Rat nötig. Es muss ausgeschlossen werden, dass sich hinter den Beschwerden eine Wachstumsstörung oder eine ernsthafte Erkrankung wie etwa eine Entzündung der Bandscheiben und der angrenzenden Wirbelkörper verbirgt.
Eine seitliche Fehlkrümmung der Wirbelsäule, die Skoliose, lässt sich meist deutlich an einer Asymmetrie beim Vornüberbeugen erkennen.
Eine andere Wachstumsstörung, die Scheuermann-Krankheit, verläuft in aller Regel harmlos und ohne weitere Folgen. Nur in seltenen Fällen führt sie zu einem auffälligen Rundrücken. Je früher eine Fehlbildung entdeckt wird, desto besser sind die Chancen, Folgeschäden zu verhindern. Solange das Kind noch wächst, kann eine gezielte krankengymnastische Therapie Verkrümmungen zumindest teilweise ausgleichen oder zum Stillstand bringen.
In solchen Fällen ist es besonders wichtig, dass das Kind schon früh eine gut trainierte Rumpfmuskulatur entwickelt, denn diese kann Beschwerden durch Skelettschäden vorbeugen.
Kräftige Bauch- und Rückenmuskeln sind sogar in der Lage, mangelhaft ausgebildete und daher instabile Wirbel (Wirbelgleiten) beschwerdefrei zu halten. Da Gleitwirbel nicht immer zu Schmerzen führen, werden sie häufig erst im Erwachsenenalter entdeckt.

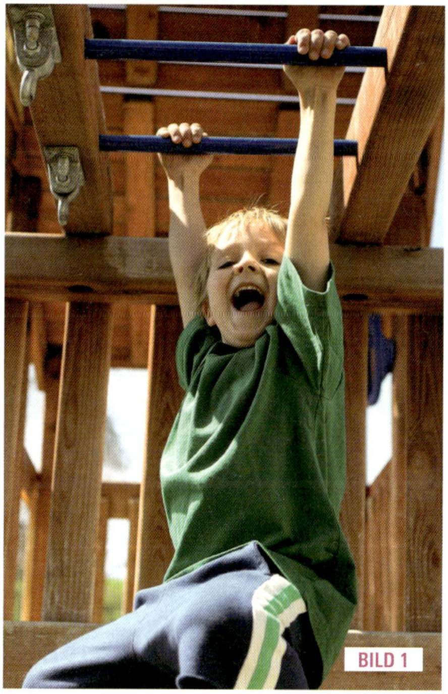
BILD 1

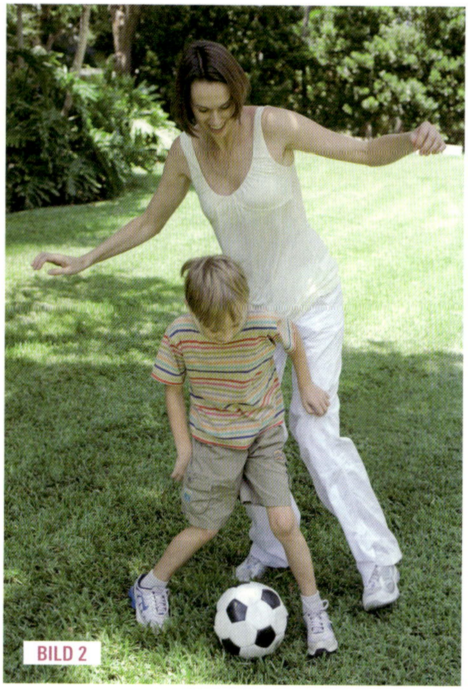
BILD 2

Kindgerechter Sport soll vor allem Spaß machen und darf den noch im Wachstum befindlichen Organismus nicht überbelasten. Leistungssport kann schaden: Zu intensives Training bewirkt leicht eine übermäßige Dehnbarkeit des Bewegungssystems. Verschleißschäden an Knochen und Gelenken können sich dann schon in jungen Jahren bemerkbar machen.

Für Kinder und Jugendliche mit Haltungsschäden empfehlen sich möglichst regelmäßiger Sport und gezielte Gymnastik zum Training der Rumpfmuskulatur.

Mit den Jahren: Der ganz normale Verschleiß

Mit dem Alter verliert der Organismus an Flexibilität. Der Stoffwechsel und die Zellteilung verlangsamen sich, der Wassergehalt der Körpergewebe nimmt ab. Erneuerungs- und Heilungsprozesse verlaufen nicht mehr so rasch und komplett wie in jungen Jahren, Abnutzungserscheinungen machen sich bemerkbar. Der Alterungsprozess ist zwar unausweichlich, verläuft aber individuell sehr unterschiedlich und ist zu einem guten Teil beeinflussbar. Neben den erblichen Anlagen bestimmen vor allem die Lebensbedingungen, aber auch der Lebensstil eines Menschen die Art, wie sein Körper altert.

Der Zustand des Rückens eines älteren Menschen sagt viel darüber aus, ob er in seinem Leben schwere körperliche Arbeit geleistet hat, dauerhaft einseitigen Belastungen ausgesetzt war, eher unbeweglich lebt oder sportlich aktiv ist. Starkes Übergewicht trägt zum vorzeitigen Verschleiß der tragenden Elemente des Skeletts bei. Auch innere Haltungen, positive Erfahrungen wie seelische Lasten können mit den Jahren ihren körperlichen Ausdruck finden, einen Menschen aufrichten oder niederbeugen.

Altersbedingte Verschleißerscheinungen sind grundsätzlich jedoch keine Krankheitszeichen, sondern so normal wie ergrauen-

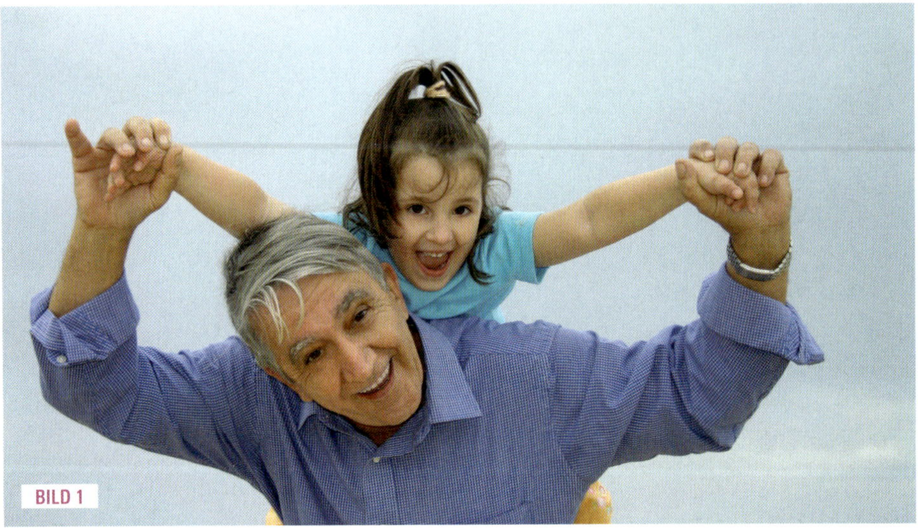

BILD 1

des Haar. Ob sie überhaupt Beschwerden hervorrufen, wann diese auftreten und wie beeinträchtigend sie wirken, ist kaum vorherzusagen. Manche Menschen leiden bereits in ihren Dreißigern unter immer wiederkehrenden Rückenproblemen oder Schmerzen in den Gelenken, andere sind mit siebzig noch fit und beweglich.

Die moderne Orthopädie verabschiedet sich immer mehr von der über Jahrzehnte kaum hinterfragten Annahme, dass Verschleißerscheinungen die Hauptursache für Rückenbeschwerden seien. Denn die Häufigkeit von Rückenbeschwerden steht in keinem Verhältnis zum tatsächlichen Vorkommen von Schäden an Bandscheiben oder Wirbeln. So haben schätzungsweise 60 Prozent der Erwachsenen in Industrieländern einmal jährlich Rückenschmerzen, aber nur etwa drei bis fünf Prozent erleiden in ihrem Leben einen Bandscheibenvorfall mit echten Ischiasbeschwerden. Am häufigsten treten Rückenbeschwerden im Alter zwischen 30 und 50 Jahren auf. Zudem zeigen viele Studien, dass sich selbst bei Menschen mit chronischen Rückenschmerzen oft keine deutlichen Veränderungen an der Wirbelsäule finden lassen – und umgekehrt in anderen Fällen zufällig entdeckte starke Degenerationsschäden keine Beschwerden verursachen.

Alterserscheinungen des Bewegungssystems

Mit den Jahren lässt die Elastizität der Bandscheiben nach und macht sie verletzungsanfälliger. Das Gewebe nimmt weniger Flüssigkeit auf, der elastische Faserring wird spröder, der Gallertkern weicher. Die Flexibilität der Wirbelsäule nimmt ab, Stöße und Erschütterungen werden nicht mehr so gut abgepuffert und können die Bandscheiben zusammendrücken. Der geringere Flüssigkeitsdruck des Gallertkerns lässt die Bandscheiben allmählich dünner werden. Dies ist der Grund, warum alle Menschen im Alter etwas kleiner sind als in jungen Jahren.

Wenn eine Bandscheibe schrumpft, verringert sich vorübergehend die Stabilität innerhalb des Bewegungssegments.

Auch das feste Gewebe der Bänder, die die Bewegungssegmente zusammenhalten, verliert im Alter allmählich an Flüssigkeit und Spannkraft. Das gesamte Gefüge kann sich lockern, was die Wirbelgelenke stärker belastet und zu Abnutzung führt. Bei einem instabilen Bewegungs-

BILD 1 Es ist in jedem Alter möglich, Beschwerden aktiv vorzubeugen.

segment besteht die Gefahr, dass sich die Bandscheibe unter starker Belastung vorwölbt und auf einen Nerv drückt.

Auch das Muskelgewebe altert. Die Muskelmasse nimmt ab, die Muskeln werden kleiner und sind weniger dehnbar. Verkürzte Muskeln beanspruchen wiederum die spröder gewordenen Bänder und Sehnen. Wird die Rumpfmuskulatur nicht regelmäßig trainiert, verliert sie an Stützkraft, was die Wirbelsäule zusätzlich strapaziert.

Durch diese Alterungsprozesse wird die Wirbelsäule insgesamt instabiler und steifer. Hinzu kommt häufig ein Abbau von Knochengewebe. Das Skelett wird spröder, die Bruchgefahr steigt.

Wer rastet, der rostet

So verschieden der Alterungsprozess auch verläuft – es ist in jedem Alter möglich, Beschwerden aktiv vorzubeugen. Die Zauberformel heißt: mäßiges, aber regelmäßiges körperliches Training.

Für ältere Menschen ist es besonders wichtig in Bewegung zu bleiben, denn der Körper verliert schneller an Kraft und Geschmeidigkeit als in der Jugend, wenn er nicht gefordert wird.

Ein lebendiger Organismus braucht vielfältige Außenreize und Bewegung, damit er nicht verkümmert. Organe, die über längere Zeit kaum beansprucht werden, verringern ihre Leistungsfähigkeit. Muskeln, die nicht zum Einsatz kommen, werden dünn und schwach, Gelenke „rosten ein“, die Knochen verlieren an Substanz. Dies lässt sich nach jeder Erkrankung beobachten, die mit längerer Bettruhe einhergeht. Im Alter gehen solche Abbauprozesse besonders rasch vonstatten – und es braucht länger, um sie wieder auszugleichen.

Wer als älterer Mensch im Training bleibt, kann diesem Mechanismus entgegenwirken. Ein gut trainierter Körper bleibt lange flexibel genug, um altersbedingte Abbauvorgänge aufzuhalten und sich nach einer Krankheit schnell wieder zu erholen. Deshalb sind sportlich aktive 60-Jährige körperlich sogar meist fitter und widerstandsfähiger als 40-jährige Bewegungsmuffel.

Selbst mit bereits eingeschränkter Beweglichkeit ist es möglich, gegen die zunehmende Steifheit des Körpers aktiv zu werden. Für ein maßvolles, individuell abgestimmtes Bewegungsprogramm ist es nie zu spät. Wenn Sie sich steif und unbeweglich fühlen oder bestimmte Bewegungen Ihnen Schmerzen bereiten, lassen Sie sich ärztlich beraten, welche Aktivitäten für Sie infrage kommen. Schon ein täglicher Spaziergang, regelmäßige einfache Gymnastikübungen oder ein wöchentlicher Schwimmbadbesuch kann Ihren Bewegungsspielraum auf Dauer spürbar erweitern.

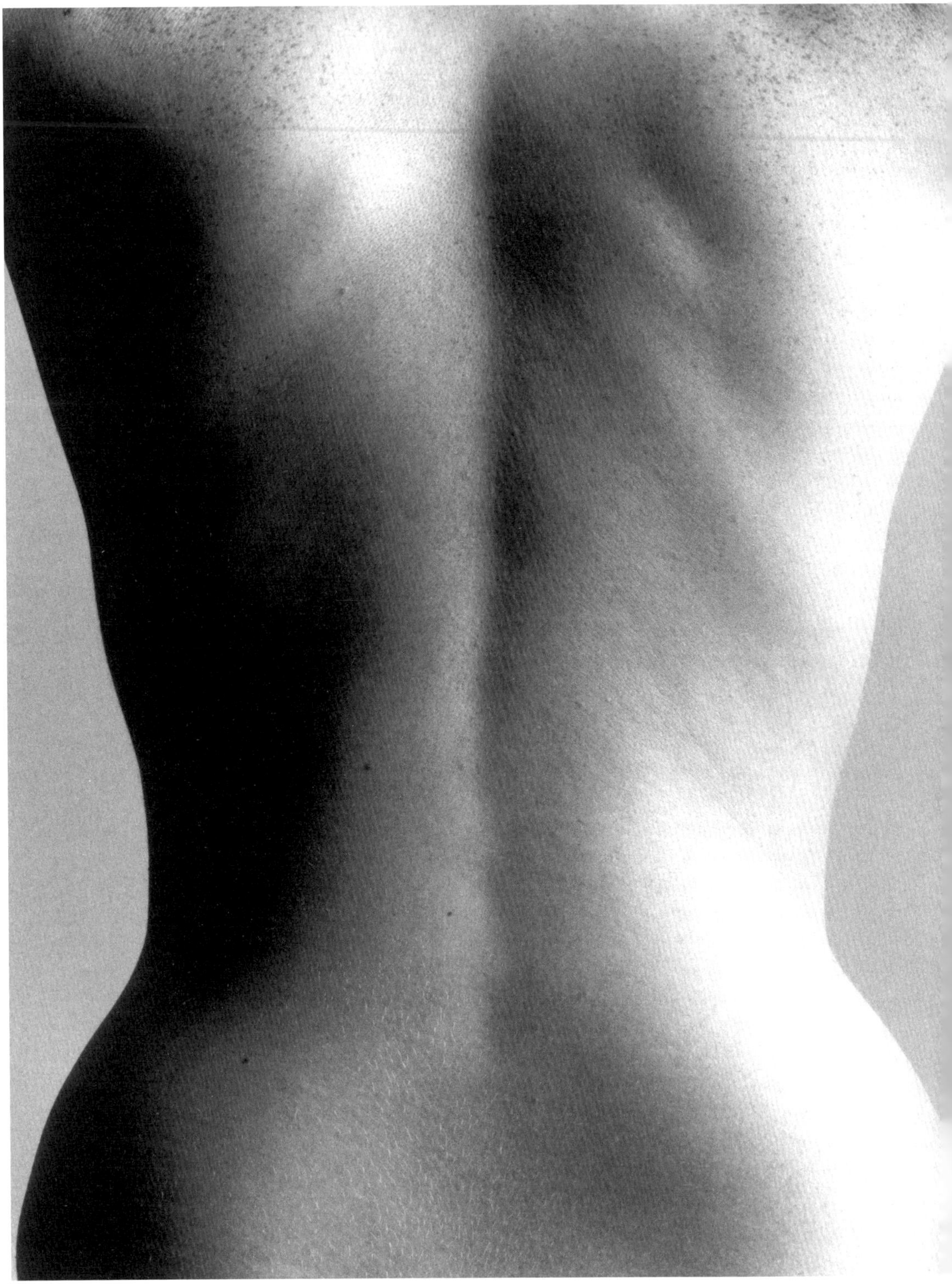

DER RÜCKEN IM ALLTAG

Wie bei vielen anderen Gesundheitsproblemen ist der persönliche Lebensstil der Schlüssel, um Rückenbeschwerden und chronischen Schmerzen vorzubeugen und den Rücken langfristig zu stärken. Zum Lebensstil gehören die Art, wie wir unseren Alltag gestalten, und die Bedingungen, unter denen wir arbeiten.

IN BEWEGUNG KOMMEN

Rückenfreundlich zu leben und zu arbeiten heißt vor allem, in Bewegung zu bleiben. Fachleute sind sich einig: Auf Dauer schützt nichts besser vor wiederkehrenden Rückenschmerzen als regelmäßige und möglichst vielfältige Bewegung – schließlich ist Bewegungsmangel eine der wichtigsten Ursachen von Rückenbeschwerden.

Moderne Technik macht unseren Alltag immer unbeweglicher, und Körperkraft ist immer seltener gefragt. Die meisten Menschen verbringen ihren Tag vorwiegend im Sitzen – im Auto, vor dem Computer oder Fernseher, beim Essen oder im Lesesessel. Körperliche Aktivitäten finden vor allem in der Freizeit statt – oder gar nicht

Menschen mit häufigen oder chronischen Rückenschmerzen bewegen sich oft besonders wenig – manche aus Angst, Bewegung könnte ihre Beschwerden verstärken oder eine Schmerzattacke auslösen. Sanfte Trainingsmethoden helfen, solche Ängste zu überwinden und die wohltuende Wirkung körperlicher Aktivität zu entdecken. Bewegung und Sport wirken sich auf alle Körperfunktionen günstig aus und sind die beste Vorbeugung und Behandlung auch bei vielen anderen Beschwerden und Erkrankungen. Immer mehr wissenschaftliche Untersuchungen bestätigen die positiven Wirkungen moderaten Sports: Er stärkt Herz, Kreislauf und Immunsystem, fördert den Sauerstofftransport und den Stoffwechsel, verbessert und erhält die Muskelkraft, die Beweglichkeit und die Leistungsfähigkeit des Gehirns. Körperliche Aktivität verbessert auch

BILD 1 Beginnen Sie Ihren Tag mit Dehn- und Streckübungen.
BILD 2 Wenn es Ihr Arbeitsweg erlaubt, fahren Sie mit dem Fahrrad.

die Stimmung und verringert über die Produktion von Endorphinen die Schmerzempfindung im Gehirn. Sie kann gezielt zur Behandlung von Rückenschmerzen und Gelenkproblemen oder chronischen Erkrankungen wie Bluthochdruck und Diabetes mellitus („Zucker") eingesetzt werden. Nicht zuletzt hilft Sport, Übergewicht abzubauen. Ob Yogakurs oder Fitnessstudio, regelmäßiges Schwimmen oder Walken – wichtig ist, sich möglichst oft und vielfältig zu bewegen und Spaß am Sport zu bekommen.

Aller Anfang ist schwer – das gilt auch für den Start in einen beweglicheren Alltag. Viele Menschen wissen, dass sie mehr für ihren Körper tun müssten, verspüren aber nur wenig Lust dazu. Was tun? Kleine Schritte verhelfen auf Dauer zu größeren Sprüngen als ein ehrgeiziges Maximalprogramm, das nur schwer durchzuhalten ist. Einen Anfang bedeutet es schon, den normalen Alltag beweglicher zu gestalten. Im Tagesverlauf ergeben sich dazu viele Möglichkeiten:

- Am Morgen: Beginnen Sie Ihren Tag mit Dehn- und Streckübungen am offenen Fenster. Das macht wach und bringt Ihren Körper in Schwung. Nach einiger Zeit werden Sie merken: Es lohnt sich, dafür zehn Minuten früher aufzustehen.
- Auf dem Weg zur Arbeit: Wenn möglich, gehen Sie zu Fuß oder fahren Sie mit dem Fahrrad. Wer täglich zweimal eine viertel oder halbe Stunde flott zu Fuß unterwegs ist oder radelt, hat schon ein beachtliches Trainingspensum geschafft.
- Wenn Sie mit öffentlichen Verkehrsmitteln fahren, steigen Sie eine oder zwei Haltestellen vor Ihrem Ziel aus und laufen den restlichen Weg. Auch das Auto lässt sich so parken, dass Sie noch einen kleinen Spaziergang einlegen können – dafür ist Ihr Rücken besonders nach einem langen Arbeitstag im Sitzen dankbar.
- Im Büro: Nutzen Sie jede Gelegenheit, sich zu bewegen: Nehmen Sie konsequent die Treppen statt den Aufzug. Stehen Sie bei der Arbeit auf, wann immer es geht: zum Telefonieren, zum Lesen an einem Stehpult oder einfach, um sich zu strecken und die Glieder auszuschütteln. Machen Sie ein paar Lockerungsübungen. Nehmen Sie sich in der Mittagspause die Zeit für einen Spaziergang.
- Im Haushalt: Wohnungsputz und Gartenarbeit sind mit viel Bewegung verbunden und können dem Rücken durchaus gut tun. Mit Kindern zu spielen und zu toben, hält Erwachsene in Bewegung. Viele Ihrer alltäglichen Wege können Sie genauso gut oder besser zu Fuß oder per Rad statt mit dem Auto erledigen.
- Am Feierabend: Wenn Sie tagsüber kaum Gelegenheit hatten, sich zu bewegen, tut ein abendlicher Spaziergang nach dem Essen, eine kleine Runde mit dem Fahrrad oder eine Viertelstunde entspannende Gymnastik besonders gut. Wenn Sie den Feierabend im Lesesessel oder vor dem Fernseher verbringen: Stehen Sie zwischendurch immer mal wieder auf (zum Beispiel während TV-Werbepausen), räkeln und strecken Sie sich. Wechseln

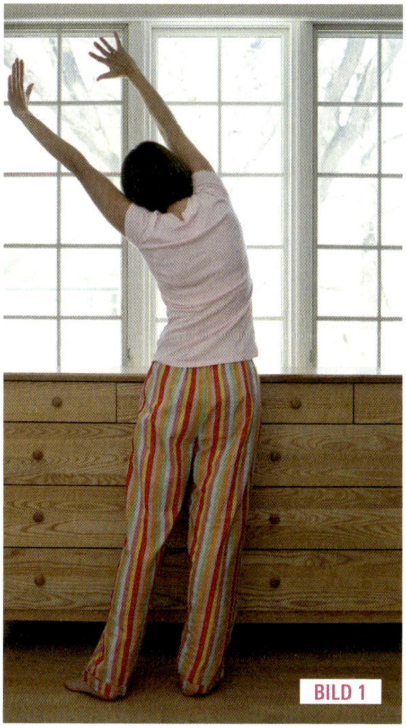

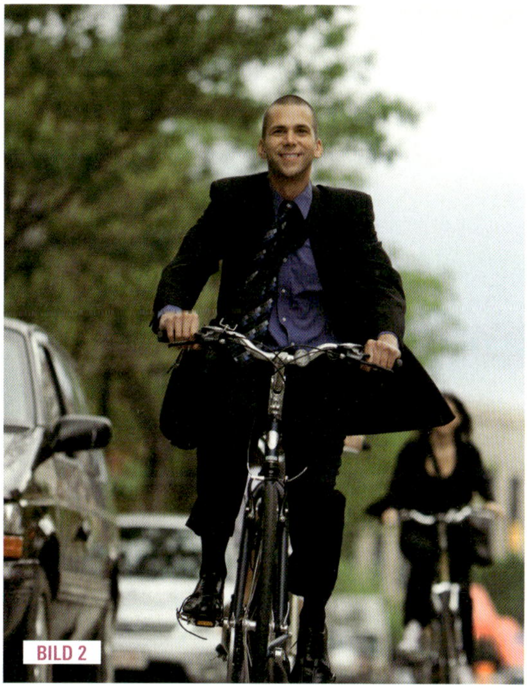

Sie Ihre Sitzposition, hocken oder legen Sie sich auch einmal auf den Boden. Oder nutzen Sie einen Hometrainer als „Fernsehsessel".

Sport zur Gewohnheit machen

Etwas mehr Bewegung im Alltag ist viel besser als nichts, doch auf die Dauer ist ein gesundheitlicher Effekt nur mit regelmäßiger körperlicher Aktivität zu erreichen. Sportmediziner und Bewegungstherapeuten empfehlen ein moderates Training von fünf mal 30 Minuten pro Woche und fordern, sportliche Betätigung so zur Gewohnheit zu machen wie Zähneputzen.

Damit solche Ziele nicht an der gewohnten Bequemlichkeit scheitern, hilft es, einen verbindlichen Rahmen zu schaffen, wie zum Beispiel die Anmeldung in einem Fitnessstudio oder die Verabredung mit Freunden. Damit der Anfangselan nicht zu schnell wieder abflaut, ist es wichtig, die ganze Sache langsam anzugehen und die eigenen Erwartungen nicht zu hoch anzusetzen. Es braucht seine Zeit, bis sich der Körper auf die zunächst ungewohnte Beanspruchung eingestellt hat. Wer sein persönliches Trainingsprogramm durchhält, wird aber nach einigen Wochen mit ersten Erfolgen wie festeren Muskeln und einer Abnahme des Körperfetts belohnt – und vor allem: sich zunehmend körperlich einfach wohlfühlen.

Alle Ungeübten ab 35 Jahre und Menschen mit speziellen Gesundheitsproblemen sollten sich vor einem Neu- oder Wiedereinstieg in ein sportliches Training gründlich von ihrer Hausärztin oder ihrem Hausarzt untersuchen und beraten lassen. Ein regelmäßiger Gesundheits-Check zählt ab 35 Jahren zu den Vorsorgeleistungen der meisten Krankenkassen. Bestandteil der Untersuchungen sind je nach Krankenkasse eine internistische und orthopädische Untersuchung, die Bestimmung wichtiger Laborwerte (Blutbild, Cholesterinspiegel) sowie ein Ruhe- und Belastungs-EKG.

BILD 1 Gesund zu essen und zu trinken ist kein Verzicht, sondern eine Lust.

DAS WÖCHENTLICHE BEWEGUNGSPROGRAMM

Die aktuellen, wissenschaftlich gesicherten Empfehlungen für ein gesundheitlich wirksames Bewegungsprogramm lauten:

- Mindestens 30 Minuten moderate körperliche Aktivität (zum Beispiel zügiges Gehen) an fünf Tagen einer Woche oder
- mindestens 20 Minuten intensive körperliche Aktivität (zum Beispiel Laufen) an drei Tagen einer Woche.
- Zusätzlich zweimal pro Woche Kräftigungsübungen.

Intensive und moderate Aktivitäten können natürlich auch gemischt werden.

Wenn Sie zu Fuß oder per Rad zur Arbeit gehen oder fahren und dabei pro Weg mindestens eine Viertelstunde flott unterwegs sind, haben Sie das „Grundpensum" von wöchentlich fünfmal 30 Minuten moderater Aktivität bereits geschafft.

Stellen Sie sich darüber hinaus ein halbstündiges Gymnastikprogramm zusammen, und nehmen Sie sich dafür wenigstens zweimal in der Woche Zeit, oder trainieren Sie im Fitnessstudio. Wenn Sie dann am Wochenende eine Wanderung oder eine Fahrradtour unternehmen, schwimmen oder tanzen gehen, können Sie Ihr wöchentliches Bewegungspensum mit Leichtigkeit sogar übertreffen.

GESUND ERNÄHREN

Übergewicht und Bewegungsmangel hängen unmittelbar zusammen: Wer sich zu wenig bewegt, nimmt leicht zu – und wer erst einmal etliche Kilo zu viel mit sich herumträgt, der empfindet Bewegung als beschwerlich. Umgekehrt macht mehr Bewegung aber auch das Abnehmen leichter. Wenn Sie abnehmen möchten, setzen Sie deshalb am besten an beiden Hebeln an: Ernähren Sie sich gesünder und bewegen Sie sich mehr.

Um überflüssiges Gewicht dauerhaft loszuwerden, das zudem die Bänder, Sehnen, Gelenke und Knochen strapaziert, gibt es nur eine wirklich erfolgreiche Methode: die dauerhafte Umstellung der Ess-, Trink- und Kochgewohnheiten auf eine gesunde, fettarme und ausgewogene Ernährung – in Kombination mit viel Bewegung. Zu Anfang gehört Willensstärke dazu, „eingefleischte" Gewohnheiten zu ändern, doch die ersten Erfolge und das zunehmende Wohlgefühl machen die Umstellung leichter.

Gesund zu essen und zu trinken ist kein Verzicht, sondern eine Lust – und natürlich nicht nur Übergewichtigen zu empfehlen. Vielleicht dauert es eine Weile, bis sich der Gaumen umgestellt hat, aber dann wird er schmecken, wie lecker gesunde Kost ist. Die allseits beliebte italienische Küche entspricht in vielem dem, was Ernährungs-

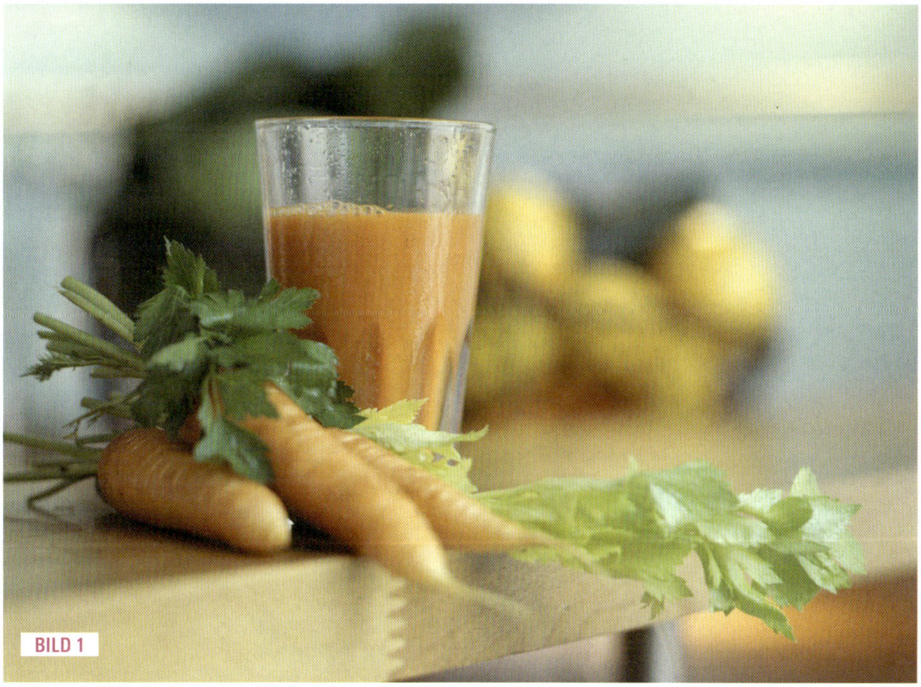

BILD 1

wissenschaftler heutzutage als gesunde, abwechslungsreiche Kost empfehlen: viel frisches Gemüse und Obst, wenig und mageres Fleisch, Fisch, Teigwaren, kaum fette Milchprodukte, dafür Verwendung hochwertiger Pflanzenöle.

Leicht und schmackhaft

Ein Anfang kann schon sein, „fettige Gewohnheiten" abzulegen – wie zum Beispiel, sich stets dick Butter aufs Brot zu streichen, obwohl der Käse- oder Wurstbelag schon reichlich Fett enthält. Fett ist zwar ein Geschmacksträger, doch der Geschmackssinn passt sich nach und nach den Veränderungen im Speiseplan an. So schmecken scharfe Gewürze nur dem, der daran gewöhnt ist – anderen können sie Tränen in die Augen treiben und den Geschmack verderben. Ähnlich ist es mit Fettigem, Süßem und Salzigem.

Eine der hilfreichsten Umstellungsregeln ist, Speisefette zu vermeiden. Benutzen Sie beim Kochen, Braten und Backen generell weniger Fett. Beschichtete Pfannen und Töpfe helfen dabei. Ersetzen Sie tierische Speisefette möglichst durch pflanzliche (hochwertiges Öl). Greifen Sie zu Milchprodukten, Käse- und Wurstsorten mit niedrigem Fettgehalt und zu magerem Fleisch und Fisch.

Essen Sie nicht mehr als zwei bis drei Eier pro Woche.

Genießen Sie viel frisches Obst und Gemüse, entdecken Sie die Vielfalt der Gewürze und frischen Kräuter – so zaubern Sie schmackhafte Speisen auch ohne viel Fett und Salz.

Lernen Sie, leichte Saucen zu kochen: Püriertes Gemüse, Sojasauce, Senf, Chutney und Joghurt können viele Gerichte feiner ergänzen als Bratenfett, Mehl und Sahne.

Belegen Sie Ihr Brot öfter mal anders: Statt Butter, Wurst, Käse und Marmelade schmecken auch Magerquark oder Frischkäse mit Tomate, Gurke, Radieschen und Kräutern – oder mit Banane, frischem

Pfirsich oder Erdbeeren. Gewöhnen Sie sich an, als Snack zwischendurch frisches Obst zu essen.

Trinken Sie viel Mineralwasser, Frucht- und Gemüsesaft, Kräuter- und Früchtetee. Wenn Sie Tee und Kaffee bisher stets mit viel Zucker getrunken haben, reduzieren Sie die Zuckermenge allmählich, sodass sich Ihr Geschmack umstellen kann. Verzichten Sie möglichst auf gezuckerte Limonaden und trinken Sie Alkohol nur in Maßen. Süße Fertiggetränke und Alkohol sind oft unterschätzte Dickmacher.

Wertvolle Tipps und Tricks, Anregungen und Rezepte für eine leichte, gesunde und schmackhafte Küche enthalten heute viele Kochbücher. Auch spezielle Kochkurse können helfen, Ihre Kochkünste neu zu orientieren.

Fallen Sie aber nicht in ein neues Ernährungsextrem. Sie müssen weder zum Vegetarier noch zum Abstinenzler werden, um sich gesund zu ernähren. Wenn Sie sich prinzipiell nach den beschriebenen Empfehlungen richten und gleichzeitig für genügend körperliche Bewegung in Ihrem Alltag und in Ihrer Freizeit sorgen, können Sie ohne Bedenken ab und zu auch Cremetorte oder Currywurst essen und ein Bier trinken.

SANFTES BEWEGUNGSTRAINING

Wer sich jahrelang nur wenig bewegt hat, bemerkt Signale seines Körpers häufig kaum noch. So kann es passieren, dass man stundenlang unbeweglich vor dem Computer oder dem Fernseher sitzt und dann „kreuzlahm" und „hüftsteif" wieder aufsteht. Bewegliche Menschen mit guter Körperwahrnehmung verspüren dagegen nach einer Weile des Sitzens das Bedürfnis, aufzustehen oder die Haltung zu wechseln, sich zu strecken und zu räkeln. Damit beugen sie Beschwerden durch einseitige Belastung vor.

Der erste Schritt zu mehr Bewegung und weniger Schmerzen ist deshalb, wieder auf den eigenen Körper hören zu lernen, ihn besser zu spüren und sich von seinen Impulsen leiten zu lassen. Bewegungslehren und -techniken wie die Feldenkrais-Methode, Yoga, Tai-Chi und Pilates können helfen, die Körperwahrnehmung und die Beweglichkeit zu verbessern. Sie haben mittlerweile auch ihren Platz in der Therapie und Rehabilitation bei Erkrankungen des Bewegungssystems.

Mit den Methoden des sanften Bewegungstrainings lernt man nicht nur, sich mehr zu bewegen, sondern auch, sich anders zu bewegen. Sie verbessern die Haltung und schulen die Koordination und die Körperbeherrschung. Regelmäßig durchgeführt, kräftigen sie den gesamten Organismus und können vor Erkrankungen und Beschwerden schützen. Sie wirken dabei sowohl aktivierend als auch entspannend.

Da sie langsam, konzentriert und mit bewusster Atemtechnik geübt werden, eignen sie sich besonders gut für Menschen mit Rückenproblemen und Bewegungseinschränkungen, die nach langer Unbeweglichkeit wieder etwas für ihren Körper tun möchten. Sanftes Bewegungstraining hilft, wieder zu Kräften zu kommen und Vertrauen in den Körper zurückzugewinnen.

Feldenkrais-Methode

Die Feldenkrais-Methode ist eine Bewegungslehre, die geeignet ist, die Körperwahrnehmung zu schulen, physiologisch ungünstige Bewegungsmuster zu erspüren und bessere zu erlernen.

Ihr Begründer, der Physiker Moshé Feldenkrais (1904–1984), entwickelte seine Theorie aus der Verhaltenspsychologie und der Neurophysiologie. Er war davon überzeugt, dass das Selbstbild eines Menschen seine Bewegungen und sein gesamtes Erscheinungsbild prägt – und dass in Erziehung und „Selbsterziehung" die Chance zur positiven Veränderung auch körperlicher Prozesse liegt.

Feldenkrais-Lehrerinnen und -Lehrer unterrichten den bewussten Umgang mit Bewegungen und mit Beschwerden. Lernziel ist, das Selbstbild und die persönlichen Bewegungsmuster zu überprüfen und zu korrigieren. Nach einiger Übung können solche Korrekturen helfen, zum Beispiel mit Rückenschmerzen besser fertig zu werden und Einschränkungen der Beweglichkeit zu überwinden.

Prinzip und Durchführung

In einem Feldenkrais-Kurs geht es zunächst darum, die eigenen Verhaltens- und Bewegungsgewohnheiten zu erkennen. Einfache, konzentriert ausgeführte Bewegungsabläufe sollen die Körperwahrnehmung verbessern. Varianten werden ausprobiert, die Vielfalt an Bewegungsmöglichkeiten soll (wieder)entdeckt werden und so auch die Freude an der Bewegung.

Beim Einzelunterricht, der „Funktionellen Integration", steht die passive Mobilisation im Vordergrund. Dabei bewegt der Lehrer die Gliedmaßen des Schülers in bestimmte Richtungen, stellt Grenzen der Beweglichkeit fest, variiert bestimmte Bewegungen und vermittelt auf diese Weise ein Gespür für den physiologisch richtigen Bewegungsablauf.

Die zweite Stufe, „Bewusstheit durch Bewegung" genannt, besteht aus aktiven Bewegungsübungen in der Gruppe, die durch den Lehrer angeleitet wird. Man lernt zum Beispiel, wie sich die Bewegungen der Rückenmuskeln besser unterscheiden und koordinieren lassen; wie die Atmung bestimmte Körperpartien bewegt, wie sich umgekehrt Bewegungen auf den Atem auswirken, und schließlich, wie sich ein optimales Zusammenspiel erreichen lässt. Für den Erfolg der Methode ist es wichtig, dass man als Schüler auch allein zu Hause weiterübt.

BILD 1 Auch Untrainierte können mit Yoga ihre Beweglichkeit sehr verbessern.

Die Übungen sind leicht, schmerzfrei und ohne Anstrengungen durchführbar. Wichtig sind vor allem die Konzentration auf den Ablauf und die Wirkung der Übungen, die „bewusste Bewegung“: Wie beeinflusst zum Beispiel eine Armbewegung die Muskelspannung in anderen Körperregionen, wie fühlt sich der Effekt an, ist ein ähnliches Gefühl auch durch eine intensiv vorgestellte Bewegung zu erreichen?

Angebote und Kosten

Die Methode wird von ausgebildeten Feldenkrais-Lehrern in Kursen und Workshops zum Beispiel an Volkshochschulen, anderen Einrichtungen der Erwachsenenbildung oder privaten Therapiezentren angeboten. Seriöse Lehrerinnen und Lehrer bieten ihren Unterricht nicht als medizinische oder psychotherapeutische Heilbehandlung an.

Feldenkrais-Unterricht muss in der Regel privat bezahlt werden. Eine Einzelstunde kostet etwa 50 bis 80 Euro, eine Gruppenstunde 10 bis 15 Euro.

Yoga

Die Lehre des Yoga hat eine über 3 000 Jahre alte Tradition. Im Hinduismus wird Yoga als ein umfassender Weg der spirituellen Lebensführung verstanden. Yoga-Übungen für Körper und Geist werden in Indien nach wie vor in vielfältigen Formen praktiziert. In den westlichen Ländern ist heute vor allem der um 800 n. Chr. entstandene Hatha-Yoga bekannt und verbreitet. Im Hatha-Yoga gilt ein gesunder, beweglicher Körper, in dem die „göttliche Lebensenergie“ ungehindert fließen kann, als wichtige Voraussetzung für die geistige und spirituelle Entwicklung.

Bei den im Westen praktizierten Yoga-Übungen spielen religiöse Aspekte kaum eine Rolle. Im Vordergrund stehen aber auch hier die Beweglichkeit und Harmonie des Körpers als Grundlage körperlicher und seelischer Gesundheit. Oft wird Yoga auch einfach als Fitness-Gymnastik und Entspannungsübung (miss)verstanden.

Hatha-Yoga besteht aus langsam und konzentriert durchgeführten Körper- und Atemübungen („Asanas“ und „Pranayamas“), die den gesamten Körper kräftigen und geschmeidig machen sollen. Yoga-Übungen können einseitige Belastungen und Erkrankungen des Bewegungsapparats ausgleichen und ihnen vorbeugen. Sie verbessern die Atemfunktion, beruhigen das vegetative Nervensystem und lösen Verspannungen. Manche Yoga-Lehrerinnen und -Lehrer bieten auch spezielle Kurse für Menschen mit Rückenproblemen an. Die Auswahl an Übungen zielt dann besonders auf die Kräftigung der Rumpfmuskulatur und die Beweglichkeit der Wirbelsäule und der Gelenke.

Yoga gilt als wirkungsvolle Methode, um das Körperbewusstsein zu entwickeln und den Rücken dauerhaft zu stärken. Auch untrainierte Menschen können mit einiger Übung durch Yoga die Beweglichkeit ihres Körpers erstaunlich verbessern. Fortgeschrittene erreichen oft eine große Körperbeherrschung.

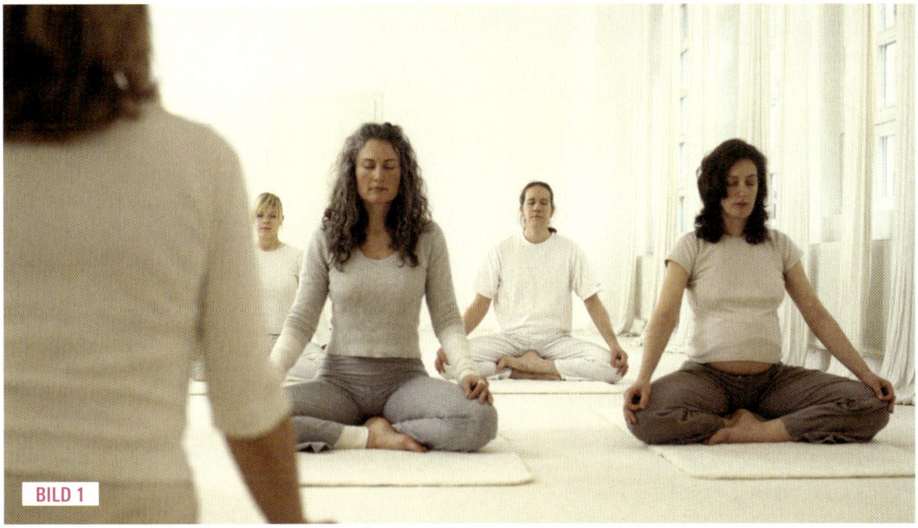

BILD 1

Prinzip und Durchführung

Das Grundprinzip der Hatha-Yoga-Übungen besteht darin, Muskeln, Bänder und Gelenke durch langsamen und fortgesetzten Zug zu dehnen und zu kräftigen. Die Dehnung erfolgt in einer bestimmten Körperposition (Yoga-Haltung) und immer nur so weit und so lange, wie es den individuellen körperlichen Möglichkeiten entspricht. Alle Bewegungen werden langsam, konzentriert und mit bewusster Atmung durchgeführt, auf Anspannung folgt stets Entspannung.

Yoga sollte nicht allein und nach Lehrbüchern, sondern unter Anleitung einer erfahrenen Lehrerin oder eines Lehrers erlernt werden. Dies ist wichtig, damit falsche Haltungen und Positionen sofort korrigiert werden können. Auch ist nicht jede Übung bei Rückenproblemen geeignet. Ein guter Yoga-Lehrer wird aus dem großen Spektrum der Übungen ein persönlich angepasstes Übungsprogramm zusammenstellen.

Wer neben dem Unterricht regelmäßig zu Hause übt, wird schnell Fortschritte feststellen. Empfehlenswert ist zu Anfang zwei- bis dreimal pro Woche eine halbe Stunde. Anfänger sollten stets die Grenzen ihrer Beweglichkeit beachten und sich nicht zu viel zumuten. Bei Erkrankungen des Bewegungsapparats oder Bluthochdruck ist eine ärztliche Beratung vor Beginn eines Yoga-Kurses sinnvoll.

Angebote und Kosten

Yoga wird von frei praktizierenden Yoga-Lehrerinnen und -Lehrern an Volkshochschulen und anderen Erwachsenenbildungsstätten, in Gesundheitszentren der Krankenkassen und auch als Therapiebestandteil zum Beispiel in Rehabilitationseinrichtungen oder psychosomatischen Kliniken angeboten. Yoga-Lehrer sollten eine abgeschlossene Ausbildung beim Berufsverband Deutscher Yogalehrer (BDY) vorweisen können.

Die Kosten für einen Yoga-Kurs können in Deutschland als Wahlleistung von den gesetzlichen Krankenkassen ganz oder teilweise übernommen werden. Die Kosten betragen etwa 10 bis 15 Euro für Gruppenunterricht und 25 bis 50 Euro für Einzelstunden.

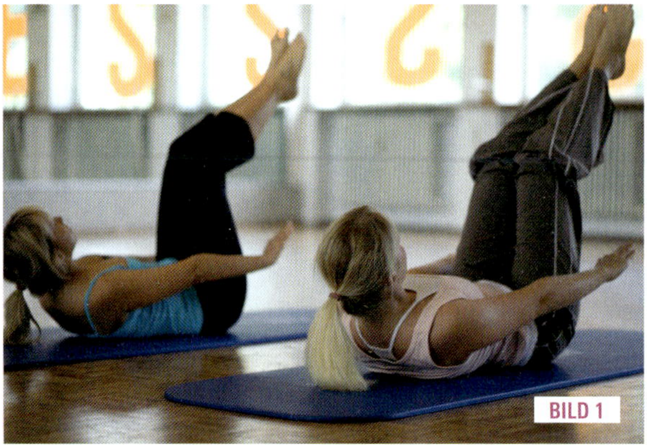
BILD 1

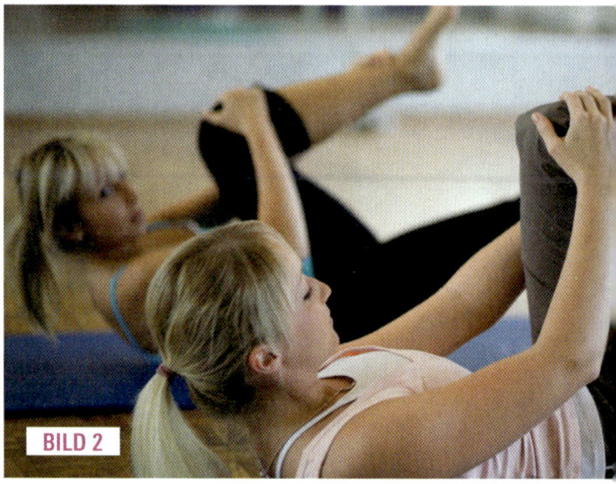
BILD 2

Tai-Chi und Qigong

Die beiden altchinesischen Bewegungslehren basieren auf der Philosophie des Taoismus, der traditionellen chinesischen Medizin und der Kampfkunst.

Beim Tai-Chi stehen bestimmte Bewegungsabläufe (Formen) im Mittelpunkt, die die Auseinandersetzung zweier Gegner beziehungsweise den Widerstreit der „kosmischen Kräfte" Yin und Yang symbolisieren. Yin steht für das „weibliche, passiv-empfangende" Prinzip, Yang für das „männliche, aktiv-gebende" Prinzip. Der ruhige Bewegungsfluss beim Üben der Form soll die widerstreitenden Kräfte harmonisieren und die Lebensenergie Qi stärken.

In China praktizieren Millionen von Menschen täglich Tai-Chi, vor der Arbeit in Parks und auf öffentlichen Plätzen oder während Arbeitspausen im Betrieb. Aber auch im Westen, wo Tai-Chi als „Schattenboxen" bekannt wurde, gewinnt die „Meditation in Bewegung" in den letzten Jahren immer mehr Anhänger.

Es gibt weltweit verschiedene Schulen und Stilrichtungen; am bekanntesten ist der vor etwa 180 Jahren entstandene Yang-Stil. Schulen, deren Lehrer sich tatsächlich an den Künsten chinesischer Meister orientieren, vermitteln mehr als die Abfolge bestimmter Bewegungen. In der Tradition der Kampfkunst erlernen die Schüler, die Energie ihres Körpers bei jeder Bewegung und in jeder Position so einzusetzen, dass unerwartete Kräfte frei werden.

Die meisten im Westen angebotenen Tai-Chi-Kurse beschränken sich auf das Üben einer Form oder vereinfachter Varianten, die Einzelbewegungen und Körperhaltungen wie bei einer Choreographie miteinander verbinden. Dabei kann der Ablauf der Form wie ein in Zeitlupe ausgeführter Tanz wirken.

Prinzip und Durchführung

Tai-Chi wird in der Gruppe erlernt, geübt wird im Stehen aus einer entspannten Grundhaltung heraus. Dabei führt die Lehrerin oder der Lehrer einzelne Bewegungen in einer bestimmten Abfolge vor, die Schüler machen sie nach. Alle Bewegungen sind langsam und konzentriert. Charakteristisch sind geschmeidige, spiralförmige Bewegungen der Arme und Beine, das Bewegen und Öffnen der Gelenke in verschiedene Richtungen sowie Dreh- und Beugebewegungen von Kopf und Rumpf.

Die Konzentration auf die Bewegung und die bewusste Atmung während der Übungen beruhigt das vegetative Nervensystem, die weich fließenden Bewegungen selbst kräftigen den gesamten Organismus. Tai-Chi ist zum Abbau von Verspannungen,

BILD 1 + 2 Pilates kombiniert Koordinations- und Atemübungen mit Stretching und Krafttraining.

zur Verbesserung des Körpergefühls und der Koordination, zur Harmonisierung der Bewegungen und der Körperhaltung geeignet.

Stehen beim Tai-Chi bestimmte Bewegungsabläufe im Vordergrund, ist es beim Qigong das Einnehmen verschiedener Körperpositionen, die nur minimal variiert werden. Das Üben der Haltungen soll den Körper stärken, die Muskulatur geschmeidig machen und die Gelenke für den „freien Fluss der Lebensenergie" öffnen. Die Schüler stehen während der Übungen ruhig und entspannt und richten ihre Aufmerksamkeit auf die Wirkung der eingenommenen Position, deren Veränderungen und der Atmung.

Qigong-Übungen wirken beruhigend, entspannend und zugleich aktivierend. Sie verbessern die Körperwahrnehmung, die Atemfunktion und die Konzentration. Sie werden in Tai-Chi-Schulen als Gesundheitsübung und Bestandteil des Tai-Chi gelehrt. Daneben lässt sich Qigong als meditatives Gesundheitstraining auch in Einzelkursen erlernen.

Für Menschen mit Rückenbeschwerden ist das Üben von Tai-Chi und Qigong risikolos. Zurückhaltung ist nur bei akuten Schmerzen ratsam.

Angebote und Kosten

Tai-Chi und Qigong werden überwiegend von privaten Schulen angeboten, teilweise auch von Volkshochschulen und anderen Erwachsenenbildungsstätten. Da die Ausbildung der Lehrer nicht einheitlich geregelt ist, ist ihre Qualifikation sehr unterschiedlich. Wer Tai-Chi in all seinen Aspekten kennenlernen möchte, ist mit der Wahl einer Schule, die den traditionellen Yang-Stil unterrichtet, am besten beraten. Die Kosten betragen je nach Einrichtung und Übungsangebot zwischen 50 und 200 Euro pro Monat.

Pilates-Training

Pilates ist eine Trainingsmethode, die Elemente der traditionellen asiatischen Bewegungslehren, westlicher Gymnastik und des Krafttrainings kombiniert. Als „sanftes Fitnesstraining" oder „ganzheitliches Work-out" beschrieben, hat es in den letzten Jahren auch Einzug in deutsche Fitnessstudios gehalten.

Der Deutsch-Amerikaner Joseph Pilates (1880–1967) entwickelte sein Ganzkörpertraining nach dem Ersten Weltkrieg, nachdem er sich lange mit fernöstlicher Bewegungskunst und -therapie beschäftigt hatte. Er konstruierte spezielle Übungsgeräte aus Holz, Leder und Stahlfedern an Seilzügen, zum Beispiel den „Allegro-Reformer" und den „Trapeztisch", noch heute Kernstücke des Pilates-Trainings.

Die Methode fand in den USA großen Anklang bei Tänzern und Schauspielern und ist heute in den englischsprachigen Ländern Teil der Ausbildung und des Trainingsprogramms an vielen Bühnen. Pilates kombiniert Koordinations- und Atemübungen mit Stretching und Krafttraining in harmonisch fließenden Bewegungsabfolgen. Es verbessert die

BILD 1 Mittlerweile ist jeder zweite Trainierende in Fitnessstudios über 40 Jahre alt.

Körperkraft und Beweglichkeit, die Balance, Koordination und Haltung.

Prinzip und Durchführung

Zwei Prinzipien unterscheiden Pilates grundlegend vom herkömmlichen Muskeltraining: Die Verbindung von bewusster Atmung und Bewegung sowie von Kraftaufbau und Beweglichkeit. Wesentlich sind außerdem die Konzentration auf jede einzelne Bewegung, also die bewusste Körperwahrnehmung, und der ruhige Ablauf des Trainings.

Die Übungen zielen auf die Stabilisierung und Mobilisierung der Körpermitte (nach Pilates „Powerhouse" genannt), also der Rumpfmuskulatur, der Wirbelsäule und des Beckenbodens. Die fließenden Bewegungen werden langsam und konzentriert ausgeführt. Die gleichmäßige Dehnung und Kräftigung aller Muskelpartien, auch der tief liegenden Muskulatur und eher selten beanspruchter kleinerer Muskelgruppen, soll den Körper aus seiner Mitte heraus straffen und aufrichten. Die Gelenke sollen beweglicher, der Körper insgesamt geschmeidiger und kraftvoller, die Haltung anmutiger werden.

Zu Beginn sind die Übungen einfach und nach dem Erlernen der Grundlagen leicht durchzuführen. Das Programm für Fortgeschrittene besteht aus zunehmend anspruchsvolleren Bewegungsabläufen. In Pilates-Studios werden die Übungen häufig zunächst an den Pilates-Geräten durchgeführt, die über Stahlfedern elastische Widerstände aufbauen und die richtige Ausführung der Bewegungen unterstützen. Später wird am Boden auf der Übungsmatte trainiert.

Für Menschen mit Rückenproblemen ist wichtig, dass auf die korrekte Ausführung der Übungen geachtet wird. In Gruppenkursen mit vielen Teilnehmern ist dies oft nicht gewährleistet. Anfänger sind deshalb gut beraten, die Grundlagen in Einzelstunden zu erlernen und regelmäßig zu Hause zu üben. Manche Übungen gelingen erst, wenn die Rumpfmuskeln schon kräftiger geworden sind – deshalb gilt es wie beim Yoga, die persönlichen Grenzen zu beachten und sich nicht zu überfordern.

Angebote und Kosten

Pilates wird in Fitnessstudios oder in Pilates-Studios angeboten, mittlerweile immer häufiger auch in Reha-Einrichtungen und Gesundheitszentren der Krankenkassen. Manche Pilates-Studios haben eigene physiotherapeutische Bereiche. Da nicht alle Fitnessstudios über Pilates-Geräte verfügen, wird dort häufig nur ein Mattentraining angeboten.

Wenn Pilates ärztlich verordnet wurde, übernehmen manche Krankenkassen einen Teil der Kosten, oder sie zahlen einen Zuschuss im Rahmen eines Präventionsprogramms. Eine Stunde Training in einer kleinen Gruppe kostet um die 15 Euro, eine Stunde Einzeltraining um die 60 Euro.

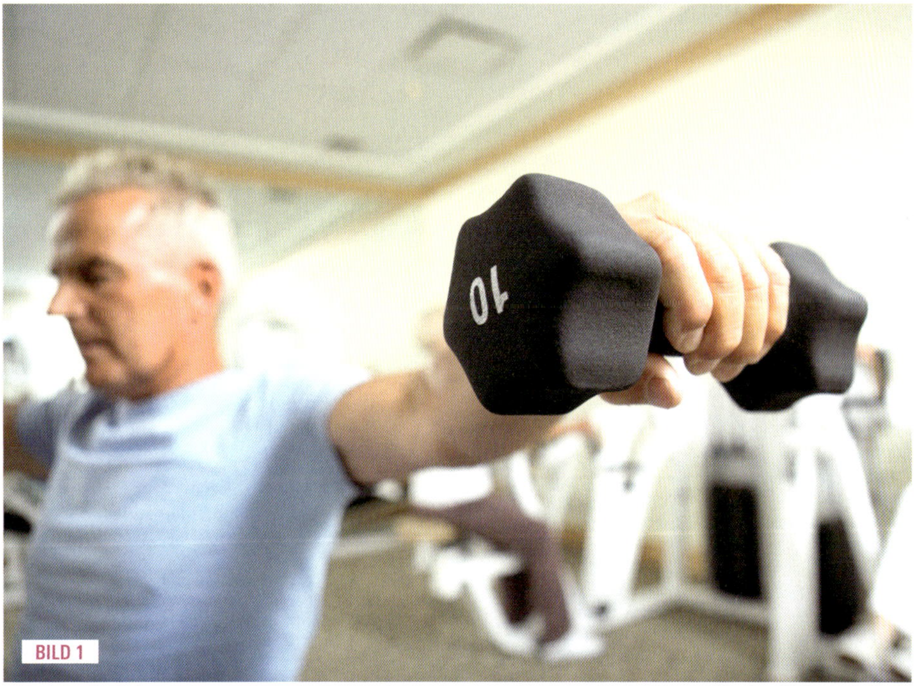

BILD 1

„GESUNDHEITSZENTRUM" FITNESSSTUDIO

Dass Fitnesstraining nicht nur den Körper in Form hält, sondern die Gesundheit verbessern und Alterungsvorgänge verlangsamen kann, hat sich herumgesprochen – und den Altersdurchschnitt in Fitnessstudios angehoben. Mittlerweile ist jeder zweite Trainierende über 40 Jahre alt. Die Studios reagieren mit speziellen Angeboten, der gesundheitliche Aspekt rückt immer mehr in den Vordergrund. Doch nicht alle Angebote halten, was sie versprechen. Besonders häufig mangelt es an verlässlicher Betreuung im Studioalltag.

Sich in einem Fitnessstudio anzumelden, bietet dennoch gerade für Sportneulinge und Bewegungsmuffel mit guten Vorsätzen und schlechter Kondition Vorteile. Beratung und Unterstützung durch erfahrene Trainerinnen und Trainer in einem guten Fitnessstudio mit vielfältigen Angeboten kann gerade zu Anfang eine wertvolle Hilfe sein. Zudem schafft die Tatsache, dass man Gebühren zahlt, eine gewisse Verbindlichkeit und kann helfen, den Gang ins Fitnessstudio zur Gewohnheit werden zu lassen. Im Winter hat das Training im Studio zudem den großen Vorteil der Unabhängigkeit von Wetter und Tageslicht. Wer Probleme mit dem Rücken oder den Gelenken hat, bekommt in vielen Studios ein auf die persönlichen Belange zugeschnittenes Programm.

Kriterien zur Auswahl eines Fitnessstudios

Neben Auswahlkriterien wie Geräteausstattung, Qualifikation des Betreuungspersonals und gute Erreichbarkeit von zu Hause oder dem Arbeitsplatz sind bei der Auswahl eines Fitnessstudios persönliche Trainingsziele und Vorlieben entscheidend – das Studio muss schließlich zu den eigenen Bedürfnissen passen. Wer zum Beispiel an einem zeitsparenden, zielgerichte-

BILD 1 Je mehr Betreuer, desto eher können Sie davon ausgehen, dass sich die Mitarbeiter regelmäßig um Sie kümmern.
BILD 2 Eine ausreichende Zahl von Laufbändern, Stepp-Geräten oder Fahrrädern ist wichtig.

ten Muskelaufbautraining interessiert ist, braucht kein Studio, bei dem Sauna und Whirlpool mitbezahlt werden. Ein anderer geht vielleicht gerade wegen eines solchen Zusatzangebots lieber ins Studio, als sich zu Hause mit dem Heimtrainer zu begnügen. Wer öfter mal etwas Neues ausprobieren oder Übungen für die regelmäßige Gymnastik zu Hause erlernen möchte, freut sich über ein möglichst vielfältiges Angebot – neben Krafttraining zum Beispiel Aerobic- oder Pilates-Kurse. Wer lieber in der Natur läuft, kann auf Batterien von Laufbändern verzichten, ist aber im Winter vielleicht doch froh, wenn er seine Kondition auch im hellen und temperierten Studio stärken kann.

Ein wichtiges Auswahlkriterium ist die Möglichkeit, ein kostenloses Probetraining machen zu können oder wenigstens ein günstiges Kennenlern-Angebot nutzen zu können. Optimal ist zum Beispiel die Möglichkeit eines Probemonats oder ein Rücktrittsrecht innerhalb von 30 Tagen nach einem längerfristigen Vertragsabschluss. Manche Studios bieten Sonderkonditionen wie zum Beispiel günstige Sommerprogramme an. Preise, Laufzeiten und Kündigungsfristen können durchaus verhandelbar sein.

Achten Sie bei der Beratung, beim Probetraining und bei der Vertragsgestaltung vor allem auf folgende Punkte:

- Qualität der Beratung: Am Anfang sollte ein ausführliches beratendes Gespräch zur persönlichen Motivation und den Trainingszielen sowie ein persönlicher Fitness-Check (Ausdauertest, Kraft- und Beweglichkeitstest für wichtige Muskelgruppen, Fragebogen zu medizinischen Risiken) stehen. Auf dieser Grundlage wird ein individuell angepasster Trainingsplan erstellt, der spätestens alle zwei bis drei Monate überprüft und an Ihre Fortschritte angepasst wird.
- Geräteausstattung: Wenn Sie zum Beispiel neben Kraft- auch Ausdauertraining im Studio absolvieren möchten, ist eine ausreichende Zahl von Laufbändern, Stepp-Geräten oder Fahrrädern wichtig. Verabreden Sie Ihr Probetraining zu einem Termin, an dem Sie üblicherweise trainieren möchten. Dabei können Sie testen, ob Sie an Ihren bevorzugten Geräten mit Wartezeiten rechnen müssen.
- Sicherheit: Sind die (TÜV-geprüften) Geräte gut gewartet, funktionieren sie einwandfrei, lassen sie sich auf Ihre Körpergröße einstellen?
- Qualität der Betreuung: Im Studio sollte mindestens ein fest angestellter, erfahrener Sportlehrer oder Sportwissenschaftler mit abgeschlossener Ausbildung arbeiten. Wie steht es um das Verhältnis Betreuer – Mitglieder? Je mehr qualifizierte Betreuerinnen und Betreuer, desto eher können Sie davon ausgehen, dass sich die Mitarbeiter nicht nur anfangs, sondern auch später regelmäßig um Sie kümmern. Kümmern sich die Betreuer aktiv um die Trainierenden, achten sie auch von sich aus auf die richtige Trainingstechnik? Erkundigen Sie sich bei anderen Kunden nach ihren Erfahrungen.

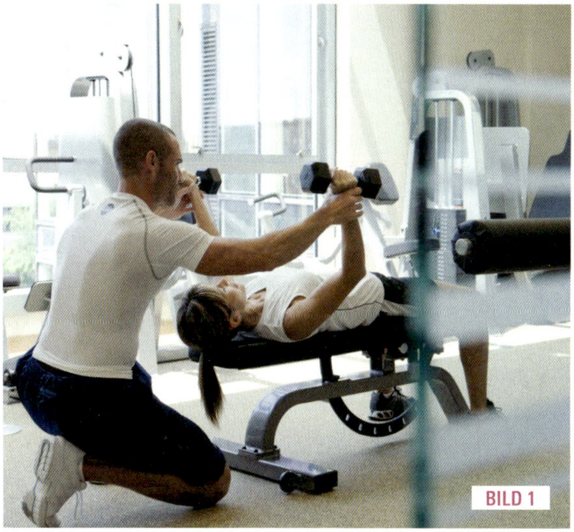

BILD 1

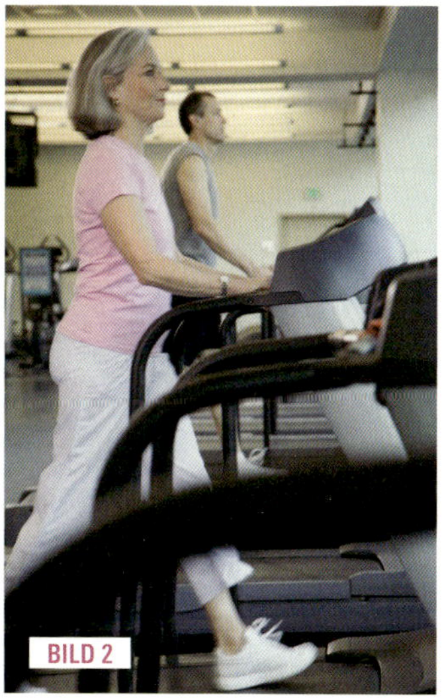

BILD 2

- Vertragsgestaltung: Kundenfreundlich sind Kündigungsfristen von ein bis zwei Monaten zum Ende der Vertragslaufzeit, zulässig sind Fristen von drei Monaten. Das Recht zur außerordentlichen Kündigung, zum Beispiel wegen dauerhafter Erkrankung, Umzug oder Schwangerschaft, muss gewährleistet sein. Klauseln, nach denen keine eigenen Getränke mitgebracht werden dürfen, sind unzumutbar.
- Gütesiegel: Ein Studio vor Vertragsabschluss persönlich zu testen, bleibt das wichtigste Auswahlkriterium. Dennoch weist die Zertifizierung mit dem Fitness-Siegel des TÜV Rheinland oder des 2009 eingeführten Siegels „Prae Fit" darauf hin, dass ein Studio strenge Qualitätskriterien erfüllt.

Weitere Informationen dazu erhalten Sie im Internet: www.prae-fit.de

KRAFT- UND BEWEGLICHKEITSTRAINING

Ein ausgewogenes, gesundheitsorientiertes Training der Kraft und Beweglichkeit stärkt nicht nur die Muskulatur, sondern auch die Sehnen und Bänder, die Knorpel und das Bindegewebe. Es beugt Muskelungleichgewichten und Verspannungen durch Bewegungsmangel, einseitige Belastungen im Alltag oder auch durch intensive sportliche Aktivitäten vor.

Krafttraining stabilisiert die Knochen und schützt vor altersbedingtem Verlust an Knochenmasse und vor Osteoporose. Zusammen mit Übungen zur Verbesserung der Beweglichkeit (Dehnübungen) verbessert es zudem die Koordination der Muskeln, was zu flüssigeren und ökonomischeren Bewegungsabläufen führt und die Verletzungsgefahr verringert. Aus all diesen Gründen wird Kraft- und Beweglichkeitstraining heute zur Vorbeugung und Behandlung von Rückenbeschwerden und als ergänzendes Training zu bestimmten Sportarten empfohlen.

Die Muskulatur regelmäßig zu trainieren, ist nicht zuletzt das beste Mittel, um den altersbedingten Verlust an Muskelkraft aufzuhalten. Dieser Kraftverlust wird durch eine unbewegliche Lebensweise

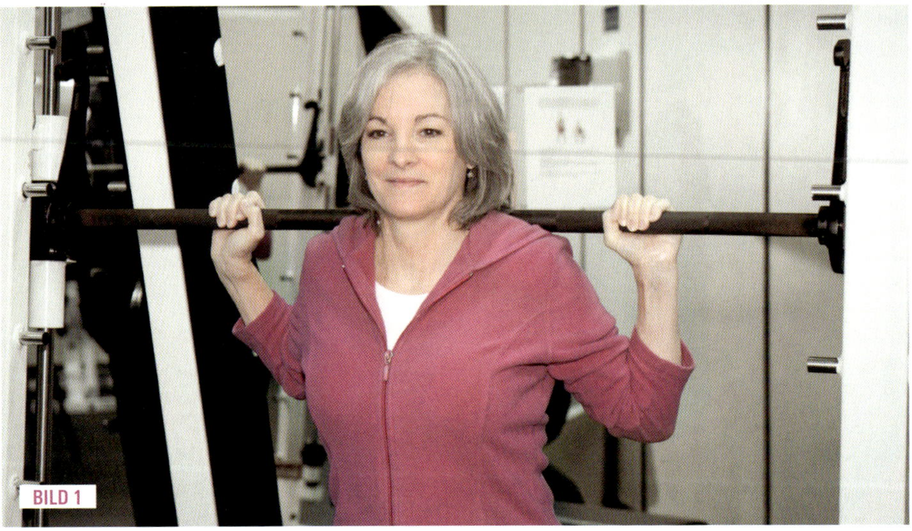
BILD 1

beschleunigt und kann, wenn man nichts dagegen tut, im höheren Alter dazu führen, dass man bei vielen alltäglichen Verrichtungen auf fremde Hilfe angewiesen ist.

Wie Krafttraining funktioniert

Ein Training zum Aufbau der Muskelkraft wirkt erst ab einer bestimmten Intensität – man muss sich dabei anstrengen. Durch eine ungewohnte Kraftbelastung wird das Muskelgewebe zunächst kurzfristig geschwächt.

In der folgenden Erholungsphase werden die Fasern verstärkt, das Muskelgewebe legt zu, um einer erneuten Belastung besser standhalten zu können.

Wenn der Muskel „austrainiert" ist, wächst das Gewebe nicht mehr weiter. Diese Grenze, ab der Muskeltraining nur noch krafterhaltend wirkt, ist genetisch festgelegt und bei jedem Menschen verschieden. Grundsätzlich gilt: Je schwächer ein Muskel ist, desto besser lässt er sich trainieren. Deshalb kann ein regelmäßiges Krafttraining besonders in den ersten Wochen zu erstaunlichen Erfolgen führen. Man sollte allerdings nicht jeden Tag trainieren, denn um wachsen zu können, brauchen die Muskeln eine Ruhepause von etwa 48 Stunden.

Die Muskelkraft kann man in einem Fitnessstudio an speziellen Geräten trainieren, aber auch zu Hause, zum Beispiel mit einem elastisch-stabilen Latexband (Theraband), mit Hanteln oder einem kräftigenden Gymnastikprogramm ganz ohne Hilfsmittel. Auch Pilates-Übungen stärken die Muskelkraft.

Für Anfänger ist es hilfreich, die Grundlagen des Krafttrainings in einem guten Sportstudio unter qualifizierter Anleitung zu erlernen. Dort ist es auch möglich, sich ein Übungsprogramm zusammenstellen zu lassen, das den persönlichen Bedürfnissen und Defiziten entspricht. So wird der Erfolg immer wieder kontrolliert und das Training entsprechend angepasst.

Eine gründliche Anleitung durch gut ausgebildete Trainer ist beim Krafttraining nicht zuletzt deshalb so wichtig, weil falsche Handhabung der Trainingsgeräte, nicht korrekt durchgeführte Übungen oder übertriebener Ehrgeiz zu Verletzungen führen können. Außerdem können sich durch ein falsch durchgeführtes Krafttraining muskuläre Ungleichgewichte auch verstärken oder neu aufbauen.

BILD 1 Ein regelmäßiges Krafttraining kann besonders in den ersten Wochen zu erstaunlichen Erfolgen führen.

Spezielle Trainingssysteme „für den Rücken"

Wenn von Krafttraining für den Rücken die Rede ist, fällt vielen Menschen als Erstes der werbewirksame Slogan „Ein starker Rücken kennt keine Schmerzen" ein. Die Botschaft wirbt für das Kieser-Training, das dessen Begründer Werner Kieser nicht als Sport, sondern als „Hygienemaßnahme für den Körper" bezeichnet.

Kieser-Studios bestehen lediglich aus einer Batterie von Geräten zum Krafttraining, es gibt keine zusätzlichen Angebote zur Verbesserung von Ausdauer und Beweglichkeit. Wer regelmäßig zweimal pro Woche in 30 Minuten sein persönliches Geräteprogramm absolviert, tut laut Kieser genug, um den Rücken dauerhaft in Form zu halten.

Neben dem allgemeinen vorbeugenden Training bietet Kieser die „medizinische Kräftigungstherapie". Nach der Eingangsuntersuchung und Diagnose trainieren Menschen mit Rückenproblemen hier unter ärztlicher Anleitung in 12 bis 18 Therapiestunden ihre Schwachstellen. Danach sollen sie fit und schmerzfrei genug sein, um mit dem Standard-Trainingsprogramm weiterzumachen.

Speziell für Menschen mit Rückenbeschwerden entworfen ist das dreimonatige Kompaktprogramm, das Achim Denner vom Kölner Forschungs- und Präventionszentrum (FPZ) entwickelt hat. Am Anfang des FPZ-Trainings stehen eine ärztliche Untersuchung und eine Muskelfunktionsdiagnostik. Zur Behebung der persönlichen Kraftdefizite wird in FPZ-Studios ein Trainingsprogramm ausgearbeitet, das neben begleitetem, kräftigendem Gerätetraining auch ergänzende Dehnungs-, Entspannungs- und Beweglichkeitsübungen enthält. Zum Erhalt des erreichten Trainingsniveaus und zur langfristigen Vorbeugung wird ein regelmäßiges betreutes Training einmal pro Woche empfohlen. Das Therapieprogramm wird von einigen Krankenkassen bezuschusst.

Sowohl Kieser als auch FPZ werben mit hohen Erfolgsquoten in Sachen Schmerzfreiheit. Dies lässt sich nur glauben, bezweifeln – oder selbst ausprobieren. Zweimal pro Woche ein Krafttraining zu machen, entspricht durchaus den aktuellen Empfehlungen für ein gesundheitlich wirksames Bewegungsprogramm. Es gibt aber bisher keinen Nachweis aus unabhängigen Untersuchungen, dass spezielle Trainingsprogramme bei Rückenbeschwerden besonders wirksam sind. Wissenschaftlich nachgewiesen ist dagegen die Wirksamkeit möglichst vielfältiger und regelmäßiger Bewegung. Beim gesundheitswirksamen Training kommt es zudem nicht allein auf die Muskelkraft an, sondern auch auf die Koordination der Körperbewegungen, die Ausdauer und die allgemeine Beweglichkeit.

Kleines Übungsprogramm für zu Hause

An dieser Stelle finden Sie elf einfache Kraft- und Beweglichkeitsübungen, die sich als „Basisprogramm" für das regelmäßige Training zu Hause eignen. Auch als Anfänger können Sie damit ohne viel Aufwand alle wichtigen Muskelgruppen fit und Ihren Körper geschmeidig halten. Die Übungsfolge lässt sich beliebig erweitern – zum Beispiel mit Übungen, die Sie in einem Kurs erlernt haben, oder auch mit den anderen Übungen hier im Buch.

IHR ÜBUNGSPROGRAMM

Sie brauchen lediglich eine Übungsmatte oder -decke und bequeme Kleidung. Wichtig ist, dass Sie alle Übungen langsam und präzise ausführen. Achten Sie dabei stets darauf, Ihre Wirbelsäule durch Anspannung der Bauch- und Beckenbodenmuskulatur zu stabilisieren. Ziehen Sie dazu Ihren Bauchnabel nach innen zur Wirbelsäule, und spannen Sie Ihre Schließmuskeln an. Sie können die Trainingswirkung verstärken, wenn Sie die Zahl der Wiederholungen steigern.

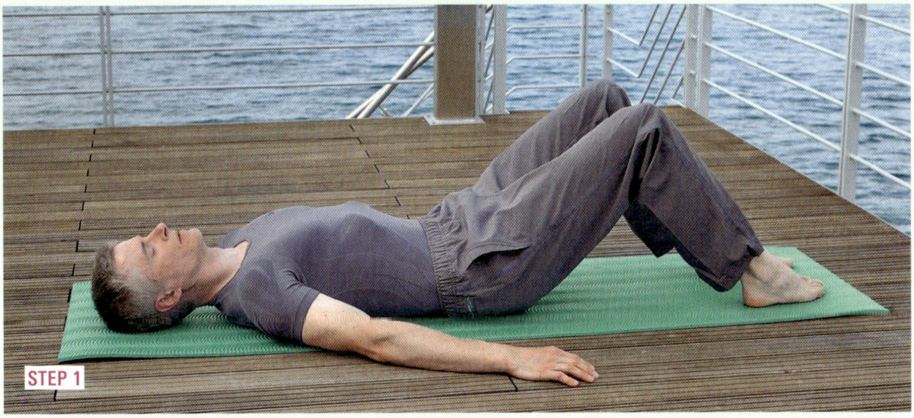

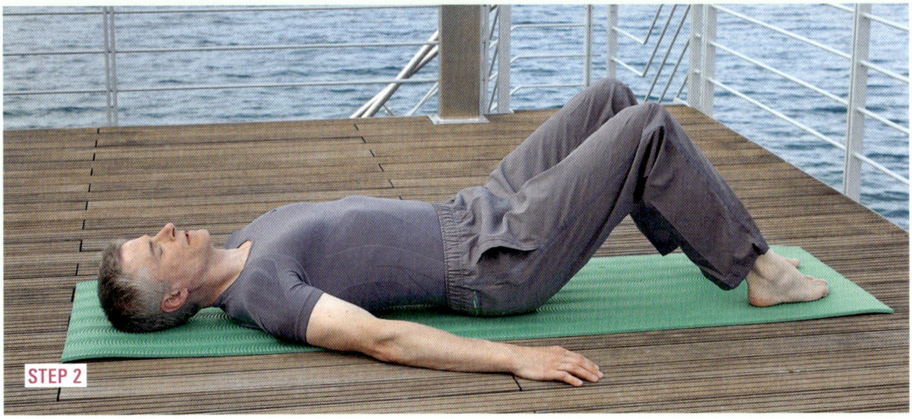

Übung 1: Becken kippen

Eine gute Vorübung zur Entspannung und Einstimmung ist das „Beckenkippen im Liegen“ von Seite 29:

Wichtig: Die Bewegung soll vom Becken ausgehen, nicht von der Lendenwirbelsäule. Kontrollieren Sie die Beckenbewegung mit den Händen.

- Legen Sie sich in Rückenlage auf eine Matte oder warme Decke und stellen Sie die Beine hüftbreit geöffnet auf. Die Arme liegen entspannt seitlich neben dem Körper, der Blick ist zur Decke gerichtet.
- Atmen Sie langsam aus, spannen Sie dabei die Bauch- und Gesäßmuskeln an und drücken Sie die Lendenwirbelsäule nach unten, bis sie flach auf dem Boden liegt. Dabei kippt das Becken automatisch nach oben.
- Atmen Sie nun langsam wieder ein und senken das Becken nach unten ab; dabei wölbt sich die Lendenwirbelsäule leicht, ohne ein Hohlkreuz zu bilden.
- Wiederholen Sie die Übung fünfmal und konzentrieren Sie sich dabei auf die sanfte Bewegung im Becken.

Beginnen Sie Ihr Programm am besten immer mit dieser einfachen Übung zur Beckenmobilisation, und fahren Sie dann fort mit der „Schulterbrücke“.

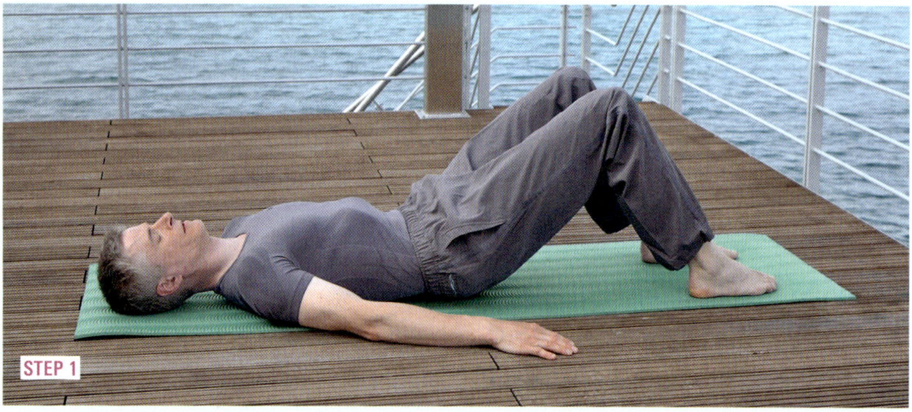

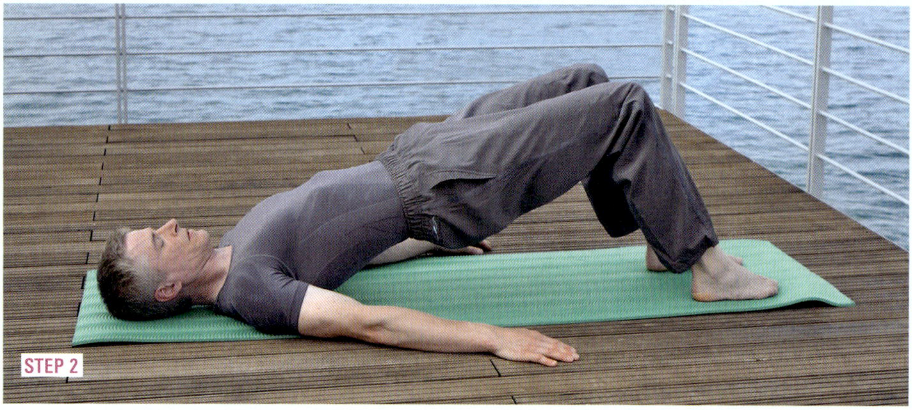

Übung 2: Schulterbrücke

Diese Übung hält Ihre Wirbelsäule beweglich und trainiert die Rumpf-, Gesäß- und Oberschenkelmuskulatur.

- Legen Sie sich in Rückenlage auf den Boden und stellen Sie die Beine hüftbreit geöffnet auf. Die Arme liegen entspannt seitlich neben dem Körper, der Blick ist zur Decke gerichtet.Die Füße bleiben während der gesamten Übung parallel auf dem Boden.
- Sie spannen die Bauch- und Gesäßmuskeln an und drücken die Lendenwirbelsäule zum Boden.
- Mit dem Ausatmen rollen Sie Ihre Wirbelsäule nun von unten nach oben Wirbel für Wirbel langsam vom Boden ab, bis nur noch Ihre Schulterblätter Bodenkontakt haben.
- Atmen Sie ein und ziehen Sie das Becken noch ein wenig nach oben, sodass Ihr Körper zwischen Knien und Schultern eine gerade Linie bildet. Dabei ruht das Gewicht auf den Schulterblättern (nicht auf dem Nacken!).
- Mit dem Ausatmen rollen Sie nun zuerst die Brustwirbel, dann die Lendenwirbel langsam wieder zurück.
- Fünfmal wiederholen.

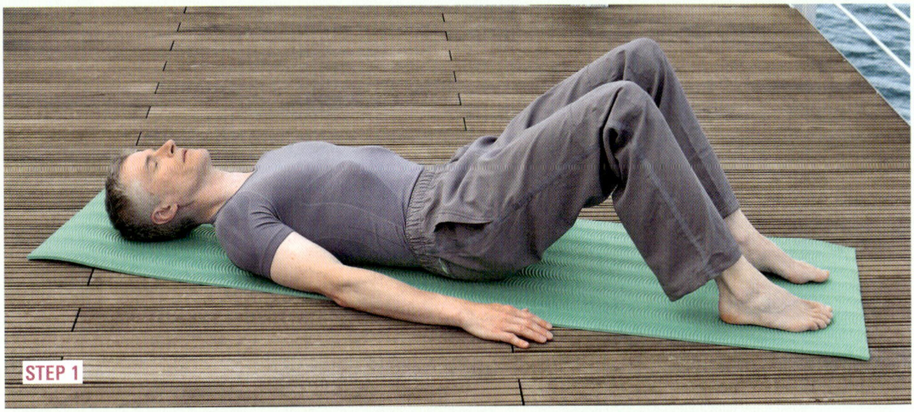

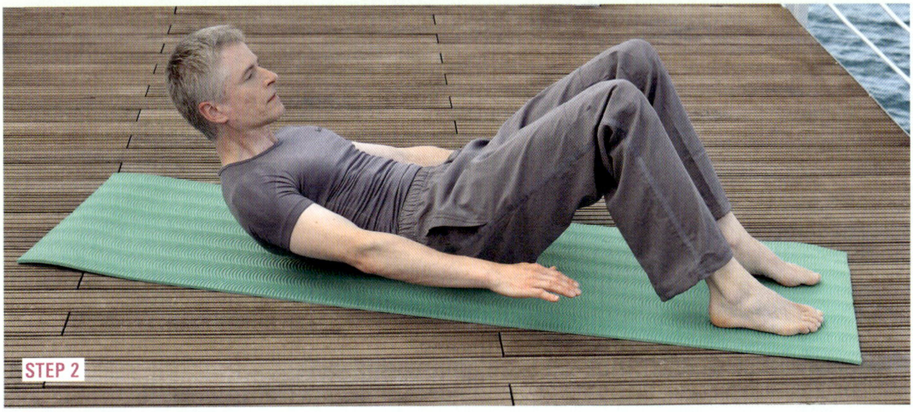

Übung 3: Gerade Bauchpresse

Mit dieser Übung kräftigen Sie Ihre gerade Bauchmuskulatur.

Wichtig: Die Bauchmuskulatur bleibt während der gesamten Übung angespannt, die Lendenwirbelsäule bleibt am Boden.

- Stellen Sie in der Rückenlage die Beine auf. Die Arme liegen neben dem Körper. Ziehen Sie den Bauchnabel ein und drücken Sie die Lendenwirbelsäule zum Boden. Mit dem Ausatmen heben Sie zuerst den Kopf, dann die Brustwirbelsäule Wirbel für Wirbel an, möglichst bis sich die Schulterblätter vom Boden gelöst haben. Schultern und Arme bewegen sich dabei nur leicht mit nach vorn und oben. Der Blick ist auf die Knie gerichtet.
- Atmen Sie ein und halten Sie die Spannung einige Sekunden. Dann wieder ausatmen und den Oberkörper „wirbelweise" abrollen.
- Fünfmal wiederholen.

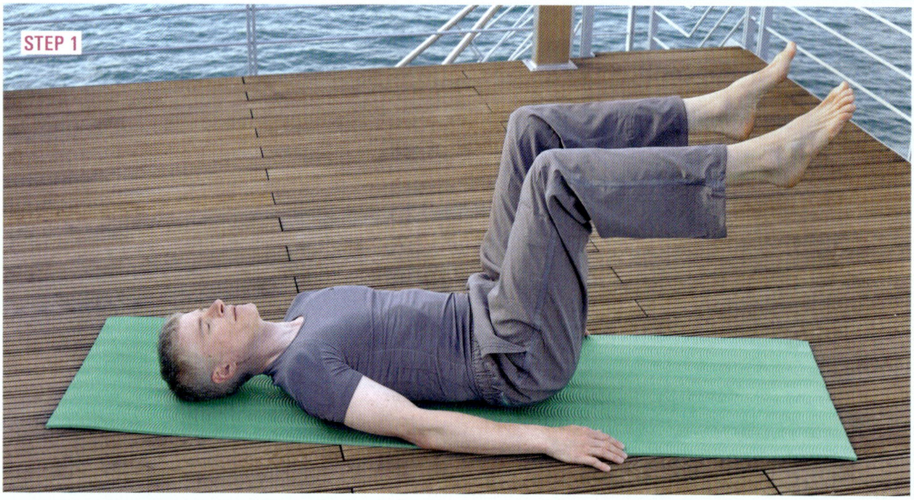

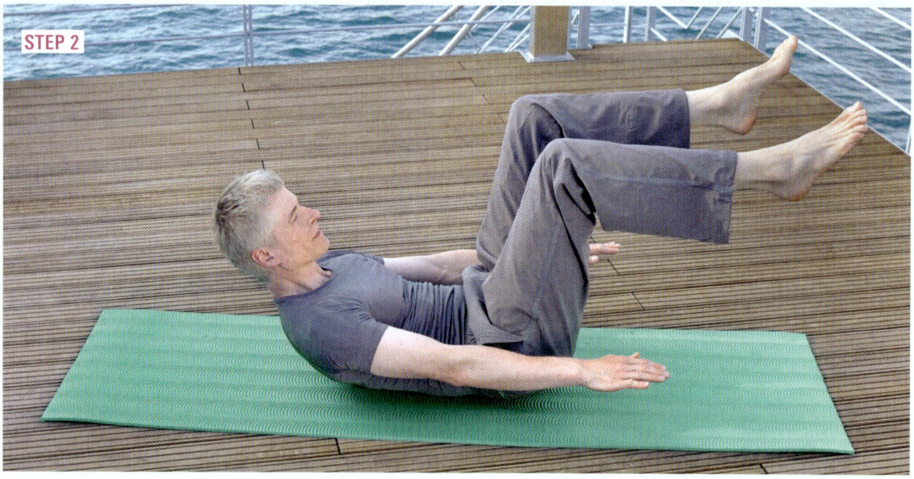

Variante 1: Sie steigern die Trainingswirkung, wenn Sie die Beine während der Übung ohne Aufstützen im 90°-Winkel oben halten.

Variante 2: Diese Übung können Sie auch in der Stufenlagerung (Bild siehe Seite 17) ausführen.

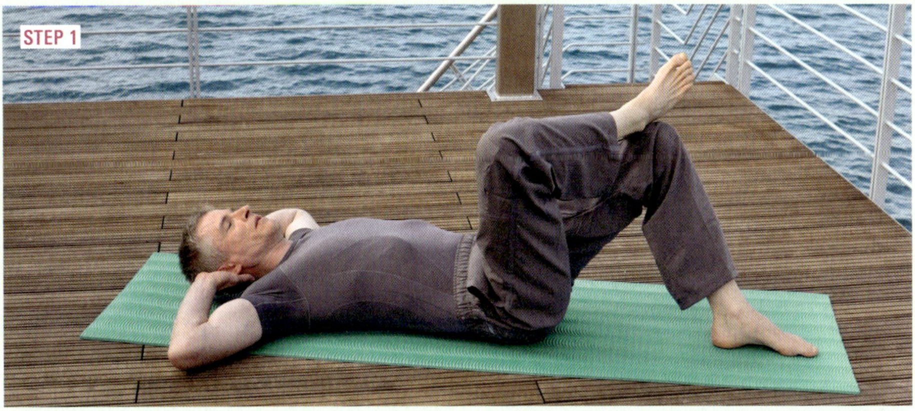

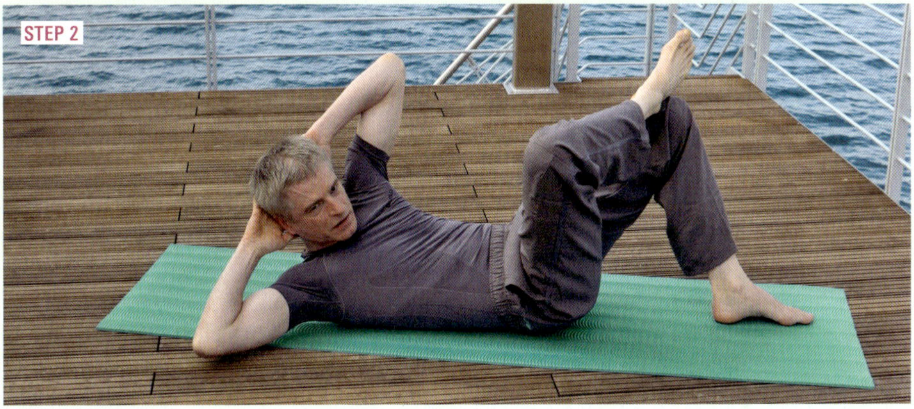

Übung 4: Diagonale Bauchpresse

Mit dieser Übung kräftigen Sie Ihre schräge Bauchmuskulatur.

Wichtig: Die Lendenwirbelsäule mithilfe der Bauchmuskulatur am Boden halten, den linken beziehungsweise rechten Fuß jeweils kräftig in den Boden drücken. Den Kopf nur leicht stützen, nicht mit den Händen nach vorn ziehen. Die Ellbogen bleiben nach hinten, die Schulterblätter nach unten gerichtet.

- Stellen Sie in der Rückenlage das linke Bein auf und legen Sie den rechten Fuß mit dem Außenknöchel auf das linke Knie. Verschränken Sie die Hände unter dem Hinterkopf.
- Mit dem Ausatmen ziehen Sie den Nabel ein, drücken die Lendenwirbelsäule zum Boden und heben den Oberkörper an, bis sich die Schulterblätter vom Boden gelöst haben. Dabei drehen Sie ihn nach rechts: Der linke Ellbogen zeigt zum rechten Knie, Sie blicken am rechten Oberschenkel vorbei in den Raum.
- Einatmen und Spannung halten, beim Ausatmen den Oberkörper langsam wieder zurückrollen.
- Zu jeder Seite dreimal wiederholen.

Übung 5: Beinheber

Der Beinheber kräftigt die Hüft-, Po- und Oberschenkelmuskulatur.

Wichtig: Während der gesamten Übung den Rumpf mit den Bauchmuskeln stabil halten und gleichmäßig atmen.

- Legen Sie sich auf die rechte Seite. Der Kopf ruht auf dem rechten ausgestreckten Arm, mit der linken Hand stützen Sie sich vor der Brust ab. Das obere Bein ist ausgestreckt, das untere idealerweise im 90°-Winkel angezogen, bei wackeliger Stabilität auch etwas flacher.
- Ziehen Sie beim Ausatmen den Nabel ein und machen Sie die Wirbelsäule lang. Die Lendenwirbelsäule liegt nicht auf dem Boden auf.
- Heben und senken Sie nun das linke Bein achtmal so hoch Sie können, ohne die Rumpfstabilität zu verlieren. Die Füße sind angezogen.
- Danach Seite wechseln und das rechte Bein achtmal heben und senken.

- Legen Sie sich nun wieder auf die rechte Seite, diesmal mit ausgestrecktem unteren und angewinkeltem oberen Bein (Bild Step 2).
- Heben und senken Sie jetzt das untere (rechte) Bein – so hoch Sie können, ohne die Rumpfstabilität zu verlieren – achtmal und wechseln Sie danach die Seite.

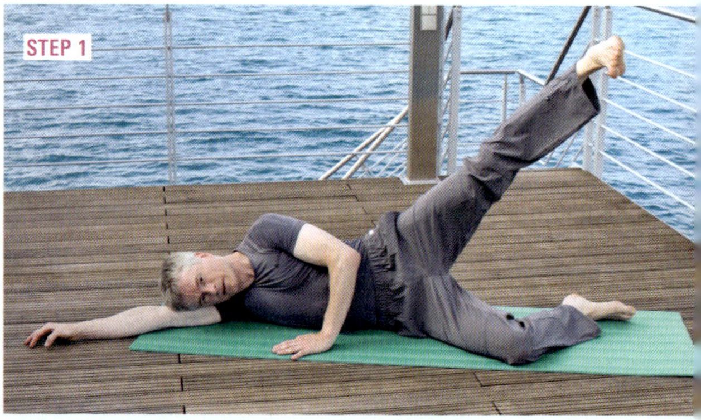

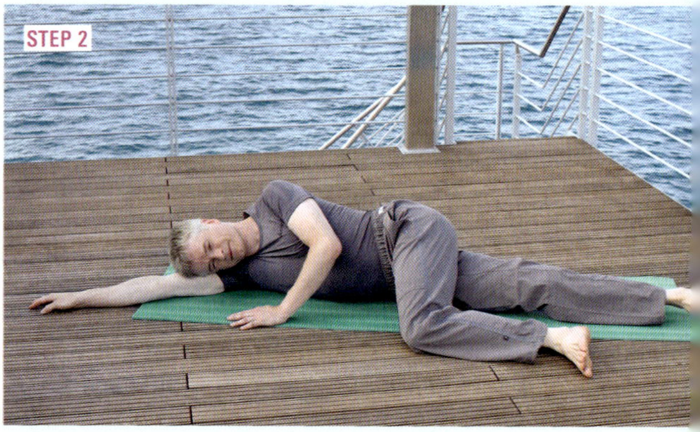

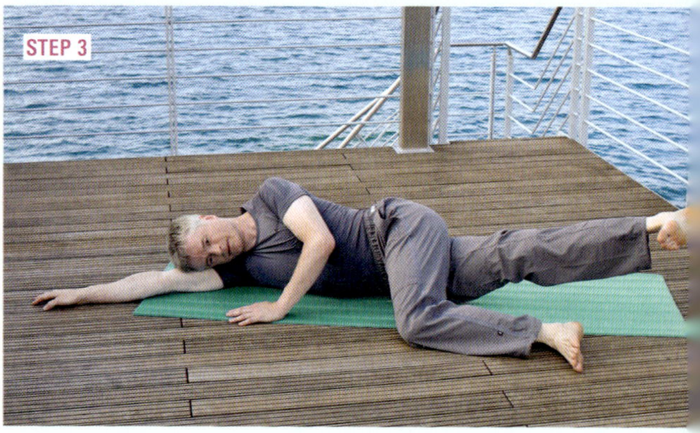

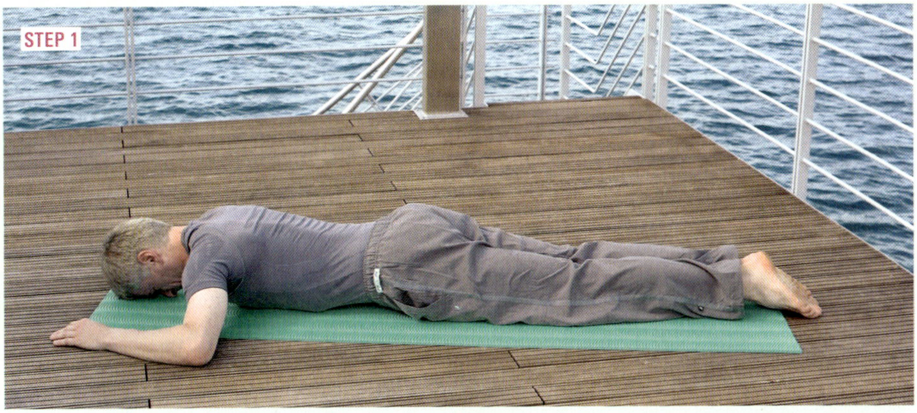

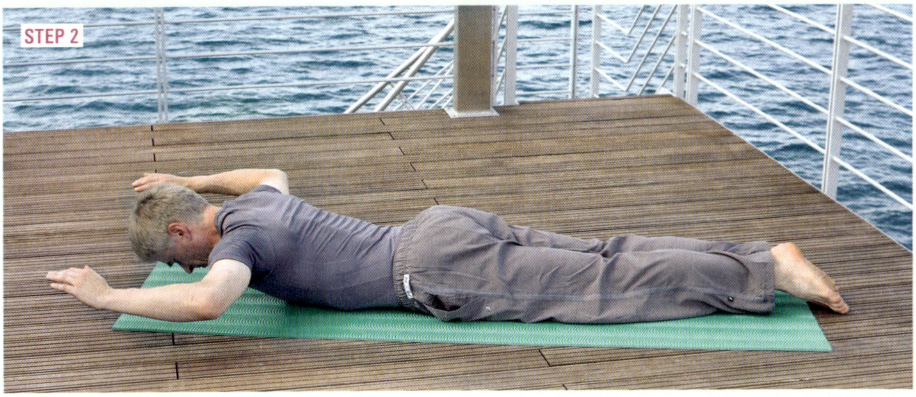

Übung 6: Rumpfheber

Mit dem Rumpfheber trainieren Sie Ihre tiefen Rückenmuskeln. Wichtig: Der Bauch und das Becken bleiben während der gesamten Übung flach am Boden.

- Legen Sie sich flach auf den Bauch, die Arme ruhen angewinkelt neben dem Körper, die Hände neben dem Kopf. Die Stirn ist auf den Boden gesenkt, die Bauch- und Gesäßmuskeln sind angespannt.
- Langsam ausatmen, dabei den Nabel zur Wirbelsäule ziehen und zuerst die Arme, dann den Oberkörper um wenige Zentimeter anheben. Dabei weiter nach unten blicken. Spannung kurz halten.
- Mit dem Einatmen Arme und Oberkörper langsam absenken, locker lassen.
- Sechsmal wiederholen.

Übung 7: Katze

Um Ihre Wirbelsäule sanft zu mobilisieren und zu entspannen, gehen Sie nach dem Rumpfheber in den Vierfüßlerstand und üben Sie fünfmal „Die Katze".

Wichtig: Bewegen Sie stets nur Ihren Rücken, nicht die Arme. Den Kopf nicht in den Nacken werfen. Führen Sie die gesamte Bewegungsfolge möglichst fließend und ohne Pause durch.

- Gehen Sie in den Vierfüßlerstand. Stützen Sie sich auf Händen und Knien ab, dabei stehen die Knie unter der Hüfte und die Hände unter den Schultern. Die Wirbelsäule ist gerade, die Arme sind leicht gebeugt, der Blick ist auf den Boden gerichtet.
- Spannen Sie Ihre Bauchmuskeln an, indem Sie den Bauchnabel zur Wirbelsäule ziehen.
- Atmen Sie tief ein, heben Sie den Kopf und senken Sie gleichzeitig den Rücken etwas ab. Ihr Blick ist jetzt nach vorn gerichtet.
- Mit dem Ausatmen wölben Sie den Rücken kräftig nach oben, dabei senken Sie den Kopf und blicken auf Ihre Oberschenkel.
- Danach wieder einatmen, Rücken absenken und beim Einatmen erneut einen Buckel machen.
- Fünfmal wiederholen, anschließend nach hinten auf die Füße setzen und der Bewegung im Rücken nachspüren.

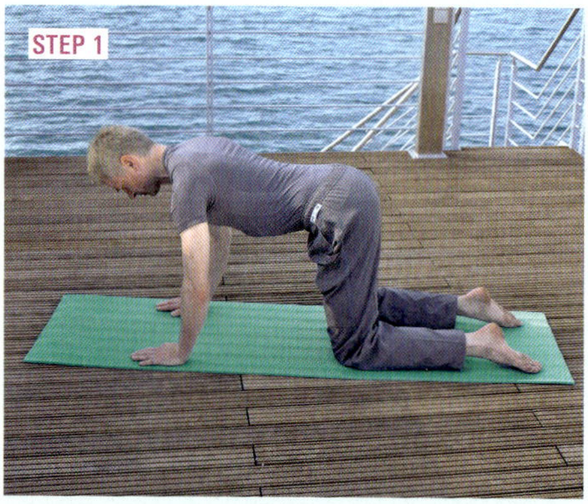

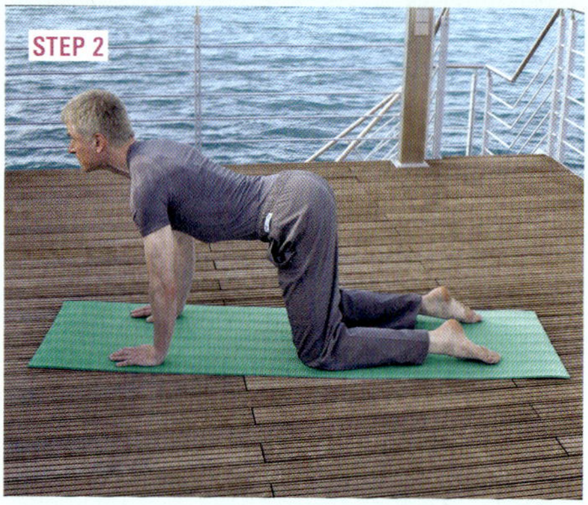

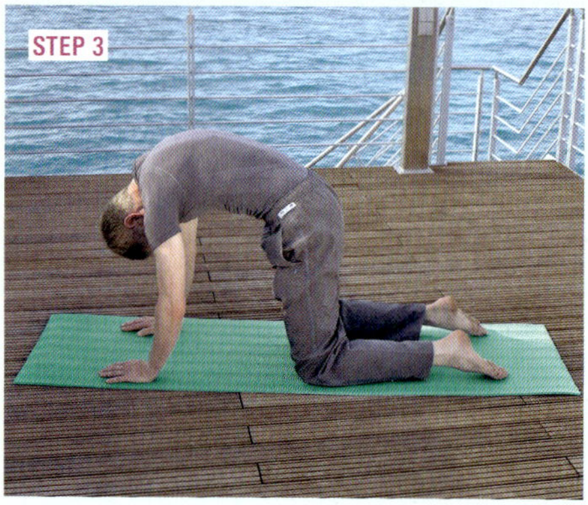

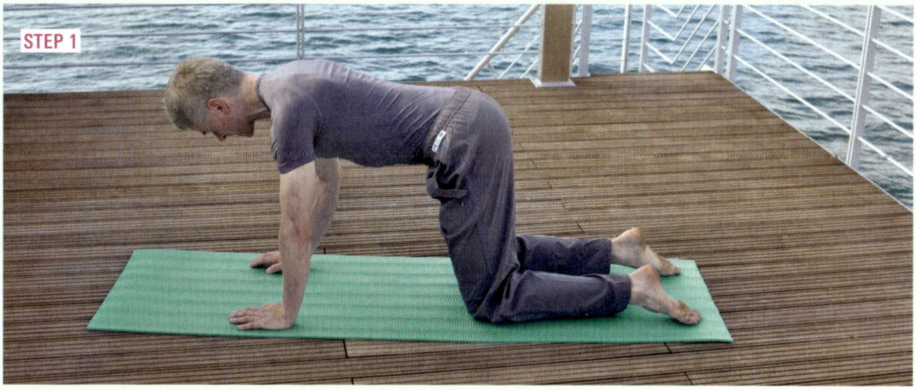

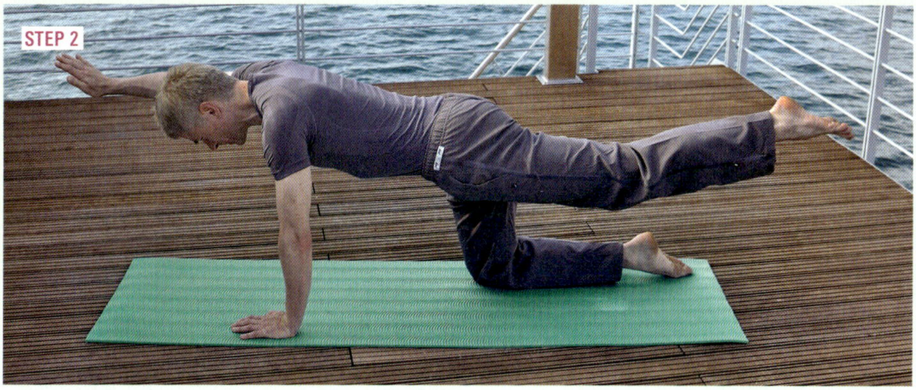

Übung 8: Kniewaage

Bei der Kniewaage werden Ihre Bauch- und Rückenmuskeln gefordert, um den Rumpf stabil zu halten. Die Bewegungen der Arme und Beine kräftigen die Gesäß-, Oberschenkel- und Oberarmmuskeln.

Wichtig: Den Rumpf ruhig und gut ausbalanciert zu halten ist wichtiger, als die Arme und Beine besonders hoch zu heben. Wenn Ihnen die Übung zu Anfang noch nicht gelingt, können Sie zuerst nur die Arme im Wechsel anheben, danach die Beine im Wechsel nach hinten schieben, ohne sie anzuheben.

- Sie bleiben im Vierfüßlerstand, mit den Knien unter der Hüfte und den Händen unter den Schultern. Die Wirbelsäule ist gerade, die Arme sind leicht gebeugt, der Blick ist auf den Boden gerichtet.
- Ziehen Sie mit dem Ausatmen den Bauchnabel zur Wirbelsäule und heben Sie gleichzeitig den rechten Arm und das linke Bein vom Boden ab. Heben Sie Arm und Bein nur so weit an, wie Sie Ihren Rumpf dabei stabil halten können.
- Spannung kurz halten, mit dem Einatmen wieder absenken.
- Mit dem Ausatmen jetzt den linken Arm und das rechte Bein abheben, Spannung wieder kurz halten, mit dem Einatmen absenken.
- Auf jeder Seite fünfmal wiederholen.

Übung 9: Rückendehnung

Diese Übung entspannt und dehnt Ihre Rückenmuskeln.

- Setzen Sie sich mit leicht geöffneten Knien auf die Fersen.
- Ziehen Sie beim Ausatmen den Nabel ein, runden Sie Ihren Rücken und beugen Sie sich langsam nach vorn, bis Ihre Stirn auf dem Boden liegt.
- Schieben Sie die schulterbreit geöffneten Arme möglichst weit nach vorn, bis Sie eine Dehnung im Rücken spüren.
- Atmen Sie in dieser Position sechsmal tief ein und aus. Verstärken Sie dabei die Dehnung, indem Sie den Po mit jedem Ausatmen noch ein wenig mehr nach hinten schieben.
- Rollen Sie Ihren Oberkörper nun mithilfe der Bauchmuskulatur Wirbel für Wirbel wieder auf, bis Sie aufrecht auf den Fersen sitzen.

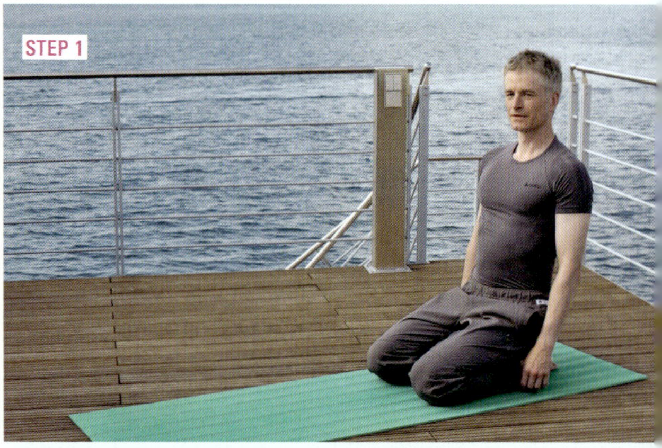

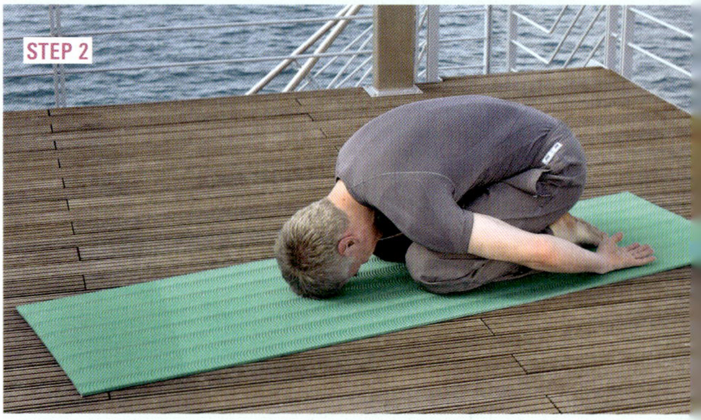

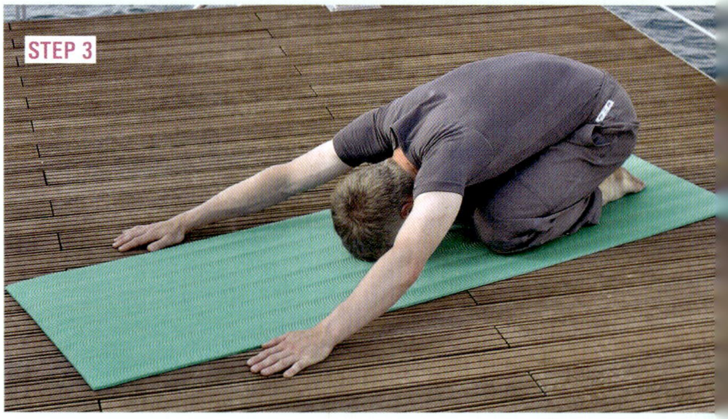

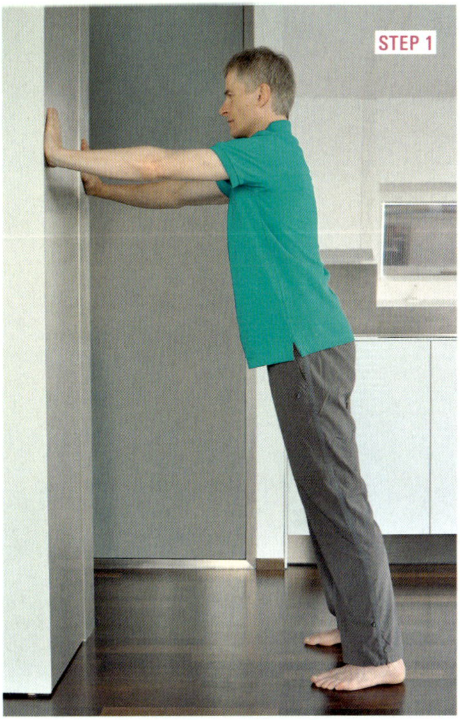

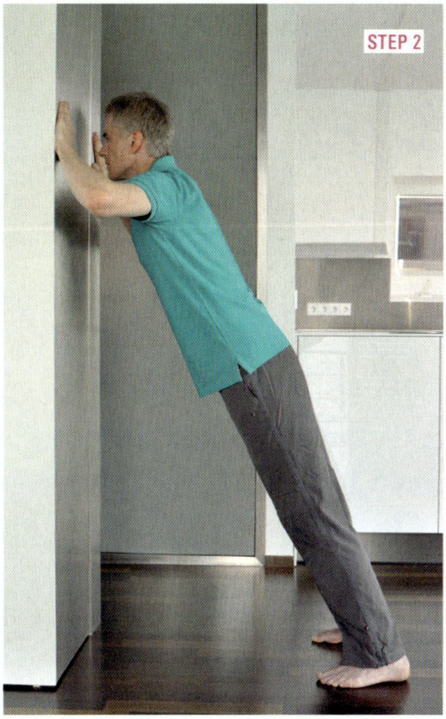

Übung 10: Schulterstütz

Mit dem „Liegestütz im Stehen" kräftigen Sie Ihre Schulter- und Nackenmuskeln sowie die Oberarme. Wichtig: Halten Sie den ganzen Körper während der gesamten Übung stabil und gerade. Die Füße bleiben auf dem Boden, dadurch spüren Sie eine leichte Dehnung in den Waden. Je weiter Sie mit den Füßen von der Wand stehen, desto größer ist die Trainingswirkung.

- Stellen Sie sich etwa einen Meter vor eine Wand oder geschlossene Tür und stützen Sie Ihre Hände in Schulterhöhe dagegen. Die Finger zeigen etwas einwärts nach oben, die Arme sind gestreckt.
- Ziehen Sie beim Ausatmen den Nabel ein und straffen Sie Ihren Körper, so dass er eine gerade Linie bildet. Der Kopf ist aufrecht, Sie blicken nach vorn.
- Beim Einatmen beugen Sie die Ellbogen und bringen Kopf und Brustkorb bis kurz vor die Wand.
- Mit dem Ausatmen strecken Sie die Arme langsam wieder.
- Acht- bis zehnmal wiederholen.

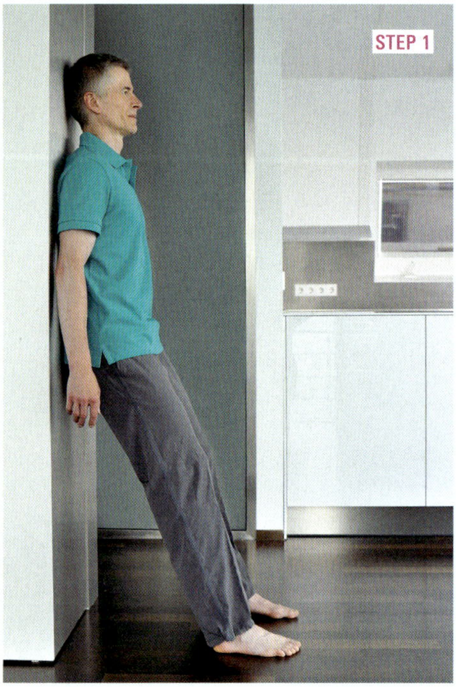

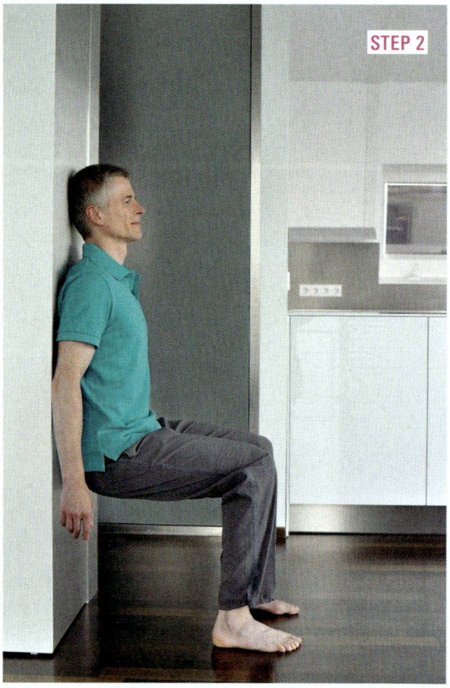

Übung 11: Wandsitz

Mit dieser einfachen, aber durchaus anstrengenden Übung kräftigen Sie Ihre Beinmuskulatur. Vorsicht: Bei geschädigten Knien ungeeignet!

- Lehnen Sie sich mit dem Rücken an eine glatte Wand oder geschlossene Tür. Die Füße stehen etwa einen halben Meter vor der Wand, die Knie sind leicht gebeugt, die Arme hängen locker herab.
- Atmen Sie aus, spannen Sie Ihre Bauch- und Gesäßmuskulatur an und drücken Sie Ihre Lendenwirbelsäule flach an die Wand.
- Mit dem Einatmen gleiten Sie langsam an der Wand hinunter, bis sich Ihre Hüften und Knie im rechten Winkel zueinander befinden.
- Bleiben Sie einige Sekunden auf dem imaginären Stuhl an der Wand „sitzen" und schieben Sie sich dann mit der Kraft der Oberschenkel wieder hoch.
- Fünfmal wiederholen.

Zum Abschluss der Übungen stellen Sie sich aufrecht hin, strecken sich, schütteln Arme und Beine aus und lassen die Arme locker zu den Seiten schwingen.

SPORT FÜR DEN RÜCKEN

Sportmediziner sind mittlerweile von der früher üblichen Einteilung in „rückengesunde" und „rückenschädliche" Sportarten abgerückt. Vergleichende Studien haben gezeigt, dass es nicht so sehr darauf ankommt, was man tut, sondern vor allem darauf, wie man es tut. Mit der richtigen Technik, einem begleitenden Muskeltraining und angepasstem Tempo ist fast jede Sportart geeignet, den Organismus zu kräftigen, die Muskeln zu aktivieren und so auch den Rücken zu stärken.

Grundsätzlich gilt für Freizeitsportler: Wenn die sportliche Belastung die Kräfte des Körpers nicht übersteigt, kann sie nicht schaden. Ein gutes Körpergefühl zu entwickeln hilft zu erspüren, welche Bewegungen und wie viel Anstrengung gut tun, und welche den Körper überstrapazieren.

Bei der Auswahl einer geeigneten Sportart ist es wichtig, neben möglichen Gesundheitsproblemen auch die persönlichen Vorlieben zu berücksichtigen. Denn je höher der Spaßfaktor, desto größer die Motivation und die Chancen, dauerhaft dabei zu bleiben.

Wer (noch) keinen Lieblingssport hat, freundet sich dennoch besser mit einem Ausdauersport an als mit einem Sport, der mit Leistung und Wettkampf verbunden ist. Ausdauersportarten (solange sie nicht als Leistungssport betrieben werden) haben viele günstige Wirkungen auf die Gesundheit und bergen kaum Risiken. Wettkampfsportarten leben dagegen häufig von der Schnelligkeit und sind verletzungsträchtig.

Gehen und Laufen

Das Gehen ist die natürliche Fortbewegungsart des Menschen. Zügiges Gehen an der frischen Luft ist eines der einfachsten und gesündesten Mittel, um den Körper fit zu halten und den Geist zu entspannen. Auch für den Rücken sind Gehen und Laufen ein idealer Ausgleich zu den Belastungen durch dauerndes Sitzen.

Beim Gehen werden die Muskeln, Knochen, Bandscheiben und Gelenke rhythmisch be- und entlastet, was den Stoffwechsel in den Geweben fördert und den gesamten Bewegungsapparat „am Laufen" hält. Schnelles Gehen (Walking), Laufen (Jogging) oder mehrstündiges Wandern sind zudem ein hervorragendes Ausdauer- und Kreislauftraining.

Je nach persönlicher Vorliebe lässt sich allein oder mit Laufpartnern trainieren; sind dem einen Ruhe und eigener Rhythmus wichtig, erhöht für andere die Geselligkeit den Spaß am Sport. Wer die Mühen des Anfangs erst einmal überwunden hat, wird sein regelmäßiges Laufpensum bald nicht mehr missen wollen. Passionierte Läufer schätzen ihren Sport nicht nur wegen des körperlichen Wohlgefühls, sondern auch als Stressausgleich. Entspannungs- und motivationsfördernd ist eine landschaftlich schöne Laufstrecke.

BILD 1 Jogging ist das intensivste und auf Dauer wirkungsvollste Lauftraining.
BILD 2 Nordic Walking ist sowohl für Sportler als auch für Menschen mit Rücken- und Gelenkproblemen geeignet.

Walking

Das Walking ist immer beliebter geworden und gilt als gelenkschonende Alternative zum Laufen. Auch wer mit dem Laufen beginnen will, kann mit dem Walking seine Ausdauer trainieren, bis er sich für die stärkere Belastung durch Jogging fit genug fühlt. Für Menschen mit Rücken- und Gelenkproblemen, für Übergewichtige und ältere Menschen ist Walking die ideale Ausdauersportart.

Die Technik des Walking lässt sich als zügiges, sportliches Gehen mit ausgeprägtem Armeinsatz beschreiben. Sie ist zwar einfach, doch es ist wichtig, von Anfang an auf die richtige Bewegungsabfolge zu achten: Der Fuß wird auf der Ferse aufgesetzt und ganz abgerollt. Ein Fuß bleibt immer am Boden, es gibt also keine „Flugphase" wie beim Laufen.

Die Knie sind leicht gebeugt, die Arme sind angewinkelt, der Oberkörper ist aufgerichtet und leicht nach vorn geneigt. Schultern und Hände bleiben locker, die Arme schwingen gegengleich (linker Arm und rechtes Bein) aktiv nach hinten und passiv nach vorn.

Geatmet wird im Rhythmus der Schritte, die nicht zu groß ausfallen sollten. Zur Temposteigerung werden die Schritte nicht länger, sondern die Schrittfrequenz erhöht. Als optimale Trainingsintensität gelten 45 bis 60 Minuten Walking alle zwei bis drei Tage.

INFO Das Begleitprogramm

Egal, für welche Sportart Sie sich entscheiden: Wichtig sind neben dem eigentlichen Training auch die Vorbereitung, die Schlussphase und der Ausgleich.
Bevor es richtig losgeht, bereiten Sie die Muskulatur am besten durch einige **Aufwärmübungen** vor – zum Beispiel Räkeln und Strecken, lockeres Auf-der-Stelle-Laufen, dabei die Arme mitschwingen lassen – mindestens fünf Minuten. Lassen Sie das Training dann gemächlich ausklingen und halten Sie Ihre Muskeln mit einem kleinen **Dehnprogramm** geschmeidig.
Für Abwechslung und Ausgleich sorgt ein **ergänzendes Training**: So stärkt zum Beispiel das Laufen die allgemeine Kondition und die Beinmuskulatur, weniger jedoch die Muskeln des Oberkörpers und der Arme. Hier helfen gezielte Gymnastikübungen oder Krafttraining.
Wer Ausdauersport betreibt, sollte stets auf die richtige Belastung achten.
Als Richtwert für den optimalen **Trainingspuls** gelten 70 bis 75 Prozent der maximalen Herzfrequenz (220 minus Lebensalter). Der Puls zum Beispiel eines 50-Jährigen sollte beim Training also zwischen 119 und 128 liegen.

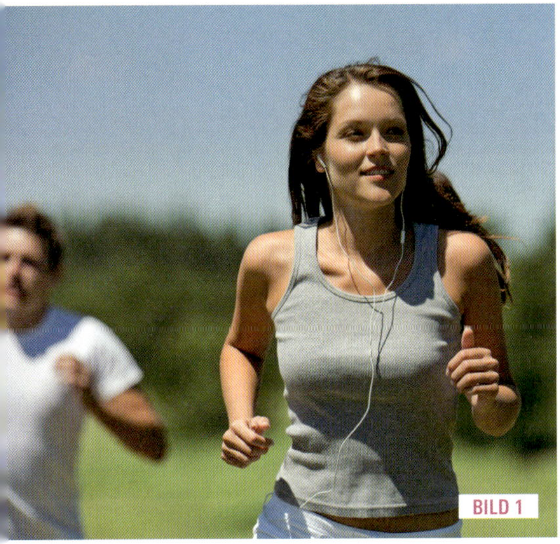
BILD 1

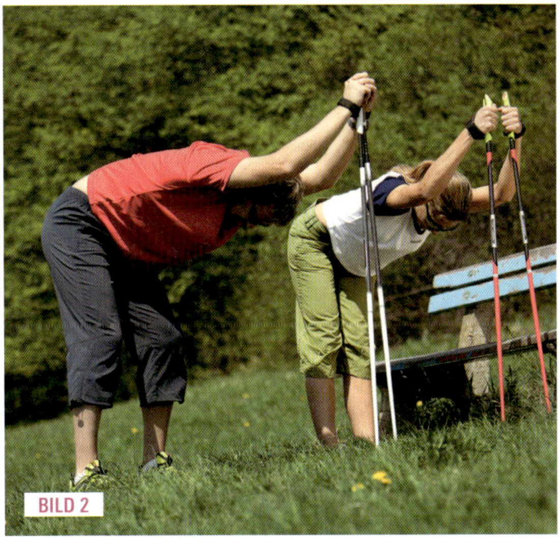
BILD 2

Nordic Walking

Nordic Walking ist sportliches Gehen mit speziellen Stöcken. Durch den verstärkten Armeinsatz soll dabei der ganze Körper trainiert werden. Nordic Walking kommt ursprünglich aus Finnland, wo es als Sommertraining für Skilangläufer entwickelt wurde und schnell zum Trendsport wurde. Es ist sowohl für Sportler als auch für Untrainierte, Übergewichtige, Menschen mit Rücken- und Gelenkproblemen sowie für ältere Menschen geeignet.

Durch den richtigen Einsatz des Stocks werden die Hüft-, Knie- und Fußgelenke entlastet, was die Sportart noch gelenkfreundlicher macht als das Walking. Zudem werden die Armmuskeln trainiert, und auch die Rumpfmuskulatur ist stärker im Einsatz als beim Walking oder Jogging.

Die Grundtechnik ist leicht zu erlernen, meist reichen ein bis zwei Einführungsstunden bei einem Nordic-Walking-Trainer. Die Gehtechnik entspricht der beim Walking, doch das Gehen wird durch kraftvollen gegengleichen Stockeinsatz unterstützt. Dadurch sind bei gleichem Gehtempo und subjektivem Belastungsgefühl der Kalorienverbrauch und die Sauerstoffaufnahme höher als beim Walking.

Laufen, Jogging

Jogging ist das intensivste und auf Dauer wirkungsvollste Lauftraining. Wie jedes anspruchsvollere Training bedeutet es aber auch eine stärkere Belastung. Wer mit dem Laufen beginnen will, sollte deshalb vor allem eins tun: Es langsam angehen lassen. Die meisten Anfänger starten zu schnell, sind bald außer Atem und müssen aufgeben. Wer sich überfordert, empfindet das Laufen schnell als Quälerei – zu Recht, denn zu intensives Training schadet.

Das erste Ziel eines Lauftrainings ist, einen langsamen Dauerlauf durchzuhalten; das Tempo kann später immer noch gesteigert werden. Für den Trainingseffekt ist es ohnehin besser, eine längere Strecke langsam zu bewältigen als eine kürzere Strecke schnell. Anfänger sind gut beraten, sich ein Einsteigerprogramm vorzunehmen, bei dem zunächst abwechselnd gegangen und gelaufen und der Anteil des Laufens allmählich gesteigert wird. Wer pro Woche etwa dreimal eine halbe Stunde einplant, ist nach etwa sechs Wochen meist in der Lage, eine halbe Stunde durchzulaufen. Mit dem Erfolgserlebnis wächst auch die Lust am Laufen.

BILD 1 Wandern gilt als ideales sportliches Hobby, das in jedem Alter ausgeübt werden kann.

Beim Jogging setzt man zuerst den Mittelfuß auf und stößt sich dann mit dem Vorderfuß ab. Anfänger laufen am besten mit kurzen, bodennahen und gleichmäßigen Schritten. Der Oberkörper wird gerade, dabei leicht nach vorn geneigt gehalten, die Arme schwingen bei jedem Laufschritt locker und gegengleich mit. Der Atem folgt dem Rhythmus der Schritte: zum Beispiel eins-zwei durch die Nase einat-

INFO Der richtige Laufschuh

Wenn Freizeitläufer über Rückenschmerzen, Kniebeschwerden oder Sportverletzungen durch Umknicken oder Stolpern klagen, ist häufig falsches Schuhwerk der Grund. Joggingschuhe müssen genau passen, beim Auftreten ausreichend abfedern, den Fuß dabei gut stützen und beim Abrollen stabil führen.

Ein Schuh hat die richtige Passform, wenn er an Ferse und Mittelfuß fest sitzt, zwischen Fußspitze und Schuh aber noch zwei Zentimeter Platz bietet.

Welche Dämpfungseigenschaften ein Laufschuh aufweisen sollte, richtet sich vor allem nach dem Körpergewicht.

Je schwerer ein Läufer ist, desto fester sollte die dämpfende Zwischensohle des Schuhs gearbeitet sein. Wichtig ist auch die Laufgeschwindigkeit: Je höher das Tempo ist, desto größer ist die Kraftübertragung; deshalb brauchen trainierte, schnelle Läufer ebenfalls eine festere Sohle.

Schließlich ist es ein großer Unterschied, ob das Lauftraining mehr auf der Straße oder mehr im Wald und auf der Wiese absolviert wird: Harter Asphalt verlangt eine optimale Dämpfung, unebener Waldboden und federnde Erdpisten verlangen mehr Halt im Schuh und möglichst griffige Sohlen mit ausgeprägtem Profil.

Es ist ratsam, beim Kauf von Laufschuhen die qualifizierte Beratung eines guten Sportgeschäfts in Anspruch zu nehmen. Die meisten bieten ihren Kunden ein Laufband, auf dem die Modelle ausprobiert werden können.

Lassen Sie auf dem Laufband im Fachgeschäft oder beim Orthopäden überprüfen, ob Ihre Füße Besonderheiten zeigen, zum Beispiel stark nach innen abknicken (Überpronation). Es gibt spezielle Schuhe für verschiedene Laufstile.

Einige Händler nehmen die Schuhe nach etwa 14 Tagen noch zurück, wenn der Läufer damit nicht klarkommt. Fragen Sie danach.

Wer mehr als 20 Kilometer in der Woche läuft, braucht mindestens zwei verschiedene Modelle, die er im Wechsel tragen sollte. Das schützt die Füße vor einseitiger und monotoner Belastung.

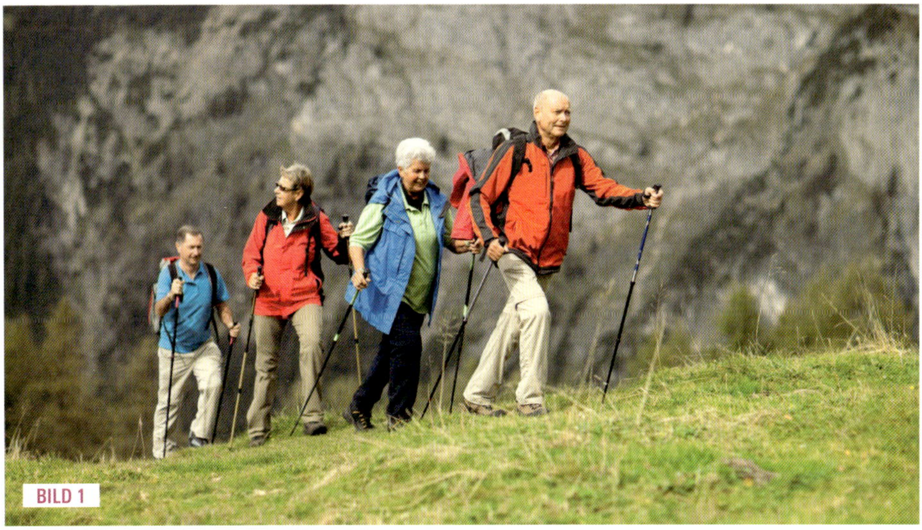
BILD 1

men, drei-vier durch den Mund ausatmen. Wer anfängt zu hecheln oder Seitenstiche bekommt, läuft zu schnell.

Ein hilfreiches Trainingszubehör ist eine Pulsuhr (Herzfrequenzmesser). Jogging-Anfänger können damit ihre Herztätigkeit genau verfolgen und zu intensives Training vermeiden. Sie sollten eine niedrige Belastung wählen oder sich zunächst vom Arzt die persönliche optimale Herzfrequenz ermitteln lassen. Mit dem Gerät kann die Trainingsbelastung später genau dosiert und auch variiert werden.

Wandern

Wandern gilt als ideales sportliches Hobby, das in jedem Alter ausgeübt werden kann. Ausdauerndes, zügiges Gehen in abwechslungsreichem Gelände, das auch pulsbeschleunigende Steigungen bietet, stärkt das Immunsystem, bringt den Kreislauf, den Stoffwechsel und die Atemfunktion auf Trab und trainiert viele Muskelpartien. Wandern ist gut für den Körper und die Seele, denn es entspannt und beruhigt die Nerven. Der sanfte Sport in freier Natur wird denn auch zunehmend therapeutisch eingesetzt – in der Kur, in der Rehabilitation, selbst in der Psychotherapie. Dabei wirken die äußeren Sinneseindrücke und die körperliche Anstrengung zusammen.

Bei längeren Wanderungen mit dem Rucksack sind Beine, Knie und Rücken dankbar für die Unterstützung durch moderne Wanderstöcke, deren Einsatz zudem die Arm- und Rumpfmuskeln mittrainiert. Was für den Jogger der richtige Laufschuh, ist für den Wanderer der perfekt passende Wanderstiefel. Für unbefestigte Böden im Gelände ist festes, stützendes Schuhwerk mit griffigen Sohlen nötig.

Radfahren

Beim Radfahren wird das Körpergewicht nicht von den Beinen getragen, sondern über den Sattel (das Gesäß) und den Lenker (die Arme) abgestützt. Deshalb eignet sich Radfahren auch für Menschen mit Beschwerden und Erkrankungen im Bereich der Hüft- und Kniegelenke. Die Wirbelsäule ist beim Radfahren kaum Belastungen ausgesetzt, allerdings wird die Rumpfmuskulatur auch weniger trainiert als beim Laufen.

Wichtig sind die richtige Rahmenhöhe, die passende Einstellung von Sattel und Lenker sowie eine gute Federung. Eine

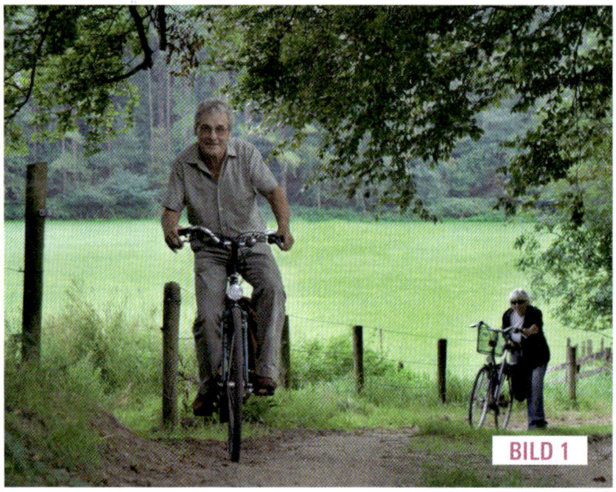
BILD 1

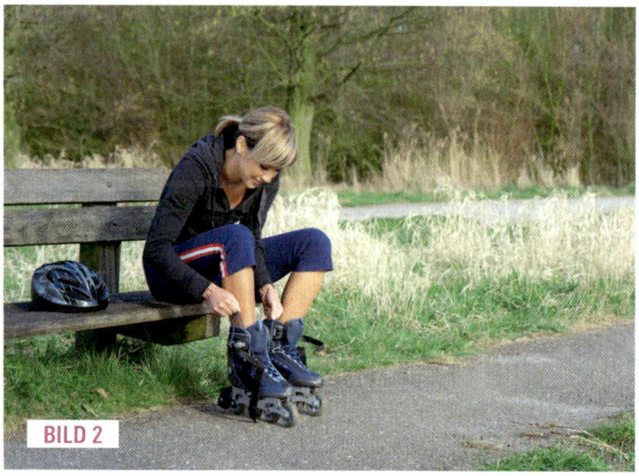
BILD 2

gerade, dabei nur leicht vorgebeugte Sitzhaltung ist optimal. Dazu muss der Lenker etwa 10 bis 20 Zentimeter höher eingestellt sein als die Oberkante des Sattels. Ein Rennlenker, der das Fahren mit gebeugtem Rücken erzwingt, ist bei Rücken- und Nackenproblemen eher ungünstig.

Radfahren ist ein hervorragendes gelenkschonendes Ausdauertraining. Wer einmal richtig aus der Puste geraten will, sucht sich eine hügelige Strecke oder fährt gegen den Wind. Ansonsten gilt wie beim Wandern: Die Kilometerzahl macht's.

Inlineskating

Beim Dahingleiten auf den Hightech-Rollschuhen werden in erster Linie die Kondition und die Beinmuskeln trainiert sowie die Koordination geschult. Wer in der richtigen Haltung – leicht nach vorn gebeugt, aber mit geradem Rücken – läuft und ergänzend seine Rumpfmuskeln trainiert, kann seinem Rücken dabei Gutes tun.

Die Gelenkbelastung durch Erschütterungen hält sich in Grenzen, wenn die Laufstrecken nicht allzu uneben sind.

Die Verletzungsgefahr durch Stürze ist allerdings nicht unerheblich; vor dem Losskaten steht deshalb das Erlernen der richtigen Technik, ganz besonders der Bremstechnik. Wichtig ist natürlich auch, dass man sich schützt, also Knie-, Ellbogen- und Handschützern sowie einen passenden Helm trägt.

Inlineskating ist ein sehr familienfreundlicher Sport: Während das Laufen den meisten Kindern zu langweilig ist, lässt sich beim Skaten sportliches Training leicht mit viel Spaß für alle Beteiligten verbinden.

Schwimmen

Das nasse Element ist eine einzigartige Trainingsumgebung: Im Wasser wird der Körper fast schwerelos, der Auftrieb des Wassers entlastet den Bewegungsapparat von seiner normalen Haltearbeit gegen die Schwerkraft. Schwimmen eignet sich deshalb ganz besonders bei Rücken- oder Gelenkbeschwerden. Wer einmal schwimmen gelernt hat, kann sich damit bis ins hohe Lebensalter fit halten. Schwimmen verbessert die Ausdauer, stärkt Herz und Kreislauf und trainiert die Rumpfmuskulatur sowie die Arm- und Beinmuskeln.

Nur zur Vorbeugung einer Osteoporose ist Schwimmen weniger gut geeignet, weil hier die mechanische Belastung für die Knochen zu gering ist.

Die richtige Technik ist auch beim Schwimmen hilfreich. Bei akuten Problemen mit der Halswirbelsäule kann Rückenschwimmen oder Kraulen angenehmer sein als Brustschwimmen mit erhobenem Kopf. Wer sich für das Schwimmen als

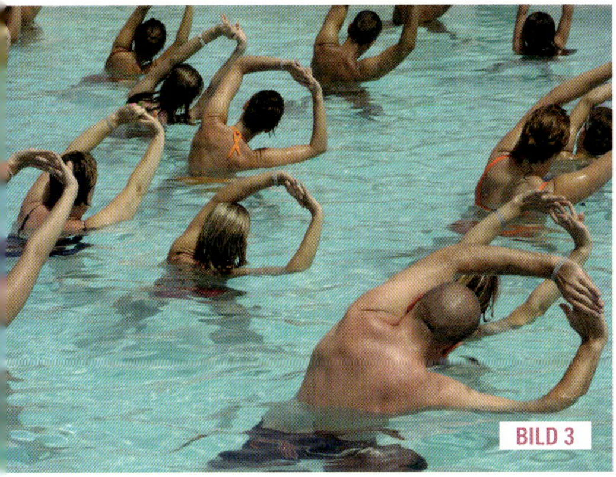

BILD 3

BILD 1 – 3 Jedem das Seine – Hauptsache, man fühlt sich wohl und es macht Spaß!

regelmäßigen Ausdauersport entschieden hat, kann einen Schwimmkurs besuchen, um die eigene Technik zu verbessern und so auch die Freude am Schwimmen zu erhöhen.

Aquajogging, Aquawalking, Aquagymnastik

Gymnastik oder „Laufen" im Wasser ist ein sehr effektives Ganzkörpertraining, das die Gelenke kaum belastet. Von einer Schwimmweste oder einem Gürtel getragen, bewegt man sich beim Aquajogging aufrecht und mit Laufbewegungen im tiefen Wasser voran. Beim Aquawalking bleiben die Füße am Beckenboden, das Wasser reicht nur ungefähr bis zur Brust. Aquagymnastik bezeichnet Gymnastik- oder Aerobic-Übungen zu Musik im flachen oder tiefen Wasser.

Um die Fitness zu verbessern, sind besonders Übungen im tiefen Wasser sinnvoll. Je schneller die Bewegungen, desto mehr Kraft fordert der Wasserwiderstand. Um alle Muskelgruppen zu kräftigen, kommen teilweise auch Spezialhanteln und Gewichtsmanschetten zum Einsatz. Das Wasser darf beim flotten Aquasport nicht zu warm sein.

Aquasport ist ein fester Bestandteil der Rehabilitationstherapie vor allem bei Erkrankungen des Haltungs- und Bewegungsapparats, Rheuma, Osteoporose oder Übergewicht. Langsame Bewegung im warmen Wasser ist auch Menschen möglich, die ansonsten in ihrer Beweglichkeit stark eingeschränkt sind.

Aerobic und Fitness-Gymnastik

Das in den 80er Jahren in den USA entwickelte Aerobic ist Fitness-Gymnastik mit tänzerischen Elementen zu rhythmisch-flotter Musik. Es ist ein intensives Konditions- und Koordinationstraining, das viele Muskelpartien kräftigt, die Fettverbrennung anregt und Stress abbaut. Die Bewegungen folgen der Musik; je schneller der Rhythmus, desto höher ist die Trainingsintensität. Anfänger beginnen mit dem gemächlichen Low-Impact-Aerobic, bei dem wie beim Gehen immer ein Fuß am Boden bleibt. Temporeicher geht es beim Step- und High-Impact-Aerobic zu, das sich an Fortgeschrittene richtet, viele Sprünge und abrupte Bewegungen beinhaltet und deshalb nicht gerade gelenkschonend ist. Ältere, Übergewichtige sowie Menschen mit Gelenkproblemen beschränken sich daher besser auf Low-Impact-Aerobic.

Die Trainerin oder der Trainer sollte für ein ausgewogenes Trainingsprogramm mit ausreichender Aufwärmphase, einer vorsichtigen Belastungssteigerung und gleichmäßiger Belastung der verschiedenen Muskelgruppen sorgen. Je kleiner die Gruppe ist, desto eher sind eine indi-

BILD 1 Auch eine Wanderung auf dem Wasser ist etwas für die ganze Familie.

viduelle Betreuung und Korrekturen möglich. Empfehlenswert ist die regelmäßige Kontrolle der Herzfrequenz.

Fitness-Gymnastik in der Gruppe zu antreibender Musik wird heute in vielen Varianten angeboten, neben Aerobic zum Beispiel als Bodystyling, Callanetics, Jazzgymnastik, BOP (Bauch-Oberschenkel-Po) oder Zirkeltraining. Sie alle gelten als hervorragendes Basistraining auch für andere Sportarten. Aerobic und Fitness-Gymnastik wird in Fitnessstudios, in Sportvereinen, an der Volkshochschule und anderen Erwachsenenbildungsstätten angeboten. Fortgeschrittene können auch allein zu Hause üben, zum Beispiel mit einem Video als Anleitung.

Tanzen

Wer sich gerne zu Musik bewegt, kann seinen Körper außer mit Aerobic oder Jazzgymnastik auch mit bewegungsreichen Tänzen in Schwung bringen. Die rhythmischen Bewegungen lösen Verspannungen, die Freude am Tanzen lässt den Alltagsstress schnell vergessen.

Körperbetonte Tänze wie Jazz- oder Modern Dance, afrikanischer Tanz, Bauchtanz, Samba und Salsa schulen die Körperwahrnehmung, die Koordination und Beweglichkeit und fordern, engagiert betrieben, auch der Ausdauer einiges ab. Aber selbst ruhigere Standardtänze sind ein gutes moderates Training und zudem eine hervorragende Haltungsschulung.

Rudern und Paddeln

Rudern und Paddeln trainieren bei minimalem Verletzungsrisiko den ganzen Körper. Die nicht ganz leicht zu erlernenden Bewegungsarten bieten eine gute Kombination aus Ausdauer-, Kraft- und Koordinationstraining.

Viele Ruderer üben ihren Sport im Verein und als Mannschaftssport aus, während das Paddeln mehr von Individualisten im Einer- oder Zweierkanu betrieben wird. Eine ausgedehnte Paddeltour auf schönen Wasserwegen ist ähnlich wie eine Wander- oder Fahrradtour zudem ein einmaliges Naturerlebnis mit nachhaltig wohltuender Wirkung auf die Psyche.

Beim Fortbewegen eines Bootes mit Skulls, Riemen oder Paddel ist die korrekte Technik besonders wichtig. Sie muss unter Anleitung erlernt werden, damit der Bewegungsapparat nicht einseitig belastet wird. Wenn die Technik stimmt, ist Rudern oder Paddeln jedoch ein gutes Training für die Rumpfmuskulatur und auch bei gelegentlichen Rückenbeschwerden geeignet. Empfehlenswert ist, ergänzend die Beinmuskulatur zu trainieren, zum Beispiel durch Laufen, gezielte Gymnastik oder Kraftübungen.

Reiten

Das Reiten schult Haltung, Koordination, Balance und Konzentration und ist für passionierte Reiter ein idealer Stressausgleich. Um sich auf dem Pferderücken stabil halten zu können, sind vor allem die Bauch- und Rückenmuskulatur sowie die Muskeln

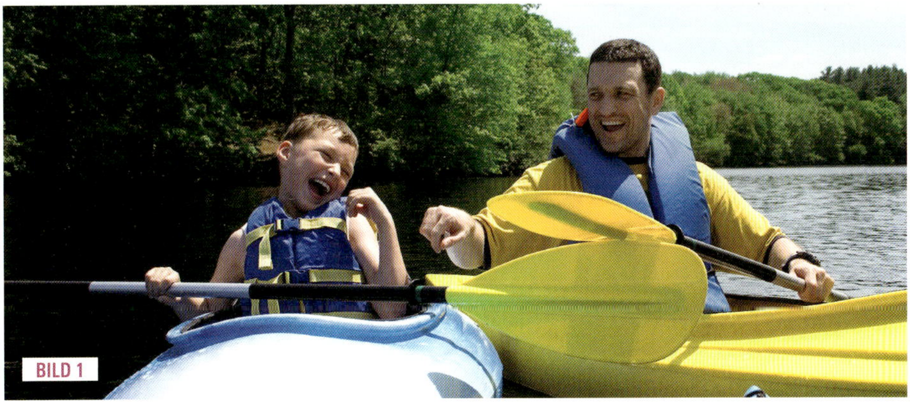
BILD 1

der Oberschenkelinnenseiten gefordert. Auch für die Beweglichkeit der Hüfte und für die Muskulatur des Beckenbodens ist Reiten ein gutes Training. Allerdings ist die Verletzungsgefahr durch Stürze nicht unerheblich; für ältere Reiter steigt das Risiko von Knochenbrüchen.

Da die Ausdauer beim Reiten kaum trainiert wird, ist zusätzlich zum Reiten eine Ausdauersportart zu empfehlen. Anfänger sind gut beraten, ergänzend zu den Reitstunden ihre Rumpfmuskeln zu trainieren, um die korrekte Sitzposition mit aufgerichtetem Becken und Oberkörper halten zu können.

Wintersport

Der Skilanglauf gilt als ideal für den Rücken, während Abfahrtslauf und Snowboardfahren für Menschen mit Rückenproblemen weniger geeignet sind. Doch gilt auch hier: Auf die richtige Technik kommt es an und daneben vor allem auf die optimale Vorbereitung durch regelmäßige Skigymnastik. Wer seinen Körper fit hält, sich gut auf die Skisaison vorbereitet und nur gelegentlich mit leichten Rückenbeschwerden zu kämpfen hat, muss sich vom rasanten Skisport nicht verabschieden.

Wer häufig Rückenschmerzen hat, tauscht die Abfahrtsski vielleicht besser gegen Langlaufski. Auch für ältere Menschen ist dies ein guter Tausch, weil sie sich bei Stürzen leichter die Knochen brechen als Jüngere. Beim Snowboarding ist das Sturz- und Verletzungsrisiko besonders hoch.

Das Rodeln kann die Wirbelsäule und die Gelenke stark belasten, weil der Körper den Erschütterungen unebener Abfahrten passiv ausgesetzt ist. Anders als beim Skifahren kann der Körper die Stöße beim Rodeln kaum aktiv abfangen. Und allzu leicht landet man hart auf dem Rücken oder Steißbein.

Ruhiges Eislaufen ist dagegen mit dem Inlineskating vergleichbar und auch bei Rückenbeschwerden geeignet.

Skilanglauf

Die ruhige, harmonische Beanspruchung des gesamten Körpers beim Skilanglauf macht ihn zu einer der gesündesten Sportarten. Die gleichmäßige Bewegung auf Skiern in schöner Winterlandschaft baut Stress ab und ist besonders geeignet, um den Rücken zu kräftigen.

Wie beim Gehen und Laufen erfolgt die Bewegung bei leicht nach vorn geneigtem Oberkörper und geradem Rücken. Weil die Füße nicht aufsetzen, sondern vorwärts gleiten, werden die Gelenke kaum belastet. Die Rumpfmuskulatur wird durch den kräftigen Einsatz der Stöcke zusätzlich trainiert.

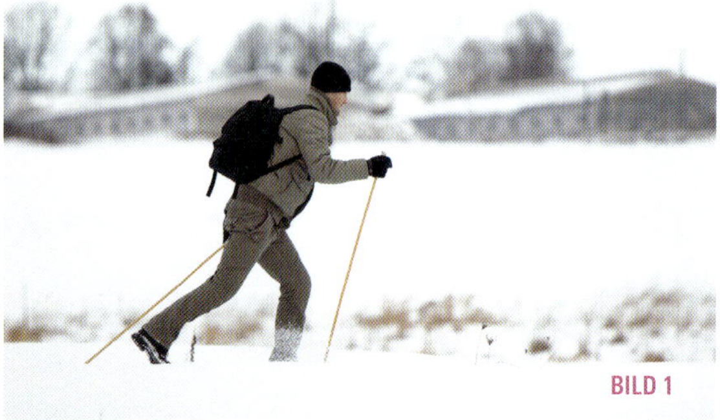
BILD 1

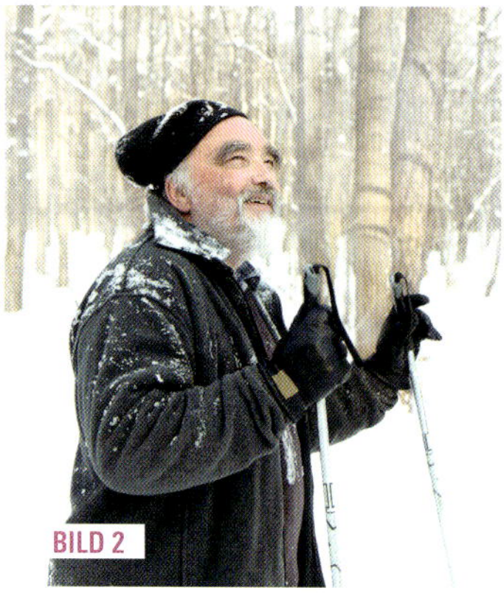
BILD 2

Skilanglauf erfordert eine gute Ausdauer. Die Anstrengung in klarer kalter Luft lässt Ungeübte schnell ins Schwitzen geraten, ist jedoch ein einzigartiges Training für die Muskulatur des Rumpfes, der Arme und Beine, für Atmung, Herz und Kreislauf.

Auch beim Skilanglaufen besteht in hügeligem Gelände besonders bei Abfahrten Verletzungsgefahr durch Stürze.

Mannschaftsballspiele

Fußball, Handball, Hockey, Basket- und Volleyball sind tempo- und bewegungsreiche Mannschaftsspiele, die mit viel Laufen, Sprints, abrupten Stopps und Sprüngen verbunden sind. Das begleitende Training zielt auf den ganzen Körper, auf Beweglichkeit, Kraft und Ausdauer.

Der Wettkampfcharakter der Spiele erfordert schnelle Reaktionen, sodass es im Eifer des Gefechts durch den Zusammenprall mit anderen Spielern oder durch unbedachte, ruckartige Bewegungen oder Verdrehungen schon mal zu Verletzungen und Stürzen kommt.

Für Menschen mit Rückenproblemen gibt es geeignetere Sportarten als Mannschaftsspiele. Sporteinsteiger sind mit einer Ausdauersportart besser beraten. Wer aber beispielsweise begeisterter Fußballer ist, muss seinen Lieblingssport wegen gelegentlicher Rückenschmerzen nicht aufgeben. Ein begleitendes Ausdauer- und Krafttraining wird dann allerdings besonders wichtig, um den Rücken zu stärken und Verletzungen vorzubeugen.

Tennis, Golf & Co.

Ballspiele mit Schläger werden vielfach zu den rückenbelastenden Sportarten gezählt, da sie mit einseitigem Krafteinsatz und Rumpfverdrehungen einhergehen. Doch auch hier gilt: Wenn ausreichend Erfahrung mit dem Sport vorhanden und die körperliche Fitness den Belastungen gewachsen ist, besteht kein Grund, wegen Rückenbeschwerden eine lieb gewordene Sportart an den Nagel zu hängen. Etwas Vorsicht ist allerdings angebracht, ebenso ein zusätzliches Training der Rumpfmuskulatur. Als Ausgleich bieten sich zum Beispiel Schwimmen und Walking an.

Wer beim Tennis auch Freude an einem Match haben kann, ohne dass die Leistung beziehungsweise der Sieg über den Gegner im Vordergrund steht, kann ein Spiel etwas gemächlicher und somit schonender angehen oder sich Partner zum Doppel suchen.

Tischtennis und Golf erfordern etwas weniger Kraft als Tennis oder Badminton. Ein Pluspunkt des Golfspielens ist das damit verbundene Gehen.

Squash ist mit hohem Spieltempo auf engem Raum verbunden und gilt als gelenkbelastend und verletzungsträchtig.

BILD 1 + 2 Skilanglauf gilt als ideal für den Rücken.

RÜCKENFREUNDLICH BEWEGEN UND WOHNEN

Die traditionelle Rückenschule will vermitteln, wie man sich „richtig" und „rückenschonend" bewegt. Inzwischen gelten ihre Theorien jedoch als zum Teil überholt. Es hat sich gezeigt, dass es für den Rücken keine „richtigen" oder „falschen" Bewegungen gibt, sondern je nach Situation und Körperkraft angenehmere, günstigere oder ungünstigere.

So ist es durchaus nicht immer richtig, sich rückenschonend zu bewegen. Der viel gehörte Rat, sich nur ja stets gerade zu halten, um dem Rücken nicht zu schaden, hat seine Tücken: Denn wer immer mit gerade gehaltener Wirbelsäule herumläuft oder sitzt, wer sich nie auf dem Sofa lümmelt oder den Oberkörper vornüber beugt, beansprucht den Bewegungsapparat zu einseitig. Für Menschen mit gelegentlichen unkomplizierten Rückenproblemen ist es schädlich, jede Belastung zu vermeiden, denn zuviel Schonung schwächt die Muskeln und lässt die Gelenke einrosten.

Jede Belastung bedeutet immer auch ein Training: Wer Sport treibt, wird mit der Zeit kräftiger – allerdings nicht durch Vermeiden, sondern durch allmähliches Steigern von Belastungen. Wer kräftig und beweglich genug ist, um etwas vom Boden aufzuheben, ohne dabei in die Knie zu gehen, kann das bedenkenlos tun. Wer es dagegen nie tut, läuft schon eher Gefahr, sich über kurz oder lang bereits bei ganz alltäglichen Bewegungen zu „verheben". Wer jedoch Schmerzen oder einen geschwächten Rücken hat – wie zum Beispiel viele Schwangere oder frisch gebackene Mütter – kann mit den Regeln der Rückenschule stärkere Beschwerden vermeiden oder Schmerzen vorbeugen. Die Übungen der Rückenschule helfen zudem, die Körperwahrnehmung, den Sinn für Bewegungen, für Belastung und Ausgleich zu schulen.

Wenn im Folgenden einige Rückenschul-Tipps zum guten Sitzen, Stehen, Liegen, Heben und Tragen vorgestellt werden, bedenken Sie: Es sind keine Vorschriften, die in allen Lebenslagen gelten, sondern nützliche Hilfen, wenn Ihr Rücken schmerzt oder nicht in Form ist.

Beweglich sitzen

Sitzen ist im Alltag unvermeidlich. Vermeiden lässt sich jedoch unbewegliches, krummes Sitzen. Es strapaziert nicht nur den Rücken und lässt die Rumpfmuskulatur erschlaffen, sondern beengt auch die inneren Organe, stört die Durchblutung und lässt die Atmung flach werden. Deshalb: Wechseln Sie möglichst oft Ihre Sitzhaltung, und stehen Sie bei längeren Tätigkeiten im Sitzen immer wieder zwischendurch auf, um sich zu strecken, das Becken zu bewegen und die Beine auszuschütteln.

So sitzen Sie gut:

- Als günstigste Grundposition gilt eine aufrechte Sitzhaltung, bei der die Wirbel-

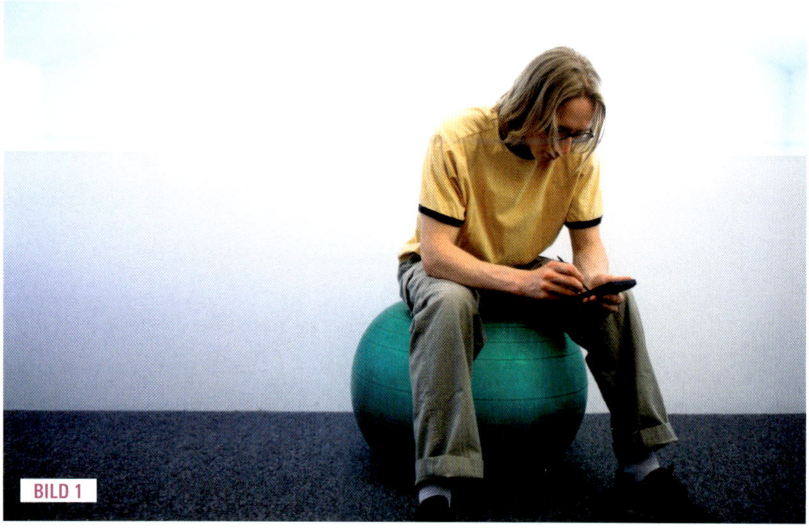

BILD 1

säule ihre natürliche Doppel-S-Krümmung behält und gleichmäßig belastet wird. Am besten sitzt es sich aufrecht auf einer geraden oder leicht nach vorn geneigten Sitzfläche. Moderne Bürostühle sind entsprechend konstruiert.

- Die Füße haben vollständigen und stabilen Bodenkontakt. Falls der Stuhl zu hoch ist, hilft eine Fußbank oder ein flacher stabiler Karton, die Beine abzustützen. Hängen die Füße in der Luft, werden die Beine nicht richtig durchblutet und die Venen unnötig belastet.
- Lassen Sie die Schultern weder nach vorn fallen, noch ziehen Sie sie straff nach hinten, sondern halten Sie sie entspannt in der Mitte.
- Ein Stuhl, auf dem Sie länger sitzen, sollte Armlehnen haben, damit Sie Ihre Arme ab und zu abstützen und die Muskulatur im Schulterbereich entspannen können.
- Sitzen Sie dynamisch, wechseln Sie möglichst oft Ihre Haltung. Verlagern Sie Ihr Gewicht, lehnen Sie sich zwischendurch entspannt nach hinten, lösen Sie sich auch einmal von der Lehne und rücken Sie auf dem Stuhl nach vorn, strecken und recken Sie sich. Denken Sie daran: Die beste Sitzhaltung ist immer die nächste.

Stühle und Sessel

Auf Stühlen, in Sesseln und auf Sofas verbringen wir den größten Teil des Tages. Möbel, die nicht speziell zum Arbeiten konstruiert sind, werden jedoch kaum nach physiologischen Kriterien entworfen. Beim Design von häuslichen Sitzgelegenheiten steht meist die Ästhetik oder die Bequemlichkeit im Vordergrund.

Ein rückenfreundlicher Stuhl oder Sessel sollte so geformt sein, dass die Wirbelsäule gut unterstützt und bewegliches Sitzen ermöglicht wird. Daran hapert es vor allem bei Polstergarnituren: Sofas und Sessel sind oft zu niedrig, die Sitzfläche ist zu tief, die Polster sind zu weich. Wer in einem Sofa oder Sessel versinkt, mag das zunächst als wunderbar bequem empfinden. Da solche Möbel aber jede Bewegung erschweren, enden lange Abende auf der Couch leicht mit einem steifen Kreuz.

Achten Sie beim Kauf neuer Sitzmöbel auf die Rückenfreundlichkeit: Wählen Sie fest gepolsterte Sessel mit ausreichender Sitzhöhe und einer Lehne, die den Rücken

BILD 1 Ein Sitzball zwingt zum Balancieren und beschäftigt die Bein- und Rumpfmuskeln.

mindestens bis zu den Schultern abstützt und die im Bereich der Lendenwirbelsäule ausgepolstert ist (Lordosestütze).

Kissen können helfen, die Nachteile vorhandener Polstermöbel oder wenig körpergerecht geformter Stühle auszugleichen: ein Keilkissen als Auflage, ein festes kleines Kissen als Nackenstütze, ein flaches Kissen als Lordosestütze.

ALTERNATIVE MÖBEL ZUM SITZEN

Alternative Sitzmöbel werden in vielfältigen Formen angeboten. Sie sind weder zum Dauersitzen gedacht noch geeignet, sondern laden zum beweglichen Sitzen ein. Die meisten Modelle haben weder Rücken- noch Armlehnen, bieten der Wirbelsäule und der Muskulatur also keine Unterstützung. Sie sind aber gut geeignet, um zwischendurch einmal ganz anders Platz zu nehmen – zum Beispiel im Wechsel mit dem Bürostuhl oder dem Fernsehsessel.

- Ein Sitzball (Gymnastikball, Pezzi-Ball) zwingt zum Balancieren und beschäftigt die Bein- und Rumpfmuskeln. Wenn die Größe des Balls zur Körpergröße passt (man rechnet: Durchmesser des Balls gleich Körpergröße minus ein Meter), sitzt man in aufrechter Haltung mit leicht gekipptem Becken und leicht abfallenden Oberschenkeln.
- Höhenverstellbare Hocker (Sattelstühle, Pendelhocker) auf einem flexiblen Stützfuß erlauben ähnliche Bewegungen wie auf einem Sitzball, sind jedoch sicherer, weil sie nicht unter einem wegrollen können.
- Kniehocker mit nach vorn geneigter Sitzfläche ermöglichen ebenfalls aufrechtes Sitzen, verlagern jedoch einen Teil des Körpergewichts auf die angewinkelten Knie. Für Menschen mit Knieproblemen ist diese Sitzalternative deshalb ungeeignet. Kniehocker mit Schaukelkufen sind nicht höhenverstellbar; wenn das Modell zur Körpergröße passt, kann das zeitweise Sitzen auf dem Hocker jedoch sehr angenehm sein. Das Schaukeln kann die Muskulatur lockern und die Beckengelenke mobilisieren.

Mittlerweile gibt es sogar Sitzmöbel, die mittels Hightech für passive Bewegung beim Sitzen sorgen. Doch bevor Sie sich für teures Geld bewegen lassen, denken Sie daran: Nichts ist besser und rückenfreundlicher als aktive Bewegung auch beim Sitzen – und dafür brauchen Sie keine ausgeklügelten Sitzmodelle.

Im Auto sitzen

Stundenlanges unbewegliches Sitzen im Auto kann zu Verspannungen der Rückenmuskulatur führen. Ein dynamisches Sitzen beim Fahren ist aber besonders für den Fahrzeuglenker nur eingeschränkt möglich. Auch die zuweilen starke Anspannung beim Autofahren kann zum Entstehen von Rückenschmerzen beitragen.

Prüfen Sie beim Kauf eines neuen Autos unbedingt die Qualität der Sitze. Ein guter Autositz sollte möglichst in Höhe, Tiefe

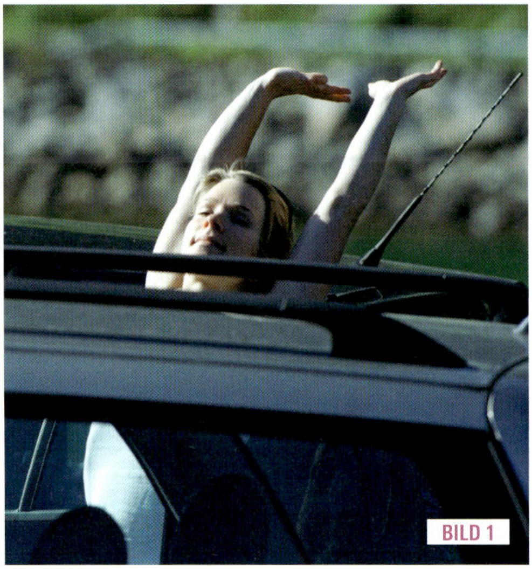

BILD 1

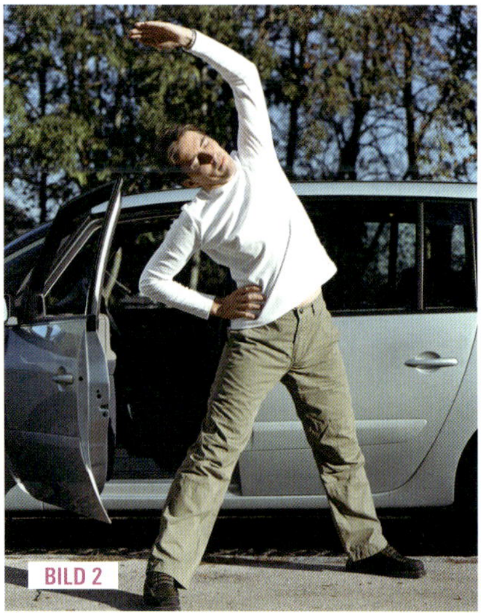

BILD 2

und Neigung von Sitzfläche und Lehne verstellbar sein und dem Körper durch passende Seitenführungen auch in Kurven guten Halt bieten. Achten Sie beim Probesitzen und -fahren darauf, ob Sie das Gefühl haben, bequem und gut unterstützt zu sitzen.

So stellen Sie den Fahrersitz richtig ein:

- Setzen Sie sich so hin, dass die Rückenlehne Ihre Wirbelsäule vollständig abstützen kann.
- Die Rückenlehne sollte die Lendenwirbelsäule in ihrer natürlichen Krümmung (Lordose) gut abstützen. Viele moderne Autositze bieten eine Lordosestütze, die sich individuell anpassen lässt.
- Stellen Sie die Rückenlehne so ein, dass sie etwas nach hinten geneigt ist, das Lenkrad aber noch mit leicht angewinkelten Armen erreicht werden kann.
- Falls sich die Sitzhöhe einstellen lässt, wählen Sie die für Ihre Beinlänge passende höchstmögliche Position.
- Der Autositz ist in der richtigen Entfernung von den Pedalen, wenn Ihre Beine auch bei durchgetretenen Pedalen leicht angewinkelt bleiben.
- Stellen Sie die Kopfstütze so ein, dass sich ihre Oberkante mindestens auf Stirnhöhe befindet und der Abstand zum Hinterkopf etwa zwei Zentimeter beträgt.

Ein alter Autositz lässt sich notfalls mit Hilfsmitteln wie Sitzauflagen oder einem kleinem Kissen zur Unterstützung der Lendenwirbelsäule anpassen – oder auch austauschen.

Doch auch beim Autofahren gilt: Der beste Sitz ist niemals so rückenfreundlich wie genügend ausgleichende Bewegung! Machen Sie deshalb bei längeren Fahrten möglichst häufig, spätestens aber nach eineinhalb Stunden, kurze Pausen, in denen Sie sich strecken und lockern.

Nutzen Sie Staus oder längere Ampelphasen zum Räkeln und Strecken und für kleine isometrische Übungen (Muskeln anspannen, Spannung kurz halten und wieder locker lassen):

Drücken Sie mit beiden Händen kräftig von beiden Seiten gegen das Lenkrad, stemmen Sie die Fersen gegen den Boden, drücken Sie mit den Handflächen gegen das Autodach oder verschränken Sie die Hände hinter der Nackenstütze und ziehen den Kopf an die Stütze heran.

BILD 1 + 2 Der beste Autositz ist niemals so rückenfreundlich wie genügend ausgleichende Bewegung.

Aktiv stehen

Aufrechtes Stehen ist nur durch aktive Muskelarbeit möglich, die den Körper gegen die Schwerkraft im Gleichgewicht hält. Wie beim Sitzen gibt es eine optimale Grundposition, in der die Wirbelsäule aufrecht und in ihrer natürlichen Doppel-S-Form gehalten wird. Der Körperschwerpunkt liegt dabei im Bereich der unteren Lendenwirbelsäule. In dieser Position halten sich alle Teile des Bewegungsapparats ohne übermäßige Belastung der Muskeln und Bänder gegenseitig im Gleichgewicht. Die kurzfristig als bequem empfundene

INFO Hohe Absätze schaden Füßen und Rücken

Die Füße tragen das gesamte Körpergewicht und federn beim Gehen Erschütterungen wirkungsvoll ab – wenn sie nicht durch zu enge, zu schwere oder hochhackige Schuhe daran gehindert werden.

Absätze sollten maximal drei bis vier Zentimeter hoch sein. Alles, was höher ist, lässt nicht nur die Füße, die Wadenmuskeln und die Venen leiden, sondern auch die Wirbelsäule. Um beim Stehen auf hohen Absätzen das Gleichgewicht halten zu können, kippt das Becken leicht nach hinten, und die Lendenwirbelsäule geht ins Hohlkreuz. Beim Gehen können die Füße nicht vollständig abrollen, der harte Auftritt belastet die Knie- und Hüftgelenke und über das Becken und die Kreuzbein-Darmbein-Gelenke auch die Wirbelsäule bei jedem Schritt. Dauerndes Tragen von hohen Schuhen kann außerdem dazu führen, dass sich die Wadenmuskulatur verkürzt.

Wenn Sie außer Haus auf elegante – also bei Frauen meist zu enge und zu hohe – Schuhe nicht verzichten können oder wollen, sollten Sie zu Hause und in der Freizeit ganz besonders auf Ausgleich für Ihre strapazierten Füße achten.

Laufen Sie möglichst oft barfuß oder in Socken herum, das fördert die Beweglichkeit der Füße und kräftigt sie.

Lassen Sie öfter die Zehen spielen – bewegen Sie sie und versuchen Sie, kleine Gegenstände mit ihnen zu greifen. Verwöhnen Sie Ihre Füße mit Fußbädern und -massagen, und dehnen Sie Ihre Wadenmuskulatur.

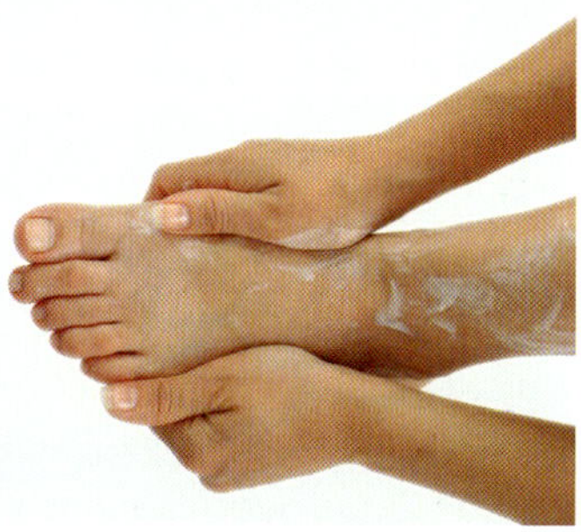

STEP 1 – 3 Richtiges Heben

passive Haltung mit rundem Rücken, vorgewölbtem Bauch und nach hinten gekipptem Becken strapaziert dagegen bei längerem Stehen die Bänder und Sehnen. Sie stehen richtig, wenn Sie

- den Kopf entspannt aufrecht halten,
- die Schultern in der Mitte tragen und die Arme locker an den Seiten herabhängen lassen,
- die Bauch- und Gesäßmuskeln etwas anspannen (der Bauch ist eingezogen),
- das Becken leicht aufrichten,
- die Knie leicht beugen und
- die Füße hüftbreit auseinander setzen.

Bei längerem Stehen wechselt man unwillkürlich häufig die Haltung, denn die Muskulatur ermüdet leicht. Entlastend wirkt es, wenn Sie

- Standbein und Spielbein öfters wechseln und das Körpergewicht dabei auf das leicht nach vorne gestellte Standbein verlagern,
- falls möglich, den Fuß des Spielbeins auf eine niedrige Fußbank stellen („Tresenhaltung"),
- den Oberkörper nach Möglichkeit anlehnen oder abstützen,
- zwischendurch ein paar Schritte tun und sich strecken.

Bei Arbeiten im Stehen sollte die Höhe der Arbeitsfläche (ob Werkbank oder Küchenarbeitsplatte) der Körpergröße angepasst sein, damit man sich nicht runterbeugen muss, sondern in aufrechter Haltung arbeiten kann.

Beugen, heben und tragen

Bei jeder Bewegung des Rumpfes, ob beim Beugen, Strecken oder Drehen, verlässt die Wirbelsäule ihre neutrale Grundhaltung, die Doppel-S-Form. Je größer die Abweichung von der aufrechten Haltung ist, desto mehr hat die ganze Muskulatur zu tun, um den Körper im Gleichgewicht zu halten.

Das Heben und Tragen schwerer Lasten beansprucht den gesamten Halteapparat. Es kann schmerzhaft werden, wenn die Rumpfmuskulatur zu schwach ist oder gerade nicht genug in Form, um die Bewegung ausreichend zu unterstützen. Aus unbedachtem, womöglich ruckartigem Heben ungewohnt schwerer Gegenstände wird dann manchmal ein „Verheben". Eine typische Situation, die leicht ins Kreuz fahren kann, ist zum Beispiel das Ausladen schweren Gepäcks aus dem Kofferraum nach einer langen Autofahrt.

Die folgenden Tipps helfen, das Beugen, Heben und Tragen zu erleichtern und Schmerzen vorzubeugen:

- Wenn es Ihnen schwerfällt, sich zu bücken oder vorzubeugen, gehen Sie statt dessen in die Knie oder in die Hocke. So nutzen Sie die Kraft der Beinmuskeln, um die Rumpfmuskulatur zu unterstützen.
- Setzen Sie stets aktiv Ihre Bauchmuskulatur ein. Ein bewusstes Anspannen der Bauchmuskeln stabilisiert den Oberkörper beim Heben und Beugen.
- Tragen Sie schwere Lasten möglichst dicht am Körper. Denn beim Heben und Tragen gilt: Je weiter ein Gewicht vom

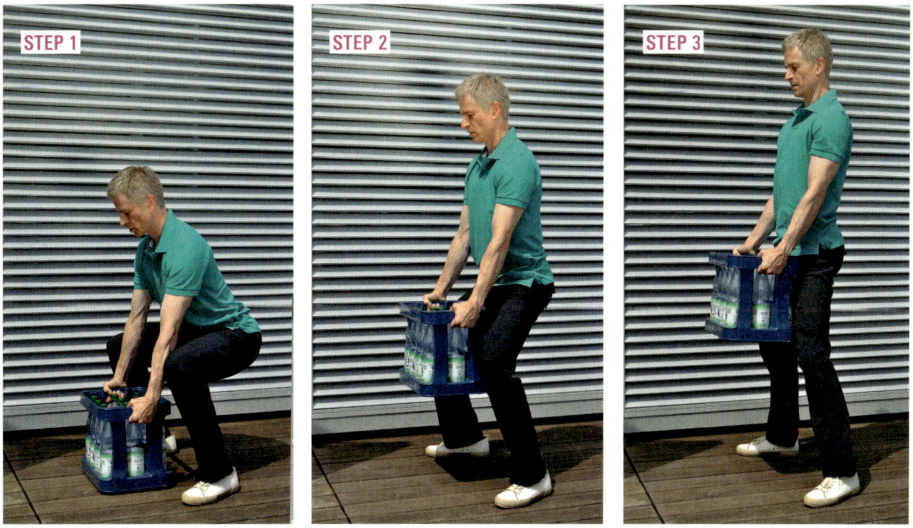

Körper entfernt gehalten wird, desto mehr Kraftaufwand ist dafür nötig.

- Wenn Sie etwas Schweres heben müssen, stellen Sie sich so nah wie möglich an die Last heran. Achten Sie auf einen breitbeinigen, stabilen Stand.

Halten Sie den Rücken gerade und gehen Sie in die Knie (beugen Sie die Knie aber nicht stärker als 90 Grad). Neigen Sie den geraden Oberkörper nach vorn, bis Sie den Gegenstand körpernah umfassen können.

Spannen Sie die Rücken- und Bauchmuskeln an, um die Wirbelsäule zu stabilisieren, bevor Sie die Last langsam anheben und sich mit der Kraft Ihrer Beine wieder aufrichten.

- Atmen Sie während des Hebevorgangs gleichmäßig weiter.
- Halten Sie den Oberkörper beim Tragen aufrecht.
- Wenn Sie sich während des Tragens umdrehen müssen, verdrehen Sie dabei nicht den Rumpf, sondern bewegen Sie sich mit kleinen Schritten in die gewünschte Richtung. Vermeiden Sie das Heben und Tragen mit verdrehter Wirbelsäule.
- Setzen Sie Ihre Last in umgekehrter Reihenfolge wieder ab.
- Machen Sie sich das Heben und Tragen immer so einfach wie möglich, benutzen Sie Einkaufstaschen auf Rädern und Koffer mit Rollen. Was sich ziehen oder schieben lässt, müssen Sie nicht heben und tragen.
- Setzen Sie schwere Taschen nicht auf dem Boden ab, sondern auf einem Tisch oder Stuhl.
- Versuchen Sie, Gewichte gleichmäßig zu verteilen – tragen Sie besser zwei leichtere Taschen als eine schwere, oder helfen Sie sich mit einem Rucksack.
- Gehen Sie lieber zweimal, statt zuviel auf einmal zu tragen.

Gut liegen

Beim Liegen entspannt sich der Rücken. Die Muskulatur erholt sich von ihrer Haltearbeit, Knochen, Gelenke und Bandscheiben sind von Druck befreit. Weil sich die Bandscheiben vor allem während des Schlafs regenerieren und frische Flüssigkeit aufnehmen, ist eine ausreichende Ruhezeit auch für den Rücken sehr wichtig.

Neben Rückenschmerzen gehören Schlafstörungen zu den häufigsten Beschwerden der Menschen in den westlichen Industrieländern. Beide sind eng mit-

BILD 1 Als günstigste Schlafstellung gilt die Seitenlage mit leicht angewinkelten Beinen.
BILD 2 Besonders für ältere Menschen ist zum leichteren Aufstehen und Hinlegen die Höhe des Bettes wichtig.

einander verbunden: So haben Menschen, die häufig an stressbedingten Verspannungen oder unter chronischen Schmerzen leiden, oft auch Probleme mit dem Ein- oder Durchschlafen. Rückenschmerzen können den Schlaf direkt beeinträchtigen, umgekehrt können Schlafstörungen Rückenschmerzen fördern. Wer schlecht schläft, fühlt sich auch tagsüber nicht wohl und ist in seiner Leistungsfähigkeit eingeschränkt, was wiederum stress- und schmerzverstärkend wirkt.

Wie man sich nachts bettet, beeinflusst die Schlafqualität nur zum Teil. Für den Rücken ist ein entspanntes Liegen jedoch eine wichtige Voraussetzung, um sich erholen zu können.

Als günstigste Schlafstellung gilt die Seitenlage mit leicht angewinkelten Beinen. Wenn die Matratze den Körper richtig unterstützt, kann die Wirbelsäule auf der Seite in ihrer natürlichen Form ruhen. Das Kissen sollte den Nacken dabei gut abstützen, ohne dass sich die Halswirbelsäule verbiegt und die Muskulatur verspannt. Wer gern auf dem Rücken liegt, kann sich ein Kissen unter die Knie legen, um die Lendenwirbelsäule zu entlasten.

Weil der Körper nachts etwa 40- bis 60-mal unwillkürlich die Lage wechselt, lässt sich aber höchstens darauf Einfluss nehmen, in welcher Position man einschläft. Der häufige Haltungswechsel während des Schlafens ist für den Körper wichtig, deshalb sollten das Bett und seine Auflagen die unwillkürlichen Bewegungen des Schläfers nicht behindern.

Bett und Matratze

Etwa ein Drittel unseres Lebens verbringen wir im Bett. Es ist das Möbelstück, das für die regelmäßige körperliche und seelische Erholung die größte Rolle spielt. An der Qualität von Bett und Matratze sollte deshalb nicht gespart werden.

Lassen Sie sich beim Bettenkauf genügend Zeit, informieren Sie sich gründlich und nutzen Sie unbedingt die Möglichkeit des Probeliegens. Testen Sie verschiedene Schlafpositionen und lassen Sie sich dazu ein Kissen geben. Da auf die Beratungsqualität durch Fachverkäufer nicht immer Verlass ist, sollte vor allem das eigene Liegegefühl beim Ausprobieren des Bettsystems beziehungsweise der Matratze entscheiden. Achten Sie auf aktuelle Testergebnisse der Stiftung Warentest (www.test.de) sowie auf Prüf- und Gütesiegel wie den Öko Tex Standard 100.

Bettengröße: Um ausreichende Bewegungsfreiheit zu ermöglichen und Lagewechsel nicht zu behindern, sollte die Liegefläche des Bettes groß genug sein.
Ein optimales Einzelbett ist je nach Körpergröße mindestens ein Meter breit, ein Doppelbett mindestens 1,80 Meter, und jeweils 20 bis 30 Zentimeter länger als der größte Schläfer.

Besonders für ältere Menschen ist zum leichten Aufstehen und Hinlegen auch die Höhe des Bettes wichtig. Als ideal gilt je nach Körpergröße eine Betthöhe von 45 bis 55 Zentimetern.

Paaren, die sich in Körpergröße und Gewicht deutlich voneinander unterschei-

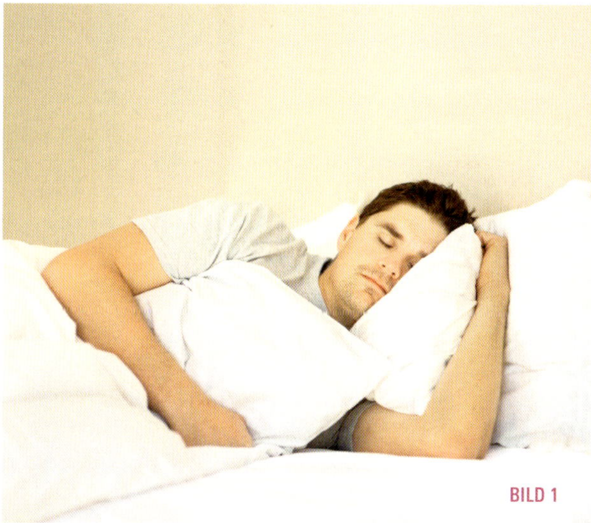

BILD 1

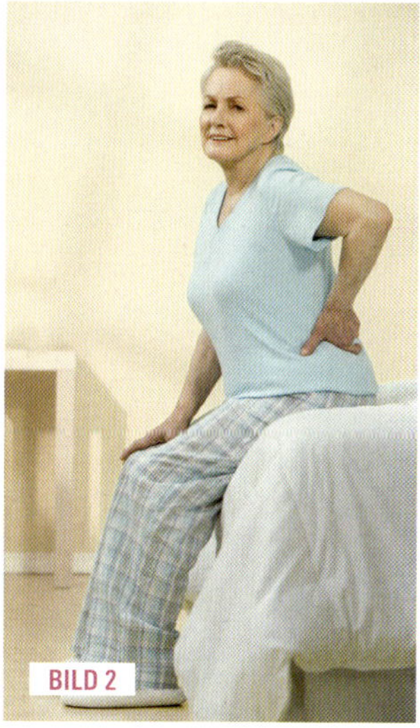

BILD 2

den, ist ein Bett mit getrennten Lattenrosten und Matratzen zu empfehlen. So kann die Härte der Matratze individuell gewählt werden, und keiner der Partner wird durch die Bewegungen des anderen gestört.

Lattenroste: Moderne Bettsysteme bestehen aus einer flexiblen Unterfederung aus schmalen biegsamen Holzlatten mit darauf abgestimmter Matratze. Die Elastizität des Lattenrosts muss zur Matratze passen: Weiche Matratzen brauchen eine härtere Unterfederung, harte Matratzen eine flexiblere. Das Material von Bettunterfederungen ermüdet nach zehn bis fünfzehn Jahren, dann sollten sie erneuert werden.

Bei starren Lattenrosten sind die Querlatten fest mit dem Rahmen verbunden. Bei flexiblen Lattenrosten ruhen die Enden der einzelnen Latten in Gummitaschen, die auf dem Rahmen des Lattenrosts befestigt sind. Viele Lattenrost-Modelle sind am Kopf- und Fußende verstellbar, was für Menschen, die gern im Bett lesen, im Falle einer Erkrankung oder bei Durchblutungsstörungen in den Beinen vorteilhaft ist.

Die Flexibilität eines Lattenrosts richtet sich neben der Art der Befestigung der Auflagepunkte am Rahmen nach der Anzahl und Breite der Latten. Manche Modelle verfügen zudem über doppelt gearbeitete Latten, deren Elastizität variabel einstellbar ist.

Die richtige Matratze: Eine gute Matratze ist punktelastisch, sie verteilt das Gewicht des Körpers gleichmäßig und gibt an den Stellen nach, wo der Auflagedruck am größten ist: im Bereich der Hüfte und der Schultern. Gleichzeitig stützt sie die Beine und die Taille, sodass die Wirbelsäule in ihrer physiologisch günstigsten Position ruhen kann.

Ist die Matratze zu hart, muss sich die Wirbelsäule krümmen, weil das Becken und die Schultern nicht einsinken können. Ist sie zu weich, wird der Körper nicht genügend unterstützt und die Wirbelsäule hängt durch. Schwere Menschen brauchen eine härtere Matratze als leichte, damit sie nicht zu stark einsinken.

Optimale körperunterstützende Eigenschaften haben Latex- und Schaumstoffmatratzen. Sie bestehen aus aufgeschäumtem Naturkautschuk (Latex), synthetisch hergestelltem Schaumstoff (auch Kaltschaum genannt) oder einer Mischung aus beiden Materialien. Die einzelnen Produkte unterscheiden sich im Aufbau und durch unterschiedliche Härtegrade. Je fester die Matratze, desto dichter das aufgeschäumte Material. Die meisten Modelle verfügen über Luftkammern zur Feuchtigkeitsregulierung, manche über unterschiedliche Dichtezonen, die im Schulter- und Hüftbereich mehr nachgeben als auf der übrigen Fläche.

Schaumstoffmatratzen passen sich flexiblen und variabel verstellbaren Lattenrosten am besten an.

Viskoelastischer Schaumstoff, der sich bei Druck verformt und dem Körper genau anpasst, ist eher zur Weichlagerung bettlägeriger Menschen geeignet als für gesunde Schläfer. Im weichen Material bilden sich leicht Liegemulden, die die Schlafbewegungen erschweren.

Auch Federkernmatratzen stützen den Körper sehr gut ab. Empfehlenswert sind allerdings nur hochwertige Taschenfederkernmatratzen, bei denen jede Stahlfeder einzeln in Stofftaschen verpackt und auf-

INFO **Wasserbetten**

Wasserbetten wurden ursprünglich zur Weichlagerung von Verletzten entwickelt, weil sich das Wasser vollkommen an die Körperform anpasst und den Auflagedruck so gleichmäßig verteilt, dass er kaum noch spürbar ist. Entgegen der vollmundigen Werbung vieler Hersteller sind Wasserbetten aber keine besonders gute Wahl für den Rücken.

Punktelastizität – also das richtige, körperunterstützende Maß an Festigkeit und Nachgiebigkeit – erreichen wassergefüllte Matratzen nur durch komplizierte Kammerkonstruktionen mit speziellen Unterteilungen, die den Wasserfluss begrenzen, die Schwingungen dämpfen und ein zu tiefes Einsinken verhindern. In dieser Qualität sind Wasserbetten unverhältnismäßig teuer, stützen den Körper aber nicht besser als Schaumstoffmatratzen. Weniger hochwertige Modelle lassen die Schläfer zu tief einsinken, was die für einen gesunden Schlaf wichtigen Lagewechsel behindert und die Wirbelsäule durchhängen lässt.

Wasserbetten haben weitere Nachteile: Die PVC-Umhüllung kann keine Feuchtigkeit vom Körper wegtransportieren. Wasserbetten lassen sich an Kopf- oder Fußende nicht verstellen. Der Energieverbrauch ist hoch, denn um nicht kalt zu liegen, muss das Wasser ständig elektrisch beheizt werden. Viele Wasserbetten sind außerdem sehr schwer (500 kg und mehr); vor einem Kauf muss unbedingt geklärt werden, ob der Boden des Schlafraums eine solche Last aushält.

gehängt ist. Zusammenhängende Federkerne geben eher großflächig als punktelastisch nach und schwingen bei jeder Körperbewegung mit. Federkernmatratzen sind auch für starre Lattenroste geeignet.

Futons aus Baumwolle, aber auch Matratzen aus Kokosfaser oder Rosshaar sind in der Regel nicht punktelastisch und können den Körper deshalb nicht ausreichend unterstützen. Für schwere Menschen sind sie gar nicht geeignet. Die Matratzen werden schnell hart, im Schulter- und Hüftbereich bilden sich leicht Mulden. Ist die Naturfaserfüllung erst einmal dicht gepresst, ist der Feuchtigkeitstransport behindert. Wer trotz dieser Nachteile gern auf einem Futon schläft, sollte diesen regelmäßig aufklopfen, rollen und wenden, um das Material zu lockern.

Auch die beste Matratze gibt nach langjähriger Belastung nach und kann den Körper nicht mehr optimal unterstützen. Bei Matratzen empfiehlt es sich aber schon allein aus hygienischen Gründen, sie spätestens nach zehn Jahren auszutauschen.

Kissenwahl: Für einen erholsamen und rückenfreundlichen Schlaf ist auch das passende Kissen wichtig. Kopfform, Hals- und Nackenpartie, Schulterbreite und Schlafgewohnheiten sind bei jedem Menschen unterschiedlich, deshalb lässt sich nur individuell ausprobieren, welches Kissen das geeignete ist. Damit die Halswirbelsäule gerade liegen kann, sollten nur Kopf und Nacken auf dem Kissen liegen, nicht die Schulter. Die früher üblichen Kissengrößen von 80 mal 80 Zentimeter sind deshalb nicht zu empfehlen, besser sind Kissen mit den Maßen 40 mal 80 Zentimeter oder spezielle Nackenkissen mit weicher Schaumstofffüllung und verschiedenen Stützzonen. Der Handel bietet auch Kissen an, die sich durch variable Befüllung den Bedürfnissen des Schläfers anpassen lassen.

RÜCKENFREUNDLICH ARBEITEN

Berufe, die harte körperliche Arbeit erfordern, werden in unserer Dienstleistungsgesellschaft immer seltener. Die „sitzende Lebensweise" der Büroangestellten dominiert. Wenn der Körper während der Arbeit beansprucht wird, dann oft einseitig. Dies kann auf Dauer Abnutzungserscheinungen des Bewegungsapparats fördern. Viele Studien haben jedoch überraschenderweise ergeben, dass die Zufriedenheit im Beruf im Vergleich mit anderen Faktoren wie der körperlichen Belastung durch die Arbeit, der Arbeitsplatzgestaltung und sogar der körperlichen Konstitution die größte Vorhersagekraft für das Auftreten von Rückenbeschwerden hat.

Mit anderen Worten: Wer mit seiner Arbeit unzufrieden ist, neigt deutlich mehr

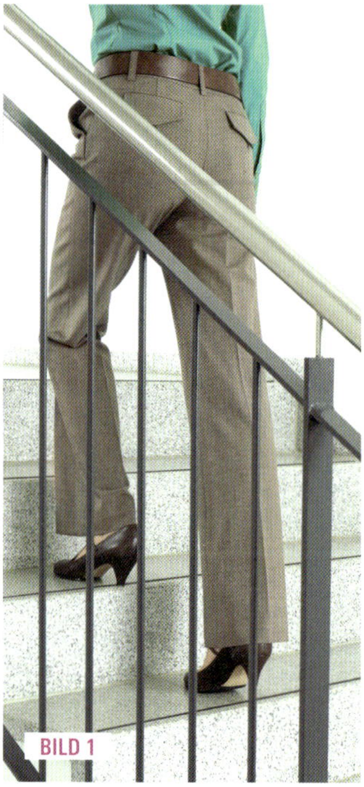
BILD 1

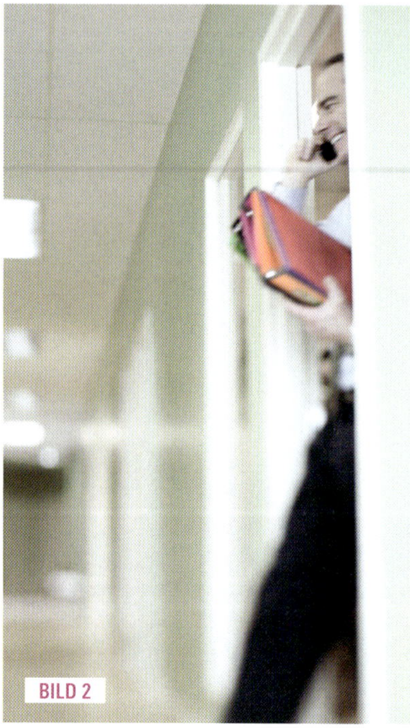
BILD 2

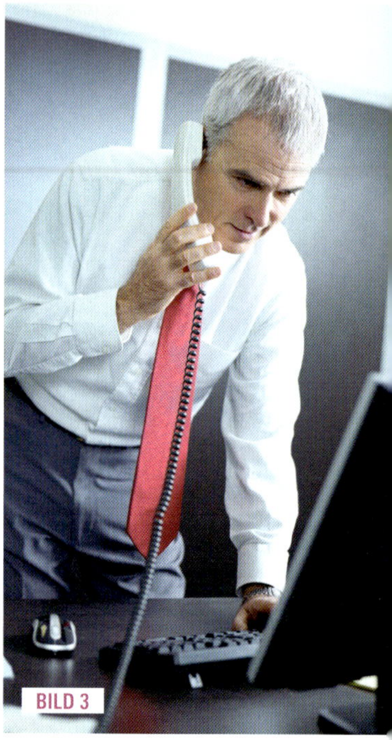
BILD 3

zu Rückenbeschwerden als jemand, der seinen Beruf gern ausübt. Es haben also nicht alle dauersitzenden Büroarbeiter, im Stehen arbeitenden Verkäuferinnen und nicht alle Pflegekräfte oder Lagerarbeiter, die schwer heben und tragen müssen, das gleiche Berufsrisiko. Die Arbeitszufriedenheit kann dem einen den Rücken stärken und dem anderen auf den Rücken schlagen.

Rückenschmerzen zählen in den Industrieländern zu den Gesundheitsproblemen, die die meisten Fehltage verursachen. Arbeitnehmer mit Rückenbeschwerden sind oft lange krankgeschrieben. Wenn die Schmerzen chronisch werden, wird häufig auch die Abwesenheit in der Firma zum Dauerzustand. Vielen Betroffenen fällt es nach Monaten der Krankschreibung schwer, ihre Berufstätigkeit wieder aufzunehmen. Sie geraten dadurch leicht in eine berufliche und finanzielle Sackgasse.

Damit lang andauernde oder häufig wiederkehrende Rückenbeschwerden nicht zu einem sozialen Abstieg führen, ist konsequente Vorbeugung wichtig. Dabei ist die Verbesserung der Arbeitsbedingungen ebenso entscheidend wie die eigene Aktivität der Betroffenen.

Büroarbeit

An ausgefeilten Anleitungen und Vorschriften, wie ein ergonomischer Büroarbeitsplatz auszusehen hat, fehlt es nicht. Gesunde Arbeitsbedingungen sind wichtig und sollten, wenn sie nicht vorhanden sind, eingefordert werden. Doch selbst ein optimal gestalteter Büroarbeitsplatz kann Dauersitzen nicht verhindern. Dabei spielt vor allem der Computer als zentrales Arbeitsmittel eine entscheidende Rolle. Er fesselt die Aufmerksamkeit seiner Benutzer derart, dass sie oft über lange Zeit reglos sitzen bleiben. Es bewegen sich nur noch die Finger, um Tastatur und Maus zu bedienen. Je mehr man sitzt, desto wichtiger wird ausgleichende Bewegung – während der Freizeit, aber auch am Ar-

BILD 1–3 Je mehr man sitzt, desto wichtiger wird ausgleichende Bewegung.

beitsplatz. Dynamisches Sitzen, häufiges Aufstehen und Lockerungsübungen sind deshalb mindestens so wichtig wie ein ergonomisch gestalteter Arbeitsplatz.

Ein ergonomisch gestalteter Arbeitsplatz ist so auf den Menschen zugeschnitten, dass er während der Arbeit nicht vorschnell ermüdet oder sich durch ungünstige Körperhaltungen Beschwerden einstellen. Im Büro müssen vor allem der Arbeitsstuhl und der Schreibtisch gut aufeinander abgestimmt sein.

Dabei braucht es zum gesunden Sitzen nicht unbedingt einen Hightech-Stuhl. Die meisten modernen Bürostühle erlauben bewegliches Sitzen – aber bewegen muss man sich schon selbst. Wichtig ist, die Sitzposition häufig genug zu verändern und zwischendurch öfter aufzustehen.

Ein guter Bürostuhl kann sich dem Körper seines Nutzers sehr vielfältig anpassen. Die Sitzhöhe, die Neigung und Tiefe der Sitzfläche, die Position der Rückenlehne und der Armstützen sind individuell einstellbar.

- Nutzen Sie die Funktionen Ihres Stuhls und stellen Sie ihn so ein, dass Sie in aufrechter Haltung optimal sitzen.

TIPP Mobil im Büro

- Machen Sie es sich zur Gewohnheit, alles, was Sie nicht im Sitzen erledigen müssen, im Stehen zu tun: telefonieren, die Post öffnen, sich mit Kollegen besprechen, lesen.
- Zum Lesen im Stehen ist ein höhenverstellbares Stehpult ideal; wenn Ihnen keins zur Verfügung steht, eignet sich zum Abstützen oder Ablegen des Schriftstücks auch ein in der richtigen Höhe angebrachtes Brett, ein leer geräumtes Fach im Regal, ein halbhoher Schrank oder notfalls die Rückenlehne Ihres Bürostuhls.
- Bei längerem Stehen sollten Sie einen Fuß aufstützen, notfalls auch auf einem Karton.
- Bringen Sie Büromaterial und Arbeitsunterlagen nicht komplett in Reichweite unter, sondern so, dass Sie ab und zu aufstehen und etwas holen müssen.
- Statt Ihren Kollegen in einem anderen Raum E-Mails zu schreiben, überbringen Sie die Nachricht persönlich.
- Wenn Sie über die Lösung eines Problems nachdenken, stehen Sie auf und gehen Sie zum Beispiel auf dem Flur hin und her. Im Gehen lässt sich besser denken als im Sitzen – das wussten sogar schon die antiken Philosophen.
- Stellen Sie sich ein kleines Programm aus leicht und unauffällig durchführbaren Lockerungs-, Dehn- und Atemübungen zusammen, und machen Sie einzelne Übungen, wann immer es zwischendurch möglich ist.

- Die Rückenlehne stützt den Rücken am besten vollständig, mindestens aber bis zu den Schulterblättern ab. Ihre Polsterung passt sich der natürlichen Krümmung der Wirbelsäule an, im Bereich der Lendenwirbelsäule ist sie nach vorn geschwungen und leicht ausgepolstert (Lordosestütze).
- Die Sitzfläche bietet ausreichend Platz und ist punktelastisch gepolstert, das heißt, sie unterstützt den Körper und verteilt das Gewicht gleichmäßig. Die Polsterung läuft an der Vorderkante rund aus.
- Rückenlehne und Sitzfläche passen sich den Körperbewegungen an und unterstützen vordere wie hintere Sitzpositionen. Der Gegendruck der Lehne ist optimal eingestellt, wenn Sie sich bequem zurücklehnen können, ohne nach hinten zu kippen, und sich in einer aufrechten oder vorderen Sitzposition gestützt, aber nicht nach vorne gedrückt fühlen.
- Die Armlehnen sind richtig eingestellt, wenn sie bei passender Tischhöhe bis knapp unter die Platte reichen. Ober- und Unterarme bilden idealerweise einen rechten Winkel, die Unterarme können locker aufliegen.

Der Schreibtisch sollte höhenverstellbar sein. Um die richtige Höhe (je nach Körpergröße zwischen 68 und 76 Zentimetern) zu ermitteln, setzen Sie sich in der aufrechten Sitzposition auf Ihren Bürostuhl. Wenn Sie die Unterarme bequem auf die Tischplatte legen können, ohne die Schultern dabei hochzuziehen, ist die Höhe optimal. Unter dem Schreibtisch ist genügend Platz für Ihre Beine wichtig, damit Sie sie auch einmal ausstrecken können.

Bildschirm und Tastatur: Der Bildschirm steht am günstigsten in einem Abstand von etwa 50 Zentimeter zu den Augen. Er sollte nicht zu hoch gestellt sein; ideal ist, wenn der Blick etwas nach unten gerichtet ist und entspannt auf das obere Drittel des Monitors fällt. Vor der Tastatur sollte etwa 15 Zentimeter Platz für Handballen und Unterarme bleiben.

Wenn die vorhandenen Möbel veraltet und unflexibel sind, lässt sich mit einfachen Mitteln Abhilfe schaffen: mit einem Keilkissen auf dem Sitz, einem kleinen Kissen zur Unterstützung der Lendenwirbelsäule, einer Fußstütze zum Ausgleich für einen zu hohen Stuhl oder Tisch. Ist der Tisch zu niedrig, lassen sich die Tischbeine vielleicht durch stabile Klötze erhöhen. Auf Dauer sollten Sie in der Firma jedoch darauf drängen, dass moderne Büromöbel angeschafft werden. Ein geeigneter Bürostuhl kostet das Unternehmen nicht mehr als ein bis zwei Fehltage wegen Krankheit.

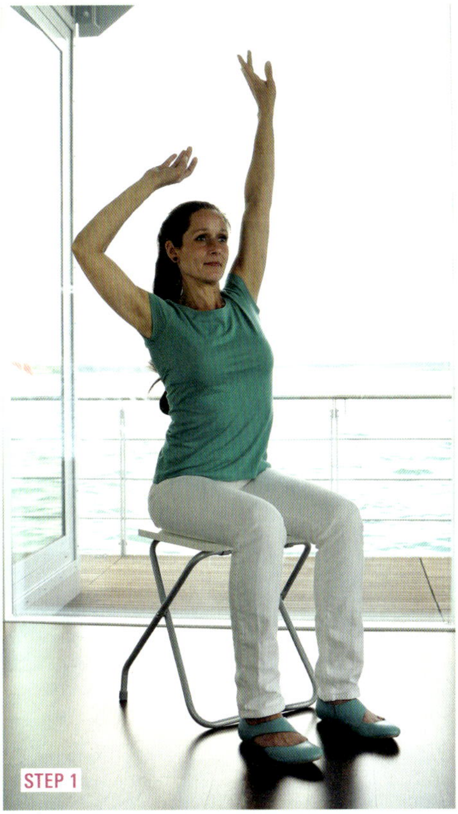

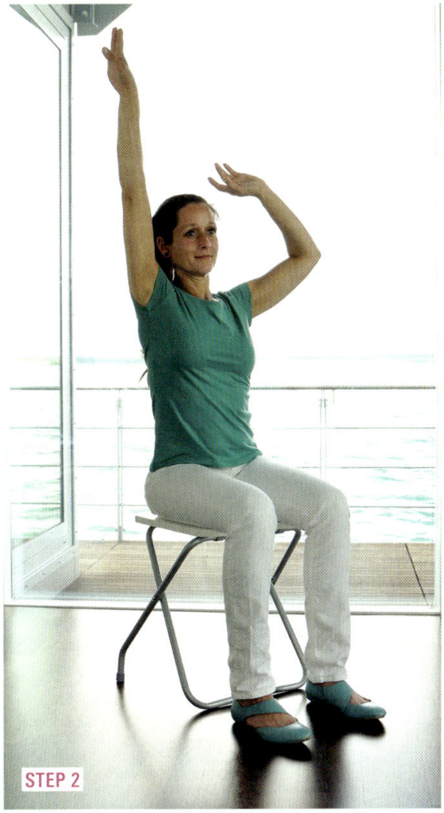

Lockerungsprogramm für zwischendurch

Die folgenden Übungen eignen sich für kleine Lockerungspausen im Arbeitstag (siehe auch Übungen 6 und 7 auf den Seiten 36 bis 38):

Übung 1: Die Schultern dehnen

- Sie sitzen aufrecht auf einem stabilen Stuhl, die Arme hängen locker zu den Seiten. Die Beine sind leicht geöffnet und stehen fest auf dem Boden.
- Ziehen Sie Ihren Bauchnabel ein, atmen Sie aus und strecken Sie Ihre Arme abwechselnd einige Male so weit nach oben, bis Sie eine angenehme Dehnung in den Schultern und in den Seiten spüren.

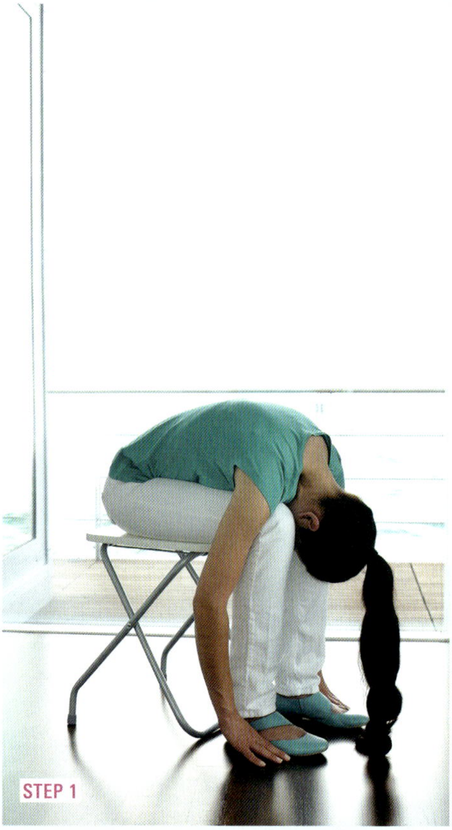

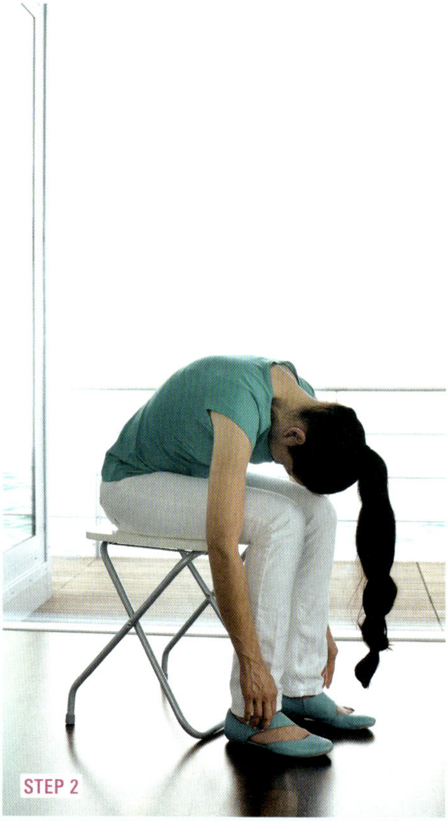

Übung 2: Den Oberkörper entspannen

- Aus dem aufrechten Sitzen beugen Sie sich nach vorn und legen Ihren Oberkörper auf den Schenkeln ab. Der Kopf liegt zwischen den Knien, die Arme hängen entspannt an den Beinseiten herab.
- Atmen Sie in dieser Position etwa sechsmal tief und gleichmäßig durch.
- Ziehen Sie dann Ihren Bauchnabel ein und richten Sie Ihren Oberkörper beim Ausatmen Wirbel für Wirbel von unten (Lendenwirbelsäule) bis nach oben (Halswirbelsäule) langsam auf.

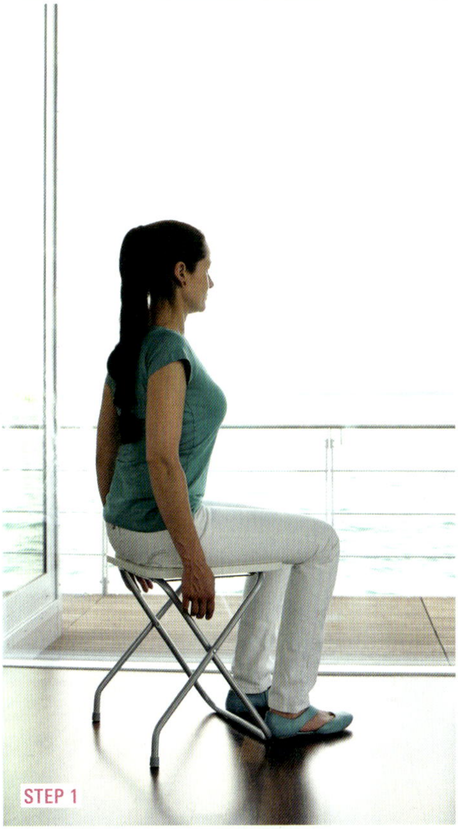

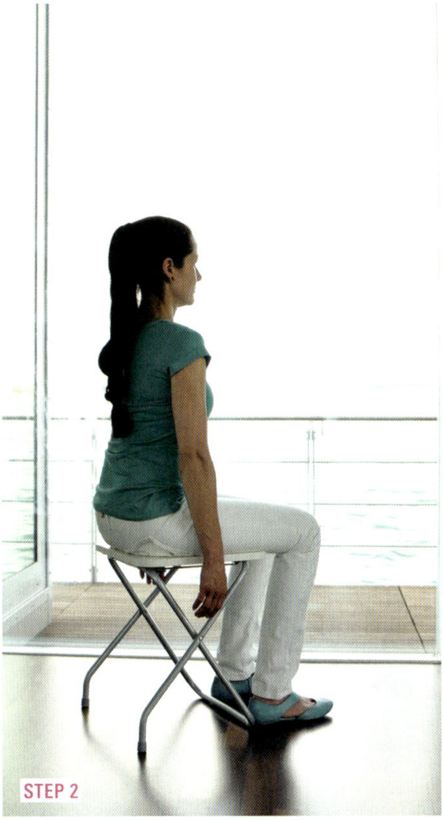

Übung 3: Die Schultern kreisen

Wichtig: Achten Sie darauf, dass sich bei den Rückwärtsbewegungen die Schulterblätter zueinander bewegen.

- Sie sitzen mit locker herabhängenden Armen aufrecht auf dem Stuhl.
- Heben Sie nun beide Schultern an, führen Sie sie nach hinten, unten und wieder nach vorn. Machen Sie insgesamt acht langsame, große Kreisbewegungen.
- Danach lassen Sie die Schultern achtmal nach vorn kreisen.

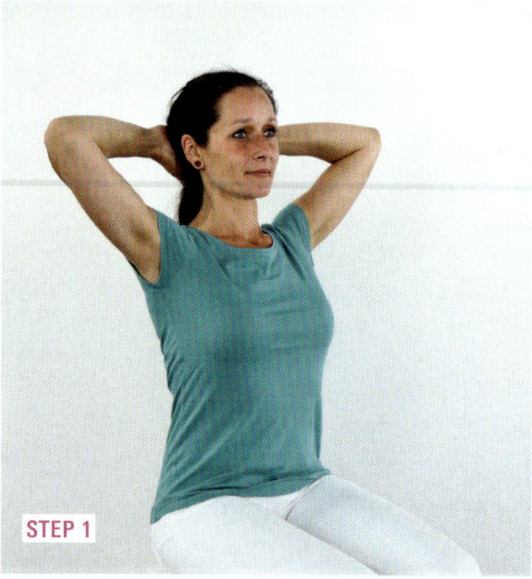

Übung 4: Die Nackenmuskeln kräftigen

- Sie sitzen aufrecht auf dem Stuhl und verschränken die Hände hinter dem Kopf, ohne die Schultern hochzuziehen.
- Spannen Sie die Bauchmuskeln an, atmen Sie langsam aus und drücken Sie den Kopf nach hinten gegen die Hände, die durch Gegendruck verhindern, dass sich der Kopf bewegt.
- Die Spannung fünf Sekunden halten und beim Einatmen wieder lösen.
- Dreimal wiederholen.

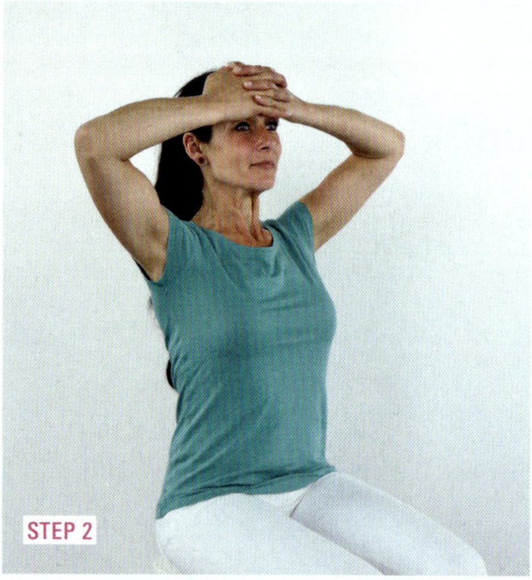

- Nun die Finger beider Hände an die Stirn legen, ausatmen und den Kopf gegen den Widerstand der Hände nach vorn drücken. Wieder bewegt sich der Kopf dabei nicht nach vorn, nur die Halsmuskeln spannen sich.
- Spannung fünf Sekunden halten, einatmen und wieder lösen.
- Dreimal wiederholen.

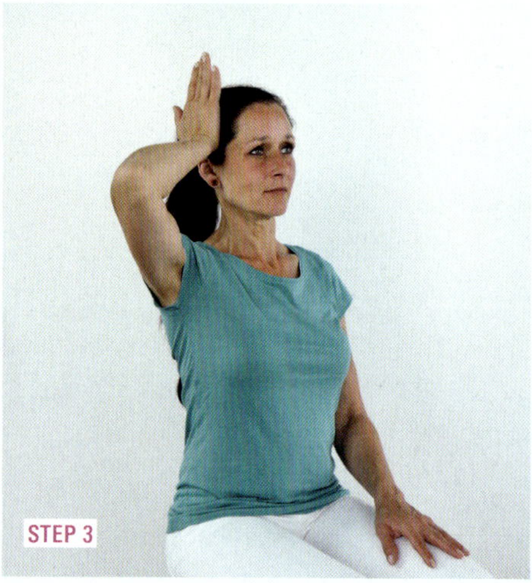

- Legen Sie nun die rechte Hand mit der Handfläche an Ihre rechte Kopfseite, atmen Sie aus und drücken Sie den Kopf gegen den Widerstand der Hand nach rechts.
- Spannung fünf Sekunden halten, einatmen und wieder lösen.
- Dreimal wiederholen.
- Mit der linken Kopfseite fortfahren, ebenfalls dreimal wiederholen.

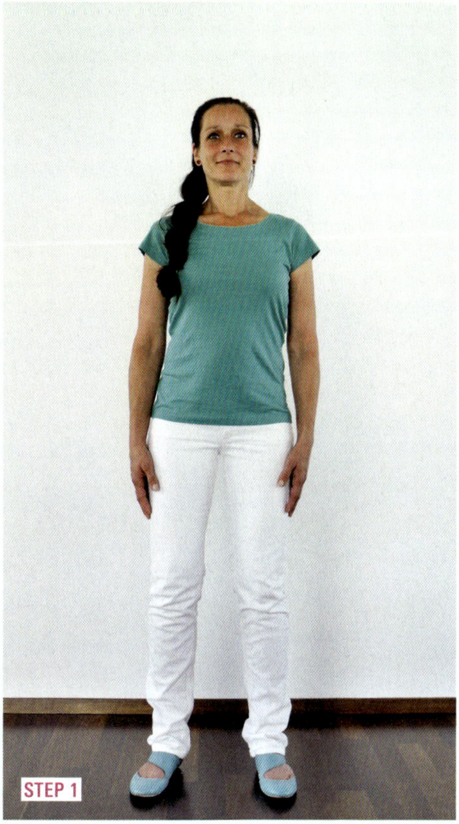

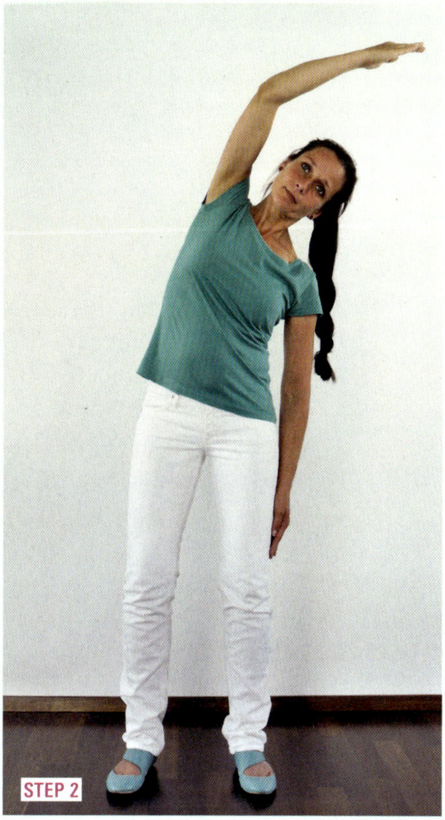

Übung 5: Die Rumpfmuskeln zur Seite dehnen

Wichtig: Becken und Unterkörper bleiben bei dieser Übung stabil und bewegen sich nicht mit.

- Sie stehen aufrecht mit etwas mehr als hüftbreit geöffneten Beinen, die Hände liegen locker an den Oberschenkelseiten.
- Mit dem Einatmen heben Sie den rechten Arm waagerecht zur Seite und dann hoch über den Kopf.
- Mit dem Ausatmen ziehen Sie den Nabel ein und ziehen den leicht gebeugten rechten Arm nach links. Mit der Seitneigung wandert Ihre linke Hand am linken Oberschenkel hinunter. Die Hüften bleiben gerade.
- Dehnung einige Sekunden halten, dann langsam wieder zurückneigen.
- Dreimal wiederholen, dann dreimal zur rechten Seite dehnen.

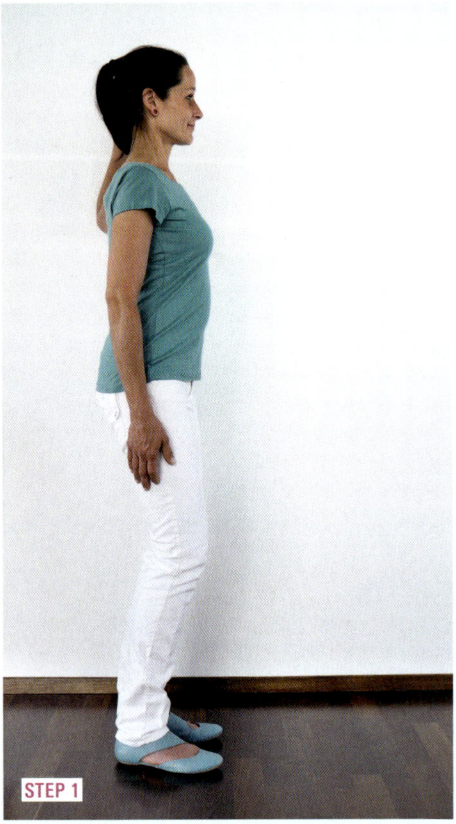

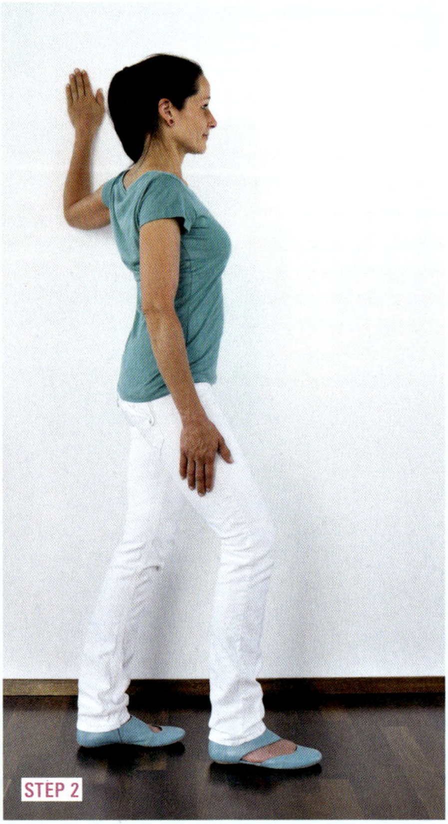

Übung 6: Die Brustmuskeln dehnen

- Stellen Sie sich mit der linken Körperseite an eine Wand oder geschlossene Tür. Die Beine sind geschlossen. Ihr linker Unterarm drückt im rechten Winkel, in Schulterhöhe und etwas hinter Ihrem Rücken, zusammen mit den Handflächen an die Wand.
- Ziehen Sie beim Ausatmen den Nabel ein und setzen Sie das rechte Bein so weit vor, bis Sie eine deutliche Dehnung in der Brust und im Oberarm spüren. Dabei bleibt der Oberkörper stabil, das rechte Bein ist etwas gebeugt, das linke Bein gestreckt. Beide Füße stehen auf dem Boden.
- Dehnung einige Sekunden halten, dreimal wiederholen.
- Danach rechte Seite dehnen.

Körperliche Arbeit

In vielen Berufen ist trotz Maschineneinsatzes Körperkraft gefragt, zum Beispiel im Baugewerbe, beim Straßenbau, in der Industrieproduktion, im Handwerk oder in den Pflegeberufen. Als körperlich schwere Arbeit gelten auch Tätigkeiten, die in einseitigen Haltungen ausgeführt werden müssen oder bei denen nur bestimmte Körperpartien stark beansprucht werden, wie zum Beispiel bei der ständigen Wiederholung der gleichen Bewegung am Fließband.

Starke und einseitige mechanische Belastungen wie häufiges schweres Heben und Tragen, starke Erschütterungen oder das Arbeiten in Zwangshaltungen können zu Abnutzungserscheinungen an Gelenken und Wirbelsäule führen oder sie beschleunigen – vor allem dann, wenn die körperliche Verfassung, die Kraft und die Ausdauer des Arbeitenden den einwirkenden Belastungen nicht gewachsen sind.

Belastungen durch „Knochenarbeit" lassen sich meist schwerer vermeiden oder während der Arbeitszeit ausgleichen als bei Bürotätigkeiten. Die ergonomische Gestaltung des Arbeitsplatzes ist deshalb besonders wichtig, um die Tätigkeit zu erleichtern, Unfällen vorzubeugen und unnötige Belastungen zu reduzieren. Hier sind Betriebsräte, Sicherheitsbeauftragte und Arbeitsmediziner gefordert.

Wo immer es möglich ist, sollte auch über die Organisation der Arbeit nachgedacht werden: Starre Arbeitsteilungen lassen sich vielleicht durch Aufgabenrotation auflockern, monotone Arbeiten abwechselnd ausführen. In jedem Fall sind genügend kurze Pausen nötig, in denen sich der Körper erholen kann.

Der beste Selbstschutz besteht darin, während der Arbeit auf möglichst günstige Bewegungsabläufe zum Beispiel beim Heben und Tragen zu achten und in der Freizeit unbedingt für genügend ausgleichende Bewegung zu sorgen. Je kräftiger Sie sind und je besser Ihr Körpergefühl ist, desto wirkungsvoller können Sie vorbeugen und desto besser kann Ihr Rücken auch starken Belastungen standhalten.

Psychosoziale Belastungen

Wissenschaftlichen Untersuchungen zufolge sind es nicht allein körperlich belastende Faktoren wie schweres Heben, sondern auch psychosoziale Belastungen, die sich auf den Rücken niederschlagen – zum Beispiel Konflikte mit Vorgesetzten oder Kollegen, Angst um den Arbeitsplatz, zu wenig eigenverantwortlicher Gestaltungsspielraum, streng reglementierte und monotone Tätigkeiten.

Folgende Faktoren gelten als mitverantwortlich für die Entstehung von Rückenbeschwerden:

- schlechtes Betriebsklima, starke Konkurrenz, wenig Teamgeist,
- starre Vorgaben oder auch widersprüchliche Arbeitsanweisungen ohne eigene Einflussmöglichkeiten,
- arbeiten unter starkem Termin- und Zeitdruck,
- häufige Überstunden, zu wenig Pausen,

BILD 1 Am Arbeitsplatz können Gesundheitsprobleme entstehen – hier besteht aber auch die Chance, etwas gegen sie zu tun.

- Überforderung durch überhöhte Ansprüche oder zu viele Aufgaben (Arbeitsdichte),
- häufige Störungen und Hindernisse, die den Arbeitsaufwand vergrößern und den Zeitdruck verstärken,
- monotone Arbeiten, die sehr konzentriert ausgeführt werden müssen, wie am Fließband oder in der Qualitätskontrolle,
- Schicht- und Nachtarbeit,
- sehr langer Anfahrtsweg zur Arbeit.

Im Berufsleben sind nur wenige Menschen so frei, die Bedingungen, unter denen sie arbeiten, selbst gestalten zu können. Veränderungen sind in Betrieben oft nur mühsam zu erreichen. Doch die vorhandenen Mitgestaltungsmöglichkeiten sollte man stets nutzen, um Verbesserungen anzuregen und durchzusetzen. Dabei fördern sowohl das erreichte Ergebnis als auch das eigene Engagement selbst die Arbeitszufriedenheit.

Darüber hinaus ist es wichtig, im Privatleben auf die persönlichen Reserven zu achten, Stress und unbefriedigende Arbeitsbedingungen durch Entspannung, körperliche Bewegung und Aktivitäten auszugleichen, die Freude bereiten und Sinn stiften.

INFO Das bisschen Haushalt…?

Hausarbeit besteht aus vielen unterschiedlichen Tätigkeiten, die den Bewegungsapparat in Schwung halten. Wer körperlich fit ist, wird durch Hausarbeit keine Rückenschmerzen davontragen. Bei vorhandenen Beschwerden können Tipps aus der Rückenschule helfen, sich schmerzfreier zu bewegen).

Auch am häuslichen Arbeitsplatz sollte die Ergonomie stimmen, also zum Beispiel die Höhe der Arbeitsflächen in der Küche: Sie ist richtig, wenn der senkrechte Abstand zwischen dem angewinkelten Ellenbogen und der Arbeitsplatte etwa 15 Zentimeter beträgt.

Die Arbeitszufriedenheit von Hausfrauen oder -männern hängt vor allem von einem intakten Familienleben und einer befriedigenden Beziehung zum Partner ab. Wer sich im privaten Bereich glücklich und unterstützt fühlt, hat in der Regel wenig mit gesundheitlichen Problemen zu kämpfen.

Fehlende Anerkennung der Haus- und Familienarbeit, andauernde Konflikte in Familie und Partnerschaft oder das Gefühl von Isolation führen dagegen leicht zu Befindlichkeitsstörungen, Verspannungen und in der Folge zu Rückenschmerzen.

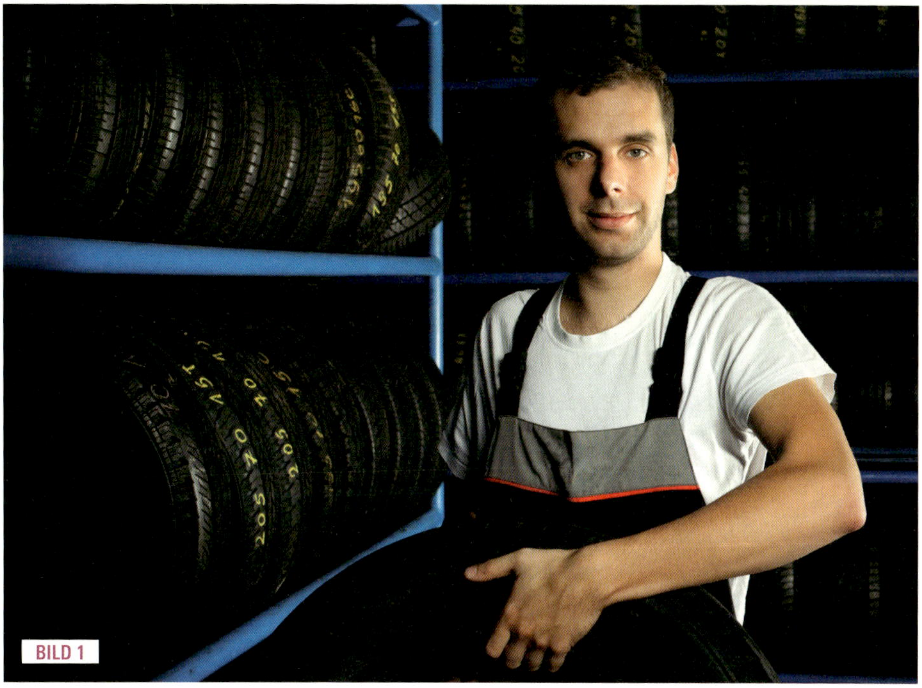

BILD 1

Gesundheitsförderung im Betrieb

Die Bedingungen, unter denen Menschen arbeiten, beeinflussen ihre Gesundheit direkt – schon allein deshalb, weil sie einen beträchtlichen Teil ihrer Lebenszeit am Arbeitsplatz verbringen. Hier können Gesundheitsprobleme entstehen oder sich verstärken – hier besteht aber auch die Chance, wirkungsvoll etwas gegen sie zu tun.

In den Chefetagen ist bekannt, dass schlechte Arbeitsbedingungen und Unzufriedenheit der Mitarbeiter Kosten durch Fehltage verursachen. Gesundheitsfördernde Maßnahmen sind deshalb heute in vielen Firmen selbstverständlich. Auf längere Sicht ist betriebliche Gesundheitsförderung für Unternehmen eine lohnende Investition, denn zufriedene Mitarbeiter sind weniger krank und arbeiten engagierter als unzufriedene.

Manche Betriebe entwickeln eigene Programme zur Gesundheitsförderung, andere arbeiten mit Krankenkassen, Fitnessstudios oder freiberuflichen Trainern und Gesundheitsberatern zusammen. Wenn die Mitarbeiter Angebote wie zum Beispiel ermäßigte Mitgliedschaften im Fitnessstudio, Entspannungstechniken und Rückenschulung am Arbeitsplatz, vollwertige Kantinenkost oder kostenlose Gesundheitschecks im Betrieb nutzen können, zahlt sich dies für die Unternehmen erfahrungsgemäß in deutlich sinkenden Krankenständen aus. Viele Krankenkassen bieten Firmen eine umfassende Beratung in Sachen Gesundheitsförderung.

Rückenschulkurse in Betrieben haben sich vor allem dann als wirkungsvolle Möglichkeit zur Vorbeugung von chronischen Rückenbeschwerden erwiesen, wenn sie sich auf die konkreten Probleme an den vorhandenen Arbeitsplätzen beziehen und von Maßnahmen zur Verbesserung der ergonomischen Voraussetzungen und der Arbeitsorganisation begleitet werden.

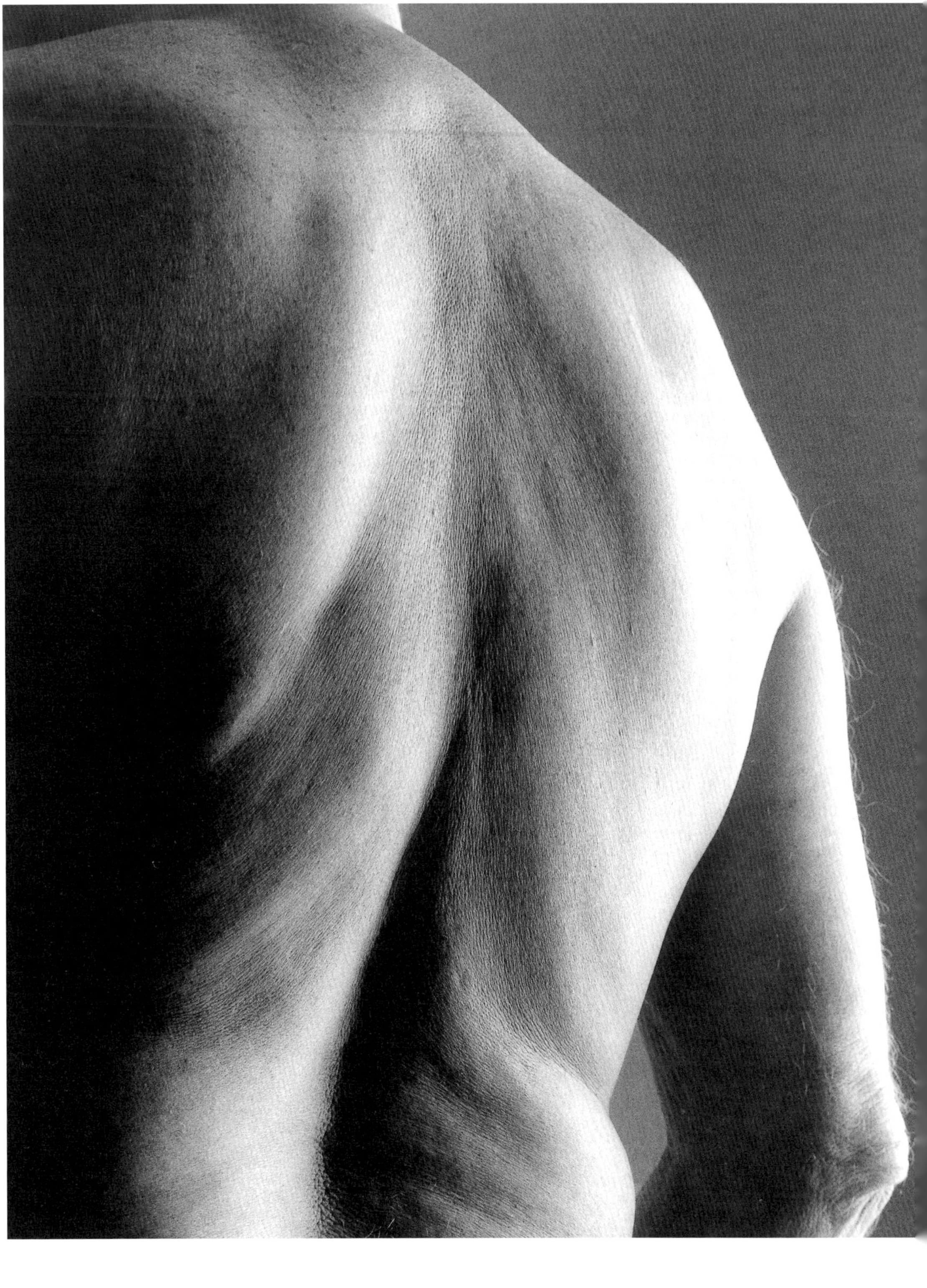

BESCHWERDEN UND ERKRANKUNGEN

Ernsthafte Krankheiten sind nur selten die Ursache für Rückenschmerzen. Häufiger ist es der Schmerz selbst, der zum Problem wird und behandelt werden muss. Die eigene „Schmerzgeschichte" zu verstehen und zu erfahren, welche Faktoren die Schmerzwahrnehmung beeinflussen, hilft chronischen Schmerzen vorzubeugen. Ziel ist, mit den Beschwerden so umgehen zu lernen, dass sie die Lebensfreude und den Alltag möglichst wenig beeinträchtigen.

VERSCHLEISSERKRANKUNGEN

Altersbedingte Verschleißerscheinungen der Wirbelsäule oder der Gelenke sind so normal und unvermeidlich wie Falten und graue Haare. Sie müssen nicht zu Beschwerden führen.

Man weiß heute, dass es größtenteils – wahrscheinlich zu etwa 70 Prozent – genetisch bedingt ist, wie stark sich Verschleißerscheinungen bemerkbar machen. Entgegen früherer Annahmen haben Alltagsbelastungen darauf erstaunlich wenig Einfluss. „Falsche" oder „schonende" Bewegungen fördern oder verlangsamen also die Abnutzung zum Beispiel der Lendenwirbelsäule kaum.

Ob Verschleißerscheinungen einen Krankheitswert bekommen, richtet sich danach, ob sie starke Beschwerden auslösen. So kann ein Bandscheibenvorfall im besten und häufigsten Fall harmlos verlaufen, im schlechtesten aber – unbehandelt – die Nerven schädigen.

Bandscheibenvorfall

Die Bandscheibe galt lange Zeit als Hauptverdächtige im Rückenschmerz-Prozess. „Ich hab's an den Bandscheiben." glauben viele Menschen, die über Kreuzschmerzen klagen. Die meisten Bandscheibenschäden oder -vorfälle verlaufen jedoch schmerzfrei und bleiben deshalb unbemerkt. Eine Erklärung dafür ist, dass Bandscheiben, die sich ganz allmählich vorwölben, dem umliegenden Gewebe und den Nerven Gelegenheit geben, sich auf die veränderte Situation einzustellen. Plötzlich auftretende Vorfälle führen schon eher zu „einschießenden" Schmerzen. Auch begleitende

BILD 1 – 3 Querschnitt durch Bandscheibe und Rückenmark. Auswirkungen von Bandscheibenvorwölbung und echtem Bandscheibenvorfall

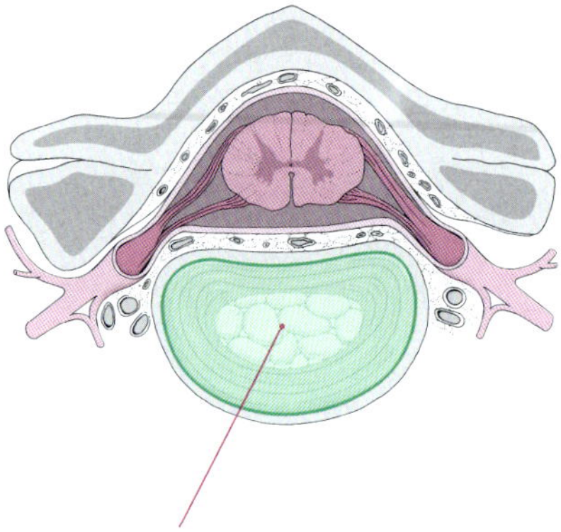

Entzündungen spielen wahrscheinlich eine wichtige Rolle. Die genauen Zusammenhänge kann die Medizin noch nicht erklären.

Bei Menschen mit Rückenschmerzen und Bandscheibenschaden ist zudem nicht immer der Vorfall selbst die Schmerzquelle, sondern Folgeerscheinungen wie Muskelverspannungen oder Irritationen der Wirbelgelenke. Deshalb können die Schmerzen in solchen Fällen durch eine schmerzlindernde, entspannende und kräftigende Behandlung abklingen. Eine Operation an der Bandscheibe führt dagegen nicht immer zu Schmerzfreiheit.

Ein Bandscheibenvorfall wird zu den Verschleißerkrankungen gezählt, weil es degenerative Veränderungen sind, die bewirken, dass eine Bandscheibe aus der Form geraten, sich verlagern und dabei auf einen Nerv drücken kann. Neben dem natürlichen Alterungsprozess spielt dabei auch Bewegungsmangel eine Rolle, denn der verschlechtert den Stoffwechsel der Bandscheiben.

Die meisten Bandscheibenvorfälle ereignen sich an den unteren Lendenwirbeln. Die Halswirbelsäule ist seltener und die Brustwirbelsäule so gut wie nie betroffen.

Ursachen

Eine gesunde Bandscheibe sitzt stabil an ihrem Platz zwischen zwei Wirbelkörpern und puffert auch größere Belastungen elastisch ab, ohne Schaden zu nehmen. Ein Bandscheibenvorfall passiert deshalb nicht von heute auf morgen.

Der Faserring, der den Gallertkern der Bandscheibe umgibt, verschleißt mit der Zeit, er wird rissig und spröde. Der innere Gallertkern verliert Flüssigkeit, die Bandscheibe wird schmaler. Ihre geringere Elastizität kann dazu führen, dass sich der Gallertkern nicht mehr in seine neutrale Position rückverlagert, sondern vorgewölbt bleibt. Irgendwann gibt die Bandscheibe bei einer plötzlichen Belastung nach: Die Faserhülle reißt ein, ein Teil des Gallertkerns tritt aus. Wenn die ausgetretene Substanz auf ein der angrenzenden en Spinalnerven drückt, kommt es zu Nervenschmerzen.

Das umgebende Gewebe und die Nerven können zudem mit einem Reizzustand auf das als fremd empfundene Bandscheibenmaterial reagieren. Als Reaktion kann sich auch die Muskulatur reflexartig verspannen. Mit einer solchen Abwehrspannung versucht der Körper, die betrof-

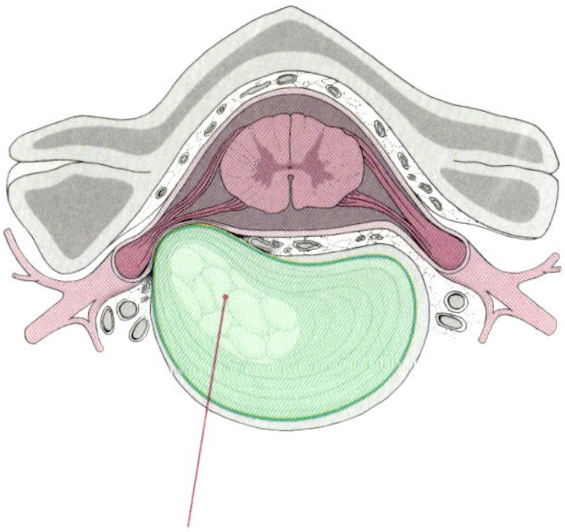

vorgewölbte Bandscheibe drückt auf den Spinalnerv

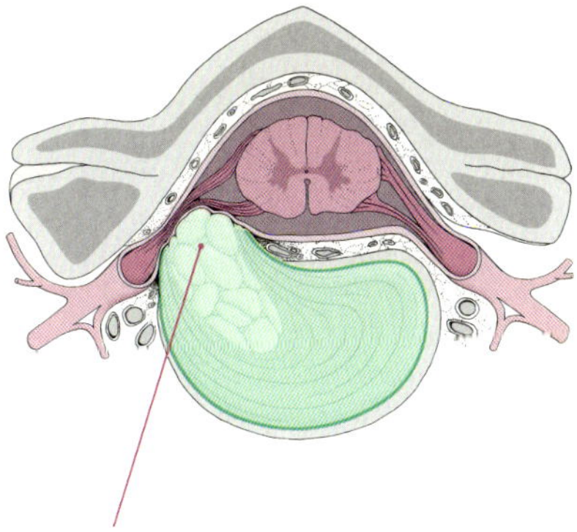

Bandscheibenvorfall: die Faserhülle ist eingerissen, Bandscheibengewebe tritt aus und quetscht den Spinalnerv

fene Wirbelsäulenregion ruhig zu stellen, bis die Nervenreizung wieder abklingt.

Die meisten Bandscheibenvorfälle werden vom Körper selbst beseitigt. Die vorgefallene Substanz schrumpft durch Wasserverlust und wird allmählich abgebaut. Dann lassen auch die Schmerzen nach. Wie lange dieser Prozess dauert, hängt unter anderem davon ab, wie viel Material ausgetreten ist, und ob es sich mehr um weiche Substanz aus dem Gallertkern oder härtere aus dem Faserring handelt.

Erste Hilfe

Die Akutbehandlung eines schmerzhaften Bandscheibenvorfalls entspricht je nach Beschwerdebild der eines Hexenschusses oder Ischias. Die Entspannung in Stufenlagerung kann durch die damit verbundene Streckung der Wirbelsäule dazu beitragen, dass sich eine vorgewölbte Bandscheibe wieder in ihre ursprüngliche Position zurückzieht und nicht mehr auf den Nerv drückt.

Ein Bandscheibenvorfall kann zwar nicht wieder rückgängig gemacht werden, doch durch Entlasten und Dehnen lässt der Druck des ausgetretenen Materials auf den Nerv meist nach.

Schmerzlindernde und entzündungshemmende Medikamente machen die Beschwerden erträglicher.

Wenn die Schmerzen nach drei bis vier Tagen nicht abklingen, ist ein Arztbesuch zur Abklärung ratsam. Dringend notwendig ist ärztliche Hilfe, wenn die Schmerzen von Lähmungen und Taubheitsgefühlen begleitet sind. Eine Operation ist jedoch nur beim Reithosensyndrom unumgänglich, oder wenn die Schmerzen zwar abklingen, Lähmungserscheinungen aber zunehmen.

Ansonsten ist bei einem Bandscheibenvorfall Geduld die beste Medizin. Eine solche Aussage zu akzeptieren, ist sicher nicht einfach, wenn der akute Schmerz quälend ist. Doch ein Bandscheibenvorfall ist ein vorübergehendes Ereignis: Die ausgelösten Beschwerden verschlechtern sich nicht, sondern bilden sich allmählich zurück. Es kommt also darauf an, für eine begrenzte Zeit so gut wie möglich mit ihnen leben zu lernen. Welche der verschiedenen Behandlungsmöglichkeiten den Schmerz am wirkungsvollsten lindert, ist individuell verschieden. Deshalb sollten Sie ärztliche Hilfe nur als Teil der Behandlung ansehen. Werden Sie selbst aktiv:

Probieren Sie aus, was Ihnen gut tut, und kräftigen Sie Ihren Rücken auf lange Sicht durch mehr Bewegung.

Arthrose

Wie die Bandscheiben verlieren auch die Knorpelflächen der Gelenke mit den Jahren an Flüssigkeit und Elastizität. Sie werden dünner und können Belastungen nicht mehr so gut abpuffern. Verschleißbedingte Veränderungen der Gelenke sind bei fast jedem Erwachsenen feststellbar. Sie sind so häufig, dass sie zu den normalen Alterserscheinungen gezählt werden. Krankheitswert bekommt der Gelenkverschleiß erst, wenn er Beschwerden verursacht.

Eine Arthrose macht sich durch zunehmende Steifheit und Gelenkschmerzen bei Belastung bemerkbar. Meist ist dies jedoch erst im fortgeschrittenen Stadium der Fall.

Wenn die Wirbelgelenke und die großen Gelenke der Schultern und der Hüften durch Abnutzung beeinträchtigt sind, reagieren die Rückenmuskeln häufig mit schmerzhaften Verspannungen. Rückenbeschwerden im Zusammenhang mit Schmerzen in Schulter- oder Hüftgelenken können deshalb ein erstes Symptom für eine Arthrose sein.

Was bei einer Arthrose geschieht

Bewegungen können nur geschmeidig ausgeführt werden, wenn die Gelenke, das Bindegewebe, die Bänder und die Muskulatur reibungslos zusammenarbeiten. Die Beweglichkeit eines Gelenks hängt vom Zustand des Gelenkknorpels und der Gelenkflüssigkeit ab. Der Knorpel wird durch Be- und Entlastung, also durch Bewegung, versorgt: Unter Druck wird frische Gelenkflüssigkeit in das Knorpelgewebe gepresst, bei Entlastung fließt sie wieder ab und transportiert Stoffwechselprodukte mit sich.

Mit den Jahren verändern sich der Wassergehalt und die Beschaffenheit der Gelenkflüssigkeit. Sie kann den Knorpel nicht mehr ausreichend versorgen, die zuvor glatte Knorpeloberfläche wird rau und bricht auf. Knorpelzellen sterben ab, die Knorpelschicht wird allmählich dünner. Druck und Reibung tragen sie immer weiter ab. Häufig bildet sich ein Reizzustand im Gelenk, das später allmählich versteift und verknöchert.

Die Gelenkknochen können sich allmählich verformen und zacken- oder spangenförmige Auswüchse bilden (Osteophyten). Mit dieser zusätzlichen Knochenproduktion versucht der Körper, das Gelenk zu stabilisieren.

Eine Gelenkentzündung setzt einen zerstörerischen Prozess in Gang: Die entzündete Gelenkinnenhaut produziert nicht mehr genügend Gelenkflüssigkeit, und es werden Enzyme freigesetzt, die den Knorpel angreifen. Entzündungsschmerzen und Steifheit führen dazu, dass das Gelenk nicht mehr ausreichend bewegt und der Knorpel nicht mehr richtig versorgt wird, was den Abnutzungsprozess des Gewebes noch zusätzlich beschleunigt.

Wirbelarthrose

Wie jedes andere Gelenk können auch die Wirbelgelenke an einer Arthrose erkranken. Das Risiko für die Entwicklung einer Wirbelarthrose steigt, wenn das Gefüge eines Bewegungssegments nicht mehr stabil ist – zum Beispiel durch Abnutzung einer Bandscheibe oder durch Veränderungen an den Wirbelkörpern. Dadurch werden die Wirbelgelenke überbelastet, und die knorpeligen Gleitflächen verändern sich. Es kommt zu Entzündungs- und Verknöcherungsprozessen, die auch die Gelenkbänder und Sehnenansatzpunkte in Mitleidenschaft ziehen. Es können sich Knochenspangen bilden, die das Gelenk allmählich versteifen lassen.

Ein Anzeichen dafür sind Muskelverspannungen im Bereich der Hals- oder Lendenwirbelsäule, oder Schmerzen und eingeschränkte Beweglichkeit beim Beugen und Drehen des Oberkörpers vor allem am Morgen. Die Dornfortsätze sind druckempfindlich.

Hüftgelenkarthrose

Die Kugelgelenke der Hüfte sind relativ anfällig für Verschleißerscheinungen, denn beim Stehen und Laufen lastet ein Großteil des Körpergewichts auf ihnen. Schnelle Bewegungen können die Belastung noch um ein Mehrfaches erhöhen.

Begünstigende Faktoren sind Vorbelastungen wie eine angeborene Fehlstellung der Hüfte, Wachstumsstörungen, verschieden lange Beine oder Verschiebungen innerhalb der Gelenke zum Beispiel durch eine Wirbelsäulenverkrümmung (Skoliose). Anlaufschwierigkeiten (Steifheit und Schmerzen) beim Gehen, vor allem morgens, können auf Probleme mit den Hüftgelenken hinweisen. Auch unter Belastung können Gelenkschmerzen auftreten.

Ursachen

Alle Einflüsse, die den Stoffwechsel des Knorpelgewebes stören, können zur Entstehung einer Arthrose beitragen: altersbedingter Flüssigkeitsverlust, Bewegungsmangel, Übergewicht, Rauchen, dauerhafte Überbeanspruchung eines Gelenks, Verletzungen, entzündliche Erkrankungen.

Arthrose kann auch die Spätfolge von angeborenen oder erworbenen Fehlkrümmungen der Wirbelsäule, einer Gewebeschwäche, von Entwicklungsstörungen oder Verschiebungen im Gelenk sein. Wenn zum Beispiel Gelenkkopf und Gelenkpfanne nicht optimal ineinander passen, nutzt sich das Knorpelgewebe schneller ab.

Vorbeugung

Einmal geschädigtes Knorpelgewebe regeneriert sich kaum, deshalb ist eine Arthrose nicht ursächlich heilbar. Der Abnutzungsprozess lässt sich jedoch aufhalten. Dazu ist es vor allem wichtig, die Anzeichen einer Arthrose frühzeitig zu erkennen, starke Belastungen des betroffenen Gelenks zu vermeiden und in Bewegung zu bleiben. Schonender, regelmäßiger Sport wie zum Beispiel Radfahren hilft, das

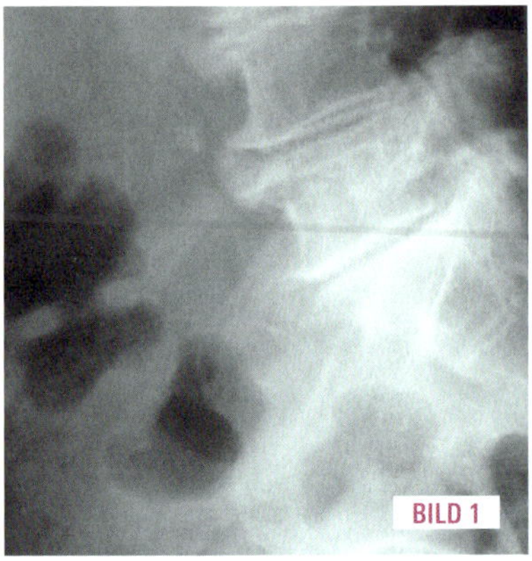
BILD 1

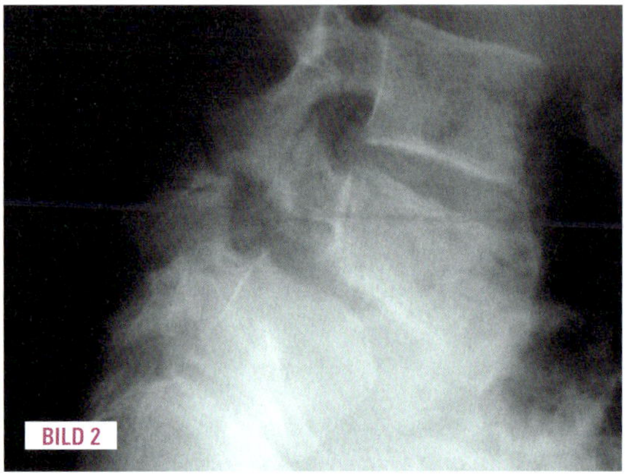
BILD 2

Knorpelgewebe ausreichend zu versorgen und das Gelenk beweglich zu erhalten.

Eine ausgewogene Ernährung mit genügend Vitaminen und Mineralstoffen schützt vor Arthrose und baut gelenkbelastendes Übergewicht ab. Da das Rauchen neben vielen anderen Krankheiten auch Arthrose begünstigt, ist es ratsam, damit aufzuhören.

Erste Hilfe

Bei plötzlich auftretenden Gelenkschmerzen helfen kurzfristige Schonung des betroffenen Gelenks, Kühlung und Schmerzmittel. Wärme beruhigt die verspannten Muskeln. Sobald die Schmerzen abklingen, sind leichte Bewegungsübungen sinnvoll, die das Gelenk nicht belasten. Gelenkverletzungen sollten vollständig auskuriert werden. Sportler dürfen nach einer solchen Verletzung auf keinen Fall zu früh wieder mit dem Training beginnen.

Bei akuten Gelenkschmerzen, die nicht innerhalb von drei bis vier Tagen abklingen, sollte die Ursache der Beschwerden ärztlich abgeklärt werden.

Wirbelkanalstenose

Bei einer Wirbelkanalstenose (Spinalkanalstenose) ist der Wirbelkanal, in dem das Rückenmark verläuft, verengt. Es können auch die Zwischenwirbellöcher, durch die die Spinalnerven austreten, von der Verengung betroffen sein. Beschwerden entstehen häufig, wenn Rückenmarks- oder Spinalnerven eingeengt werden. Welche Symptome auftreten, hängt von der Stärke und dem Ort des Engpasses ab: Wenn die Nerven im Bereich der Halswirbelsäule bedrängt sind, kann sich ein Schulter-Arm-Syndrom ausbilden. Ist der Bereich der Lendenwirbelsäule betroffen, können Ischiasschmerzen die Folge sein. Typische Zeichen einer Stenose sind Schmerzen und Schwäche in den Beinen. Beim Gehen zwingen die Beschwerden dann immer wieder zu Pausen. Die Symptome entstehen selten plötzlich, sondern nehmen über Monate oder Jahre langsam zu. Häufig verringern sich die Schmerzen beim Vorbeugen des Rumpfes, denn die Aufrichtung des Hohlkreuzes weitet den Spinalkanal, und der Druck auf die Nerven lässt nach.

Ursachen

Meist sind degenerative Veränderungen die Ursache für eine Verengung des Wirbelkanals. So können Knochenauswüchse (Osteophyten), verdickte Wirbelgelenke, Bandscheibenvorwölbungen, Narbengewebe oder Verschiebungen der Wirbel den Rückenmarksnerven den Raum nehmen. Das Band, das den Wirbelkanal hinten auspolstert, kann sich verdicken oder vorwölben und die Nerven bedrän-

BILD 1 Knochenanwüchse an den Wirbelkörpern
BILD 2 Wirbelgleiten

gen. Bei manchen Menschen ist der Wirbelkanal von Geburt an sehr eng; geringe Störungen können dann reichen, um die Nerven zu bedrängen.

Behandlung

Rückenschmerzen durch eine Wirbelkanalstenose können sehr hartnäckig sein und auf die üblichen Behandlungsmethoden nur kurzfristig ansprechen. Eine physiotherapeutische Behandlung mit speziellen Übungen kann den Wirbelkanal etwas erweitern. Bei einer starken Stenose kann jedoch letztlich eine Operation nötig werden, die den Nerven wieder mehr Platz verschafft.

Wirbelgleiten

Beim Wirbelgleiten (Spondylolisthesis) verschieben sich zwei Wirbel gegeneinander; meist gleitet der obere von zwei Wirbeln über den unteren nach vorn. Das Phänomen, das in der Regel den letzten oder vorletzten Lendenwirbel betrifft, kann angeboren, im Jugendalter erworben oder verschleißbedingt sein. Die instabilen Wirbel belasten die betroffenen Wirbelgelenke und die Bandscheiben. Dies kann zum Beispiel Muskelverspannungen hervorrufen. Nervenreizungen, Lähmungen oder Empfindungsstörungen können dann auftreten, wenn durch das Gleiten ein Nerv gedehnt oder eingeengt wird.

Andererseits können gut ausgebildete Rumpfmuskeln auch Gleitwirbel stabil halten. Die meisten Wirbel bleiben in der verschobenen Stellung stabil. Nach Schätzungen macht sich ein Wirbelgleiten nur etwa bei der Hälfte aller Betroffenen durch Schmerzen bemerkbar.

Ursachen

Ein angeborener oder im Jugendalter erworbener Gleitwirbel wird nur durch Bänder und Sehnen zusammengehalten, weil Wirbelkörper und Wirbelbogen nicht richtig zusammengewachsen sind (Spondylolyse). Ein erhöhtes Risiko haben junge Leistungssportler, die ihre Wirbelsäule häufig stark nach hinten biegen, wie Kunstturner, Delfinschwimmer oder Speerwerfer.

Verschleißbedingtes Wirbelgleiten bei älteren Erwachsenen kann auch von überdehnten Bändern herrühren. Und ein starkes Hohlkreuz scheint die Ausbildung von Gleitwirbeln im Lendenbereich zu begünstigen.

Abhilfe

Akute Schmerzen sprechen auf die übliche entspannende und schmerzlindernde Behandlung an. Auf Dauer ist die beste Therapie die Kräftigung der Rumpfmuskeln, denn starke Muskeln wirken wie ein natürliches Korsett. Sie verspannen sich nur selten und können den instabilen Wirbel an seinem Platz halten.

Im Alltag ist Vorsicht bei Drehbewegungen geboten; schweres Heben sollte man anderen überlassen.

Wenn die Diagnose ergibt, dass ein stark gelockerter Gleitwirbel auf die Rückenmarksnerven drückt, kann eine Operation notwendig werden.

Facettensyndrom

Durch Verschleiß geschädigte Wirbelgelenke können sich bei starken Belastungen verkanten und Abwehrverspannungen in den Rückenmuskeln hervorrufen. Die Schmerzen bei einem Facettensyndrom (Facetten = Wirbelgelenke) sind belastungs- und bewegungsabhängig und können bis in die Beine ausstrahlen.

Beschwerden, die von den Wirbelgelenken ausgehen, unterscheiden sich von Ischiasschmerzen dadurch, dass sie nicht auf die Rück- und Außenseiten der Ober- und Unterschenkel begrenzt sind. Deshalb werden sie auch als pseudo-radikulär bezeichnet. Ein weiteres Kennzeichen ist, dass Betroffene zwar unwillkürlich eine Schonhaltung einnehmen, sie aber nicht bei jeder Bewegung beibehalten.

Iliosakralsyndrom

Die wenig beweglichen Kreuzbein-Darmbein-Gelenke (Iliosakralgelenke) müssen wie die Hüftgelenke beim Gehen und Stehen starken Druckbelastungen standhalten. Verschleißerscheinungen und plötzliche Erschütterungen durch einen Stoß, einen Aufprall oder eine Verdrehung können dazu führen, dass sich die Gelenkflächen gegeneinander verschieben, blockieren und einen Reizzustand auslösen. Eine solche Verkantung kann Kreuzschmerzen hervorrufen, aber auch unbemerkt bleiben. Blockierte Kreuzbein-Darmbein-Gelenke bewirken typischerweise Druckempfindlichkeit und dumpfe, in den unteren Rücken und manchmal in den Oberschenkel oder bis in die Waden ausstrahlende Schmerzen. Die Muskeln des unteren Rückens reagieren oft mit starken Verspannungen.

Löst sich die Blockade nicht, kann dies auf Dauer zu einem Beckenschiefstand führen. Die Fehlstellung des knöchernen Beckenrings beeinflusst wiederum die Stellung der Hüftgelenke: Sie können sich leicht nach oben oder unten verschieben. Die Beine wirken dadurch unterschiedlich lang. Ein ausgeprägter Beckenschiefstand stört die Symmetrie des Halteapparats, im Laufe der Zeit verbiegt sich die Wirbelsäule zu den Seiten – das Risiko für Abnutzungserscheinungen steigt.

Abhilfe

Neben der üblichen schmerzlindernden und muskelentspannenden Behandlung können physiotherapeutische Übungen und manuelle Therapie eine Blockade der Wirbel- oder Iliosakralgelenke wieder lösen. Die Folgen eines Beckenschiefstands lassen sich durch regelmäßige spezielle Übungen bis zu einem gewissen Grad ausgleichen.

HALTUNGSMUSTER UND WIRBELSÄULENVERKRÜMMUNGEN

Orthopädinnen und Orthopäden sprechen von Hohlkreuz oder Rundrücken als „Haltungsstörungen". Tatsächlich sind solche „Störungen" oft individuelle, manchmal nur zeitweise auftretende Haltungsmuster. Wenn Beschwerden auftreten, lassen sie sich durch gezieltes Muskeltraining und eine entsprechende Haltungsschulung ausgleichen.

Ein ernsthafteres Krankheitsbild, das bereits im Kindes- oder Jugendalter auftritt, ist dagegen die Seitverbiegung der Wirbelsäule (Skoliose).

Hohlkreuz

Ein Hohlkreuz (Hyperlordose) bezeichnet einen Haltungsfehler, bei dem die natürliche Krümmung der Lendenwirbelsäule nach vorn (Lordose) übermäßig stark ausgeprägt ist. Die Ursache ist in der Regel eine schlaffe Bauch- und eine verkürzte Rückenmuskulatur, oft in Kombination mit Übergewicht. Dabei zieht das Gewicht des Bauches die Lendenwirbelsäule nach vorn, Kreuzbein und Beckenring geben nach, und die gesamte Hüftpartie verschiebt sich leicht nach hinten.

Umgekehrt kann eine Fehlstellung der Hüfte die Lendenwirbelsäule in ein Hohlkreuz zwingen – ein Effekt, den auch das Stehen und Gehen auf hochhackigen Schuhen bewirken.

Beschwerden durch eine Hyperlordose entstehen meist durch schmerzhafte Muskelverspannungen und Reizungen an den Sehnenansatzpunkten. Das Bauchgewicht zerrt an Sehnen und Bändern, die überforderten Rumpfmuskeln verkrampfen bei der Anstrengung, die Wirbelsäule trotz der unnatürlichen Krümmung im Lendenbereich aufrecht zu halten. Viele Hochschwangere klagen deshalb auch über Kreuzschmerzen.

Langfristig kann ein Hohlkreuz zu einem Verschleiß der Wirbelgelenke und zu hartnäckigen Irritationen im Bereich der Kreuzbein-Darmbein-Gelenke führen.

Abhilfe

Gegen akute Beschwerden helfen Entspannung in Stufenlagerung, Wärme und schmerzlindernde Medikamente. Es kann auch helfen, immer wieder die Bauchmuskulatur bewusst anzuspannen.

Wenn starke Kreuzschmerzen nach vier Tagen nicht abklingen oder sich sogar verschlimmern, ist ein Arztbesuch notwendig, um auszuschließen, dass die Beschwerden durch eine ernsthafte Erkrankung verursacht werden.

Auf Dauer ist einem Hohlkreuz mit konsequentem Training der Bauch- und Rückenmuskulatur am besten beizukommen. Ausgewogene Ernährung und viel Bewegung bauen Übergewicht allmählich, aber nachhaltig ab und Muskelkraft auf. Hochhackige Schuhe sollten möglichst nur bei besonderen Anlässen getragen werden.

VON LINKS NACH RECHTS
Normale Wirbelsäule, Hohlkreuz, Rundrücken, Seitverkrümmung (Skoliose)

Rundrücken

Beim Rundrücken (Kyphose) krümmt sich die Brustwirbelsäule zu stark nach hinten. In den meisten Fällen ist diese klassische „schlechte Haltung" mit hängenden Schultern und gesenktem Kopf auf eine Schwäche der Rücken- und Brustmuskulatur zurückzuführen. Auch seelische Probleme können den Oberkörper niederdrücken. Ein jugendlicher Rundrücken ist meist eine vorübergehende Erscheinung.

Ein krummer Rücken kann ein typisches Zeichen der Bechterew-Krankheit oder einer Osteoporose im fortgeschrittenen Stadium sein. Auch andere Knochenerkrankungen können zum Zusammenbruch der Wirbelkörper und damit zur unnatürlichen Verkrümmung der Brustwirbelsäule führen.

Schmerzen werden wie bei der Hyperlordose in der Regel durch Muskelverspannungen und Sehnenreizungen ausgelöst. Ein Rundrücken kann auch zu Verschleißerscheinungen der Halswirbelsäule führen und Verspannungen im Nackenbereich auslösen.

Abhilfe

Schmerzende Verspannungen können durch wärmende Packungen oder ein warmes Vollbad, starke Beschwerden zusätzlich mit Schmerztabletten gelöst werden. Entspannung in Bauchlage beruhigt Muskeln sowie Nerven und hilft, die Wirbelsäule zu strecken.

Durch Haltungsschulung, gezielte Kräftigungsübungen und einen geeigneten Sport (zum Beispiel Schwimmen) lässt sich die Beweglichkeit verbessern. Wenn der Rücken stark gekrümmt ist, ist eine krankengymnastische Anleitung zur Aufrichtung sinnvoll.

Bei sehr ausgeprägter oder sich verstärkender Fehlhaltung, häufigen Schmerzattacken im Bereich der Brustwirbelsäule und akuten Beschwerden, die länger als vier Tage andauern, sollte eine ärztliche Abklärung erfolgen.

Scheuermann-Krankheit

Die nach ihrem Erstbeschreiber, dem Radiologen Holger W. Scheuermann (1877–1960) benannte Erkrankung ist eine Wachstumsstörung im Bereich der Wirbelkörper. Sie tritt mit Beginn der Pubertät auf und kommt am Ende des Wachstums zum Stillstand.

Da die meisten Scheuermann-Erkrankungen unerkannt bleiben, weil sie milde verlaufen und lediglich zu einem leichten Rundrücken führen, sind verlässliche Angaben über die Häufigkeit der Erkrankung kaum möglich. Während Mädchen häufiger einen „normalen" pubertären Rundrücken haben, trifft die Scheuermann-Krankheit besonders Jungen.

Bei dieser Erkrankung ist die Entwicklung der Brustwirbel gestört. Die Abschlussplatten der Wirbelkörper brechen ein. Die Bandscheiben drücken in das nachgebende Knochengewebe. Die Wirbelkörper verformen sich im Verlauf der Erkrankung zu Keilwirbeln: Sie bleiben vorn flacher als im hinteren Teil, wodurch

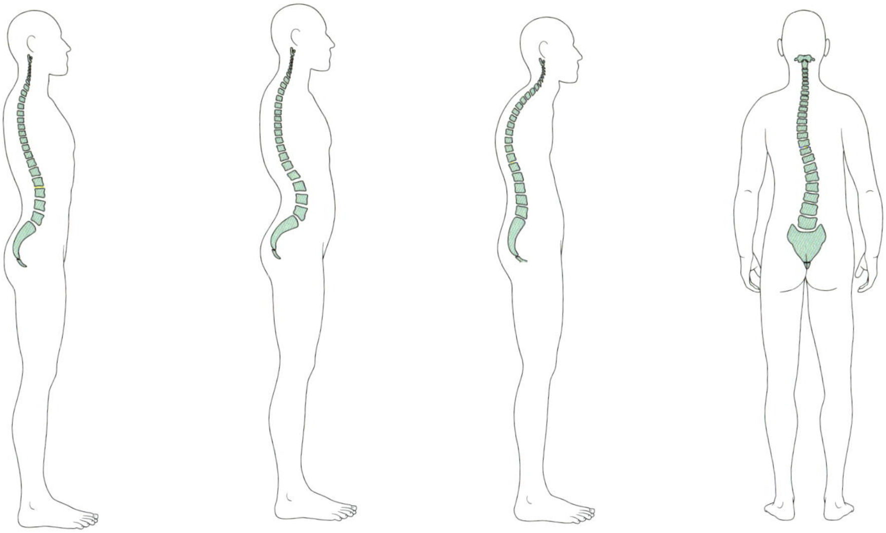

die Brustwirbelsäule allmählich eine verstärkte Kyphose entwickelt.

Beschwerden verursacht eine Scheuermann-Krankheit meist nur bei der seltenen stark ausgeprägten Variante mit schnell fortschreitender Wirbelsäulenverkrümmung. Sie kann von schmerzhaften Verspannungen und Steifheit im mittleren Wirbelsäulenabschnitt begleitet sein.

Ursachen

Die genauen Mechanismen der Krankheitsentstehung sind unbekannt. Man nimmt an, dass die Erkrankung zum Teil anlagebedingt ist. So kann eine Gewebeschwäche der Grund für eine zu geringe Belastbarkeit des Wirbelknochens sein. Häufiger Druck auf die Vorderseite der Wirbelkörper, zum Beispiel bei stundenlangem gebeugtem Sitzen oder einer generell „schlechten Haltung“, wird dann zum Auslöser der Erkrankung.

Behandlung

Mit spezieller Bewegungstherapie, Übungen zur Kräftigung der Rumpfmuskulatur, Schwimmen und allgemeinem Bewegungstraining lässt sich das Fortschreiten der Verkrümmung in der Regel zum Stillstand bringen. Im Alltag sollen Jugendliche mit Scheuermann auf eine möglichst gerade Haltung achten und so oft wie möglich Positionen einnehmen, die dem Rundrücken entgegenwirken – zum Beispiel eine Weile in Bauchlage lesen oder fernsehen. Zum Arbeiten im Sitzen ist eine schräg gestellte Tischplatte hilfreich.

Skoliose

Die Skoliose ist wie die Scheuermann-Krankheit eine Wachstumsstörung der Wirbelsäule. Sie tritt häufig schon im Kindesalter auf und ist mit dem Ende der Pubertät meist abgeschlossen.

Bei einer Skoliose streckt sich die Wirbelsäule während des Wachstums nicht entlang einer senkrechten Achse, sondern verbiegt sich allmählich zu den Seiten. Dabei verdrehen sich die einzelnen Wirbel gegeneinander. In den verkrümmten Abschnitten versteift die Wirbelsäule häufig, deshalb verursacht eine Skoliose nicht immer Schmerzen.

Eine leichte Skoliose wird häufig erst im Erwachsenenalter entdeckt, wenn der Rücken aufgrund von frühzeitigen Verschleißerscheinungen und Verspannungen Probleme macht.

Leichte Wirbelsäulenverkrümmungen bei kleinen Kindern sind meist Fehlhaltungen, die sich in der Regel gut korrigieren lassen. Echte Skoliosen bei größeren Kindern und Jugendlichen beschleunigen sich durch den pubertären Wachstumsschub.

Eine Skoliose unterscheidet sich von einer einfachen Seitverbiegung der Wirbelsäule, die sich zum Beispiel durch einen Beckenschiefstand oder auch starke Muskelverhärtungen ausbilden kann, durch die Verdrehung der Wirbel und dadurch, dass die Krümmung dauerhaft bestehen bleibt. Je nach Definition erkranken zwei bis vier Prozent der Jugendlichen an einer Skoliose, Mädchen sind etwa viermal häufiger betroffen als Jungen.

Die Schwere einer Skoliose wird nach dem Grad der Verkrümmung (gemessen am im Röntgenbild erkennbaren Verkrümmungswinkel) eingestuft. Sichtbar wird die Verkrümmung oft erst in einem fortgeschrittenen Stadium. Ein deutliches Zeichen für die Skoliose ist ein von den Rippen gebildeter Buckel, der sich beim Vorbeugen auf einer Rückenhälfte zeigt. Das Becken, die Taille und die Schultern können erkennbar schief zueinander stehen.

Ursachen

Was die Seitverkrümmung der Wirbelsäule auslöst, bleibt in den meisten Fällen unklar. Nur bei etwa 15 Prozent der Skoliosen lässt sich eine eindeutige Ursache finden, zum Beispiel eine angeborene oder rachitische Fehlbildung der Skelettknochen, die Ausbildung von Keilwirbeln, eine Muskel- oder Bindegewebeschwäche, Lähmung, Entzündung, Verletzung oder eine ausgeprägte Hüftfehlstellung aufgrund unterschiedlich langer Beine.

Behandlung

In leichten Fällen bis zu einer Verkrümmung von 20 Grad helfen spezielle Bewegungstherapie und ein allgemeines körperliches Training zur Kräftigung der Muskulatur und Verbesserung der Beweglichkeit. Regelmäßige orthopädische Kontrolluntersuchungen sind nötig, um ein Fortschreiten rechtzeitig erkennen und entsprechend behandeln zu können.

Spätestens ab einer Krümmung von 30 Grad ist ein individuell angepasstes Stützkorsett (Orthese) sinnvoll, das die Wirbelsäule in Lotrichtung hält und eine weitere Verbiegung verhindert. Damit die Muskeln durch das ständige Tragen des Korsetts nicht erschlaffen, ist ein begleitendes regelmäßiges Training besonders wichtig.

Fortschreitende Verkrümmungen ab 50 Grad lassen sich konservativ meist nicht erfolgreich behandeln. Um die physisch und psychisch sehr belastende Verformung des Körpers zu stoppen, ist in schweren Fällen eine Operation nötig.

Grundsätzlich wird Menschen mit Skoliose ein regelmäßiges, kontinuierliches Training empfohlen. Es kann in jedem Lebensalter helfen, einer Verschlechterung der Erkrankung vorzubeugen und Beschwerden zu lindern.

ENTZÜNDLICHE ERKRANKUNGEN

Krankhafte Entzündungen und Veränderungen der Gelenke, Knochen, Sehnen und Muskeln werden zu den rheumatischen Erkrankungen gezählt. Der Begriff „Rheuma" ist ein Sammelbegriff für verschiedene Erkrankungen des Halte- und Bewegungsapparats. Wenn diese die Wirbelsäule und die angrenzenden Gewebe betreffen, gehören Rückenschmerzen zu den häufigsten Symptomen.

Man unterscheidet zwischen degenerativem Rheuma, Weichteilrheuma, Gicht und entzündlichem Rheuma.

Weichteilrheuma bezeichnet die schmerzhafte Veränderung von Sehnen, Binde- und Muskelgewebe, wie zum Beispiel bei der Fibromyalgie, einer meist chronischen Schmerzerkrankung, oder bei Muskelverhärtungen (Myogelosen).

Die Gicht ist eine Stoffwechselerkrankung, bei der sich Harnsäurekristalle in den Gelenken ablagern und dort Entzündungen verursachen.

Die häufigste entzündliche rheumatische Erkrankung ist die chronische Gelenkentzündung.

Chronische Gelenkentzündung

Bei einer chronischen Gelenkentzündung (auch als rheumatoide Arthritis oder Polyarthritis bezeichnet) sind mehrere Gelenke entzündet und verformen sich allmählich. Erste Anzeichen der Erkrankung können häufige Müdigkeit und Erschöpfung, Appetitlosigkeit, Gewichtsverlust und Kraftlosigkeit sein, auch gepaart mit leichtem Fieber.

Später machen sich die Gelenke allmählich bemerkbar: Morgens fühlt man sich steif und unbeweglich, manche Gelenke – häufig zuerst beide Handgelenke – sind leicht geschwollen und schmerzen. Die Hände verlieren an Kraft, es fällt immer schwerer, Gegenstände zu greifen oder ein Glas sicher zu halten.

Eine chronische Gelenkentzündung verläuft unvorhersehbar und tritt bei vielen Betroffenen in unterschiedlich starken Schüben auf. Während einer akuten Entzündungsphase schwellen die Gelenke an, werden heiß und schmerzen. Dabei entzündet sich zuerst die Innenhaut der Gelenkkapsel. Das Gewebe lagert vermehrt Wasser ein, die Gelenkflüssigkeit verändert sich. Damit wird ein Prozess in Gang gesetzt, der ähnlich wie bei der Arthrose den Knorpel und manchmal auch den darunter liegenden Knochen dauerhaft schädigt. Die Funktion des Gelenks bleibt beeinträchtigt, es verformt sich und wird unbeweglich. Durch Schonhaltungen und mangelnde Bewegung verlieren allmählich auch die umgebenden Muskeln an Kraft.

Die Wirbelgelenke sind eher selten in Mitleidenschaft gezogen. Beschwerden im Bereich der Schultern und des Nackens sind dabei häufiger als Kreuzschmerzen. Sind die Gelenke der Halswirbelsäule betroffen, kann es durch Lockerungen und

Veränderungen in den Bewegungssegmenten zu Symptomen wie beim Schulter-Arm-Syndrom kommen.

Ursachen

Was die Entzündungsreaktion in Gang setzt, ist bisher ungeklärt. Man weiß lediglich, dass das Immunsystem direkt beteiligt ist und „überschießend" reagiert: Eine Infektion, eine Verletzung oder Überlastung wird nicht angemessen, sondern viel zu heftig abgewehrt. Die körpereigenen Abwehrzellen bekämpfen nicht nur die Angreifer – zum Beispiel Viren oder Bakterien –, sondern richten sich auch gegen das körpereigene Gewebe, das mit einer Entzündung reagiert. Diese zerstörerische Reaktion wird als Autoimmunreaktion bezeichnet.

Eine familiäre Veranlagung scheint die Entstehung einer Arthritis ebenso zu begünstigen wie hormonelle Einflüsse. Frauen erkranken etwa zwei- bis dreimal so oft wie Männer. Ältere Menschen haben häufiger eine chronische Gelenkentzündung als jüngere.

Behandlung

Um den Entzündungsprozess aufzuhalten und die Verformung und Zerstörung der Gelenke zu verhindern, setzt man heute auf eine möglichst frühzeitige Therapie mit entzündungshemmenden Medikamenten und Mitteln, die die Reaktion des Immunsystems beeinflussen. Die Behandlung wird am besten durch Fachärztinnen oder -ärzte für Rheumatologie durchgeführt. Sie muss individuell abgestimmt und je nach Verlauf der Krankheit neu angepasst werden.

Um die fortschreitende Bewegungseinschränkung aufzuhalten, wird die medikamentöse Therapie durch ein spezielles Bewegungsprogramm, Bewegungstherapie und physikalische Therapie begleitet.

Vorsicht: Massagen verbieten sich, da sie die veränderten Gelenke und gereizten Nerven zusätzlich belasten können. Dies gilt besonders für den Bereich der Halswirbelsäule.

Bechterew-Krankheit

Die Bechterew-Krankheit (Spondylitis ankylosans) ist eine entzündlich-rheumatische Erkrankung, die hauptsächlich die Wirbelgelenke trifft. Sie ist nach dem russischen Neurologen Wladimir Bechterew (1857–1927) benannt, der die Krankheit erstmals beschrieben hat. Hierzulande erkranken etwa 0,5 Prozent der Bevölkerung daran, Männer wesentlich häufiger als Frauen. Die Krankheit tritt meist zwischen dem 15. und 35. Lebensjahr auf, sehr selten auch später.

Die Versteifung (Ankylose) und Verkrümmung der Wirbelsäule nach vorn (Kyphose) gilt als typisch. Sie kennzeichnet aber nur das Spätstadium der Erkrankung, ebenso wie bei einer weit fortgeschrittenen Scheuermann-Krankheit oder einer Osteoporose. Die Erscheinungsformen und Beschwerden der Bechterew-Krankheit sind sehr unterschiedlich. Als chronische Erkrankung kann sie in Schüben auftreten. Bei den meisten Patienten verläuft sie jedoch mild, verursacht nur wenig Beschwerden und kommt bald nach dem Ausbruch wieder zum Stillstand.

Die Bechterew-Krankheit beginnt mit Entzündungen in den Wirbelgelenken, und zwar von den Kreuzbein-Darmbein-Gelenken an aufwärts. Nur selten sind auch die Rippenwirbelgelenke oder die Bandscheiben betroffen. Die Gelenkflächen und Bänder verwachsen miteinander und verknöchern allmählich. Die Gelenke versteifen, es bilden sich Knochenspangen. Die Wirbelsäule wird immer unbeweglicher und krümmt sich nach vorn, im (seltenen) Endstadium ist deshalb die natürliche Lordose der Lendenwirbelsäule und der Halswirbelsäule verflacht und die Brustwirbelsäule formt einen Rundrücken (Buckel). Der Brustkorb lässt sich nicht mehr dehnen, die Atmung ist beeinträchtigt. Der Kopf ist nach vorn gebeugt und lässt sich kaum noch zu den Seiten bewegen, das Sichtfeld ist stark eingeschränkt. Die Schmerzen lassen mit zunehmender Versteifung nach.

Frühe Symptome einer Bechterew-Krankheit sind über Wochen anhaltende dumpfe Kreuzschmerzen, die sich vor allem nachts und am frühen Morgen verstärken. Sie strahlen von den Kreuzbein-Darmbein-Gelenken in den unteren Rücken und die Oberschenkel aus. Typisch ist, dass sich die Beschwerden in Ruhestellung verstärken, Bewegung jedoch schmerzlindernd wirkt. Dies ist bei verschleißbedingten Rückenschmerzen umgekehrt.

Auch die Schulter-, Hüft- und Kniegelenke, die Sehnenansätze sowie Darm, Harnröhre und Prostata können sich entzünden. 40 Prozent der Betroffenen entwickeln im Verlauf der Krankheit eine Entzündung der Regenbogenhaut des Auges (Iritis).

Ursachen

Was die Bechterew-Krankheit auslöst, ist bis heute unbekannt. Für den Entzündungsprozess sind Fehlreaktionen des Immunsystems verantwortlich. Da die Krankheit in manchen Familien gehäuft auftritt, spielt wahrscheinlich auch eine genetische Veranlagung eine Rolle.

Bei 90 bis 95 Prozent der Bechterew-Patienten lässt sich durch eine Blutuntersuchung ein Immunantigen (HLA-B27) nachweisen. Zwar erkranken nur wenige, die dieses Antigen im Blut haben, doch es scheint die normale Immunabwehr zu stören und zur Entstehung der Gelenkentzündungen beizutragen.

Abhilfe

Eine ursächliche Behandlung und Heilung ist nicht möglich. Durch eine optimale Therapie der Symptome lässt sich das Fortschreiten der Erkrankung jedoch begrenzen. Deshalb ist es sehr wichtig, dass sie frühzeitig erkannt und ärztlich behandelt wird.

Ein wichtiger Teil der Behandlung liegt jedoch in den Händen der Betroffenen:

BILD 1 Gesunde Wirbelkörper
BILD 2 Der mittlere Wirbelkörper ist osteoporosebedingt eingebrochen.

Sie besteht vor allem darin, die Wirbelsäule durch konsequente tägliche Gymnastik, Haltungskontrolle und geeigneten Sport beweglich zu halten. Bewegung und Sport kräftigen zudem die Muskeln und verhindern, dass sich ein muskuläres Ungleichgewicht ausbildet. Als Ruheposition auch für Entspannungsübungen empfiehlt sich die Bauchlage, weil sie der Kyphose der Brustwirbelsäule entgegenwirkt. In allen Lebenslagen ist es wichtig, auf eine aufrechte Haltung zu achten und das Bewegungssystem nicht zu überlasten.

Entzündungshemmende und schmerzlindernde Medikamente, Wärme- und Kälteanwendungen helfen bei einem akuten Schub. Operiert wird nur bei einer stark behindernden Verkrümmung der Wirbelsäule oder wenn das Hüftgelenk so stark geschädigt ist, dass ein künstliches Gelenk eingesetzt werden muss.

Infektionen

In seltenen Fällen können Bakterien eine Entzündung der Wirbel (Spondylitis) oder der Bandscheiben (Spondylodiszitis) hervorrufen. Dabei dringen die Bakterien über die Blutgefäße bis in die Wirbelknochen vor und schädigen das Knochengewebe. Die Bandscheibe selbst ist nur indirekt betroffen, bei einer Diszitis entzündet sich vielmehr das Gewebe im Übergang zwischen Bandscheibe und Knochenhaut der Wirbelkörper.

Eine Wirbel- oder Bandscheibenentzündung bewirkt heftige, bohrende Schmerzen im Bereich des betroffenen, stark berührungsempfindlichen Wirbelsäulenabschnitts, die in keiner Körperhaltung und auch in Stufenlagerung nicht nachlassen. Ein allgemeines Krankheitsgefühl, Müdigkeit und leichtes Fieber kommen hinzu. Wenn bei einer starken Entzündung die Nerven in Mitleidenschaft gezogen sind, können Symptome wie bei einer Ischialgie auftreten. Häufig sind auch begleitende Muskelschmerzen.

Ursachen

Die Ursache kann eine allgemein geschwächte Immunabwehr sein. Die Entzündung kann auch als Begleiterscheinung zum Beispiel einer Infektion im Becken- oder Bauchraum, einer Tuberkulose oder einer durch Zecken übertragenen Lyme-Borreliose auftreten.

Und schließlich besteht auch bei einer Wirbelsäulenoperation ein sehr geringes Risiko, dass Bakterien aus der Umgebung über die Wunde bis zu den Wirbelknochen vordringen.

Behandlung

Eine Wirbelsäulenentzündung muss im Krankenhaus behandelt werden. Durch rechtzeitige Therapie mit Antibiotika und Ruhigstellen der Wirbelsäule durch strenge Bettruhe heilt sie in der Regel vollständig aus, allerdings oft erst nach Wochen. In schweren Fällen kann eine Operation zur Entfernung des Infektionsherds nötig werden.

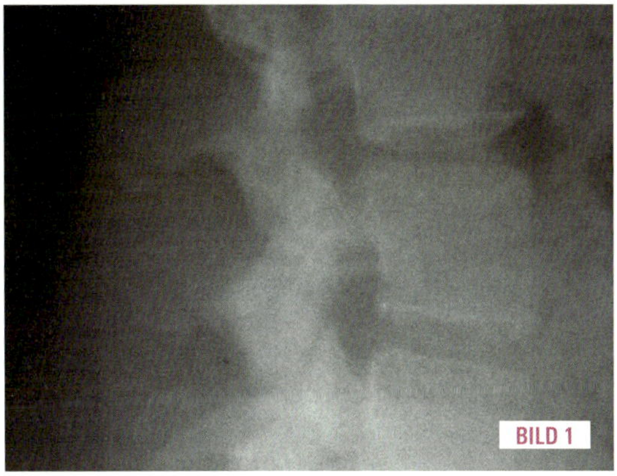

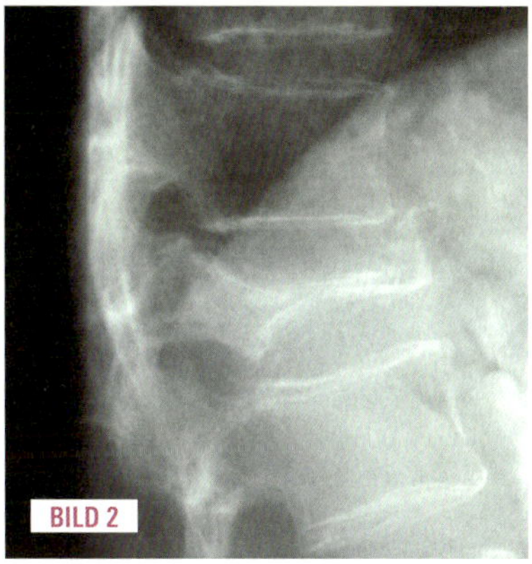

OSTEOPOROSE

Knochen sind lebendige Körpergewebe. Ihr Stoffwechsel reguliert den ständigen Auf- und Abbau der Knochenmasse aus Kalzium und Phosphaten durch Osteoblasten (Zellen, die Knochengewebe bilden bzw. aufbauen) und Osteoklasten (Zellen, die Knochensubstanz abbauen). Bei der Osteoporose entgleist das Gleichgewicht dieser Stoffwechselprozesse: Es wird mehr Kalzium und Phosphat abgebaut als eingelagert. Die Stabilität der Knochen nimmt dadurch ab, sie werden leichter und brüchiger. Dieser schleichende Prozess zeigt sich am deutlichsten durch die Neigung zu Knochenbrüchen bei geringer Belastung. So kommt es häufig vor, dass sich ältere Menschen schon bei einem leichten Sturz den Oberschenkelhalsknochen brechen.

Normalerweise brechen Knochen nur, wenn sie extrem belastet werden. Am stabilsten sind sie zwischen dem 20. und 40. Lebensjahr – wenn das Skelettsystem ausgereift ist und der Knochenstoffwechsel reibungslos funktioniert. Danach nimmt die Knochendichte allmählich ab. Durch den natürlichen altersbedingten Abbau gehen bei Frauen wie Männern pro Jahr durchschnittlich 0,4 Prozent an Knochenmasse verloren. Bei der Osteoporose kann der Verlust bis zu vier Prozent jährlich betragen. Körperliche Aktivität kann diesen Prozess jedoch wirksam aufhalten.

Eine Osteoporose verläuft lange schleichend und unbemerkt. Sie macht sich häufig erst durch Schmerzen bemerkbar, wenn ein porös gewordener Wirbelkörper einbricht. Akute Schmerzen durch Wirbeleinbrüche können ähnlich heftig sein wie bei einem Bandscheibenvorfall und nehmen typischerweise im Laufe des Tages zu. Sie können einige Tage, aber auch Wochen andauern. Erneute Brüche können immer wieder Schmerzattacken auslösen.

Im Gefolge solcher Brüche kommt es zu Verformungen der Wirbel. Eine Häufung von Wirbelkörperbrüchen verändert die Statik der Wirbelsäule und lässt die Betroffenen kleiner werden. Über die Jahre bildet sich ein typischer Rundrücken, der – wenig charmant – auch „Witwenbuckel" genannt wird. Diese Verkrümmung verursacht chronische Schmerzen durch Reizungen und Überdehnungen der Bänder, Sehnen und kleinen Wirbelgelenke. Die Muskulatur ist überlastet und verspannt, die Nerven sind gereizt.

Bei einer fortgeschrittenen Osteoporose sind die Beweglichkeit und die Atemfunktion eingeschränkt. Die Betroffenen haben häufig chronische Schmerzen, die eigenständig behandelt werden müssen.

Die Rolle der Hormone

Geschlechtshormone spielen eine wichtige Rolle im Knochenstoffwechsel beziehungsweise beim Auf- und Abbau von Knochensubstanz. Zusätzlich beeinflussen sie den Kalziumhaushalt des Organismus. Deshalb haben Menschen, in deren Organismus wenig Geschlechtshormone wirken, ein höheres Risiko, mit den Jahren spürbar an Knochenmasse zu verlieren.

Bei Frauen nimmt die körpereigene Produktion des weiblichen Geschlechtshormons Östrogen in den Wechseljahren in einem relativ kurzen Zeitraum deutlich ab. Der weibliche Organismus muss sich auf ein neues, deutlich niedrigeres hormonelles Gleichgewicht einpendeln. In dieser Phase kann auch der Knochenstoffwechsel aus dem Takt geraten: Die Knochen verlieren an Substanz.

INFO

Krankheitszahlen als Definitionssache

Über die Verbreitung der Osteoporose herrscht Unsicherheit. Manche Fachleute schätzen, dass in Deutschland etwa drei Millionen Menschen betroffen sind, andere Schätzungen gehen von sieben Millionen aus. Die einen halten sie für eine unterschätzte Volkskrankheit, die anderen weisen darauf hin, dass die Zahl der registrierten Osteoporose-Fälle erst empor geschnellt ist, seit die Weltgesundheitsorganisation (WHO) 1990 die diagnostischen Kriterien für die Erkrankung neu definiert hat.

Laut WHO gilt die Definition: Eine Osteoporose liegt vor, wenn die gemessene Knochendichte mehr als zweieinhalb Standardabweichungen von der maximal erreichten Knochendichte junger Erwachsener nach unten abweicht. Ungenauigkeiten bei der Knochendichtemessung und individuell unterschiedliche „Ausgangsmassen" begründen jedoch Zweifel an den Standardwerten.

Festzustehen scheint, dass in erster Linie Frauen an Osteoporose erkranken, und dies vor allem während und nach den Wechseljahren, wenn sich die körpereigene Produktion des weiblichen Geschlechtshormons Östrogen verringert. Nach – ebenfalls weit auseinander liegenden – Schätzungen erkranken in Deutschland und in Österreich zwischen 20 und 40 Prozent aller Frauen nach dem Klimakterium.

Trotzdem ist die Osteoporose kein reines Frauenproblem. Immerhin ist nach neuesten Erkenntnissen mindestens jeder fünfte Osteoporose-Patient ein Mann. Häufig wird die Erkrankung bei Männern jedoch nicht richtig diagnostiziert und deshalb nicht ausreichend behandelt.

Osteoporose kann auch Männer betreffen, die einen sehr geringen Spiegel des männlichen Geschlechtshormons Testosteron haben. Allerdings sinken die Testosteronwerte bei Männern mit den Jahren nur langsam ab.

Ursachen

Hormonmangel ist nur eine mögliche Ursache für Osteoporose. „Auf die Knochen" gehen auch zu wenig Bewegung (im Alltag oder zum Beispiel durch längere Bettlägerigkeit) und ein ernährungsbedingter Mangel an Kalzium und Vitamin D. Die Genussgifte und „Kalziumräuber" Alkohol und Nikotin können den Knochenabbau begünstigen. So schätzen Expertinnen und Experten, dass bei der Hälfte der betroffenen Männer die Ursache für die Krankheit in ungesunder Ernährung, Bewegungsmangel und übermäßigem Alkohol- und Nikotinkonsum zu suchen ist.

Erbliche Anlagen spielen eine Rolle für die Neigung zum Knochenschwund, ebenso ein Diabetes mellitus, eine Überfunktion der Schilddrüse oder der Nebennieren. Auch zart gebaute, untergewichtige Personen haben ein erhöhtes Risiko.

Nicht zuletzt zeigen sich im mittleren Alter allmählich die Auswirkungen des Lebensstils in jungen Jahren. Je stärker und gesünder ein Organismus ist, desto besser wird er mit Krankheiten und körperlichen Veränderungen fertig. Auf die Knochen bezogen heißt das: Je stabiler das Skelett und je stärker die Knochenmasse, desto geringer ist die Gefahr, dass der altersbedingte Substanzverlust die Knochen tatsächlich brüchig macht.

KNOCHENDICHTE-MESSUNG

Wie dicht die Knochenmasse ist, lässt sich mit einer Knochendichtemessung (Osteodensitometrie, ein spezielles Röntgenverfahren) nur bis zu einem gewissen Grad feststellen. Das Problem dieser von Ärztinnen und Ärzten gern angebotenen und privat zu bezahlenden Diagnosemethode ist, dass Menschen mit Osteoporose nicht unbedingt stark von Normalwerten abweichende Werte haben müssen – und umgekehrt beschwerdefreie Personen nur geringe Knochendichtewerte haben können. Eine Frühdiagnose ist schwierig, weil der Abbau von Knochenmasse erst dann auf dem Röntgenbild erkennbar wird, wenn er schon relativ weit fortgeschritten ist. Dann ist es aber meist schon zu Knochenverformungen oder einem Knochenbruch gekommen. Eine Knochendichtemessung kann jedoch helfen, den Behandlungserfolg beziehungsweise den Erkrankungsverlauf zu überwachen.

Vorbeugung

Wer ein erhöhtes Osteoporose-Risiko hat, sollte möglichst schon in jungen Jahren damit beginnen, etwas für die Gesundheit der Knochen zu tun:

- Sich möglichst viel bewegen und regelmäßig Sport treiben.
- Sich ausgewogen ernähren, dabei auf die Aufnahme von genügend Kalzium

(zum Beispiel in Milchprodukten, in grünem Gemüse, in kalziumhaltigen Mineralwasser) und Vitamin D achten.

- Wenig Alkohol trinken und nicht rauchen.

Bewegung stärkt die Knochen, denn Druck- und Zugkräfte spielen eine wichtige Rolle bei der Knochenbildung. Deshalb sind regelmäßig ausgeübte Sportarten mit geringem Verletzungsrisiko wie Walking und Laufen, Fitness- oder Krafttraining, Radfahren, Wandern, Tanzen und Gymnastik besonders empfehlenswert. Aktivitäten bei Tageslicht sind wichtig, weil Sonneneinstrahlung die körpereigene Bildung von Vitamin D begünstigt.

Medikamentöse Vorbeugung

Die Wechseljahre allein bedeuten keineswegs automatisch eine Gefahr für die Knochen. Von einer Hormontherapie zur Osteoporose-Vorbeugung in den Wechseljahren wird wegen der damit verbundenen Risiken mittlerweile abgeraten. Dass Östrogene dem Abbau von Knochenmasse entgegenwirken, gilt zwar als sicher. Sie tun dies allerdings nur so lange, wie die Östrogene eingenommen werden – deshalb müssen Frauen mit hohem Osteoporose-Risiko eine Langzeittherapie von mehr als fünf Jahren in Kauf nehmen.

Doch gerade eine solche Langzeittherapie ist problematisch, weil sie das Risiko für Herz-Kreislauf-Erkrankungen, Thrombosen und Brustkrebs erwiesenermaßen erhöht. Sie kommt allenfalls für Frauen mit besonders hohem Risiko in Betracht, wenn bei ihnen besser geeignete Mittel wie Kalzium- und Vitamin-D-Präparate sowie die sogenannten Bisphosphonate nicht eingesetzt werden können. Dasselbe gilt auch bei Frauen, die bereits einen Knochenbruch erlitten haben.

Kalzium- und Vitamin-D-Präparate können helfen, die Knochen zu schützen. Wer mit der Nahrung nicht genügend Kalzium und Vitamin D aufnehmen kann – dies gilt für viele Menschen in höherem Alter –, braucht ergänzende Kalzium- und Vitaminpräparate. Welche Dosis individuell erforderlich ist, stellt die Ärztin oder der Arzt fest.

Behandlung

Die Grundlagen einer wirksamen Osteoporose-Vorbeugung und -Behandlung sind die ausreichende Versorgung mit Kalzium und Vitamin D sowie viel Bewegung und regelmäßiger Sport.

Medikamente gegen Osteoporose können bereits verlorene Knochensubstanz nur in geringem Maße wieder aufbauen. Sie können aber vor weiterem Abbau schützen oder diesen verlangsamen. Außer Hormonen gibt es noch andere Substanzen, die den Knochenabbau hemmen: Kalzitonin (wirkt besonders gegen Knochenschmerzen), Fluoride (stimulieren die knochenbildenden Zellen) und Bisphosphonate. Heute werden vor allem Bisphosphonate eingesetzt, die sich in vielen Studien als besonders wirksam erwiesen haben. Sie hemmen den Knochenabbau durch Einlagerung von schützenden Phosphorverbindungen in die Knochen.

Osteoporosebedingte Schmerzen werden mit Schmerzmitteln behandelt. Wer unter Knochenschmerzen leidet, nimmt häufig Schonhaltungen ein, die leicht zu Muskelverspannungen, Fehlbelastungen und erneuten Schmerzen führen. Hier können die Methoden der physikalischen Therapie helfen.

RÜCKENVERLETZUNGEN

Das stabile Rückenkorsett aus Muskeln und Bändern schützt die Wirbelsäule und das Rückenmark so gut vor Verletzungen, dass nur ein sehr schwerer Unfall einen Bruch bewirken kann. Die meisten Stürze oder Schläge auf den Rücken haben allenfalls eine Prellung, Stauchung oder Zerrung zur Folge. Am häufigsten sind Verletzungen der weniger geschützten Halswirbelsäule.

Prellung und Zerrung

Wer schon einmal kräftig auf sein Hinterteil gefallen ist, wird nie wieder vergessen, wo das Steißbein sitzt. Das verknöcherte Ende der Wirbelsäule ist besonders schmerzempfindlich und reagiert auf unsanfte Einwirkungen von außen leicht mit Schwellungen und Blutergüssen. Ein Riss oder Bruch des Kreuz- oder Steißbeins ist selten, meist ungefährlich, aber oft längere Zeit schmerzhaft. Ein Bruch wird genauso behandelt wie eine Prellung oder Stauchung: Eisbeutel lassen das Gewebe abschwellen und lindern die Schmerzen. Ein weiches Kissen oder ein Sitzring helfen gegen die Schmerzen beim Sitzen. Kältepackungen sind auch das Mittel der Wahl bei Prellungen am oberen Rücken.

Stürze auf den unteren Teil des Rückens können auch zu Verkantungen des Kreuzbein-Darmbein-Gelenks und zu tief sitzenden Kreuzschmerzen führen.

Zu Zerrungen kommt es, wenn Muskeln, Sehnen und Bänder durch eine plötzliche heftige Bewegung, einen Sturz oder eine ungewohnte Dauerbelastung überdehnt werden. Schmerzen entstehen durch den starken Zug an den empfindlichen Ansatzpunkten der Sehnen an den Knochen, durch Schwellungen sowie durch feine Risse im Gewebe und in den Muskelfasern.

Der beste Schutz vor Zerrungen sind gut trainierte Muskeln. Doch für jedes Training und jeden Sport gilt: Immer zuerst aufwärmen und nicht übertreiben! Zerrungen sind häufige Sportverletzungen. Sie entstehen, außer bei verletzungsträchtigen Sportarten wie Fußball, meist durch unvorsichtige „Kaltstarts" und übertriebenen Ehrgeiz.

Eine Zerrung fängt oft erst nach einigen Stunden an, sich bemerkbar zu machen. Gegen den akuten Schmerz hilft auch hier zunächst Kälte, später wendet man Wärme an und sorgt für Schonung. Eine starke Zerrung kann hartnäckig sein und muss vor erneuter Belastung unbedingt vollständig auskuriert werden.

Schleudertrauma

Das Schleudertrauma bezeichnet die Folgen einer Beschleunigungsverletzung im Halsbereich. Am häufigsten sind Autofahrer oder Beifahrer betroffen. Bei einem Auffahrunfall oder einer Vollbremsung wird der Kopf ruckartig vor und zurück geschleudert. Je höher die Ausgangsgeschwindigkeit ist, desto stärker sind beim Aufprall des Wagens die Kräfte, die auf die Halswirbelsäule, die Muskeln und Bänder einwirken und sie überdehnen.

Wie verletzend sich solche Schleuderbewegungen auswirken, hängt aber auch davon ab, ob die Halswirbelsäule bereits vorgeschädigt ist und ob der Aufprall völlig überraschend geschieht. Denn wer einen Unfall zwar nicht mehr verhindern, aber absehen kann, spannt unwillkürlich die Schulter-Nacken-Muskulatur an und setzt den Beschleunigungskräften so zumindest etwas Widerstand entgegen.

Das wichtigste Mittel zur vorbeugenden Schadensbegrenzung ist, dass die Kopfstütze des Autositzes in der richtigen Position eingestellt ist: Sie darf nicht nur den Nacken, sondern muss den gesamten Hinterkopf gut abstützen.

Nacken- und Kopfschmerzen, Muskelverspannungen und dadurch bedingte Steifheit im Hals- und Schulterbereich sind die häufigsten Beschwerden infolge eines Schleudertraumas. In schweren Fällen können Übelkeit und Benommenheit, manchmal auch Schluckbeschwerden hinzukommen.

Die Beschwerden machen sich in der Regel erst einige Stunden oder in der Nacht nach dem Aufprall beziehungsweise der Verletzung bemerkbar. Im Gegensatz zum Schulter-Arm-Syndrom haben sie erst nach zwei bis drei Tagen ihren Höhepunkt erreicht. Wenn die Nerven im Bereich der Halswirbelsäule mitbetroffen sind, können Lähmungserscheinungen und Empfindungsstörungen hinzukommen. Achtung: Setzen Schmerzen und Nackensteife bereits innerhalb einer Stunde oder unmittelbar nach dem Unfall ein, ist dies ein Zeichen für eine mittlere bis schwere Schleuderverletzung.

Behandlung

Ein Schleudertrauma sollte immer ärztlich untersucht werden, um das Ausmaß der Verletzungen feststellen und möglichen Spätschäden vorbeugen zu können.

Wärmeanwendungen (Packungen, Wärmflasche, Rotlichtlampe) im Nacken- und Schulterbereich lockern die Muskeln, Medikamente lindern den Schmerz.

Wenn es gar nicht anders geht, kann kurzzeitig eine stützende Halskrawatte zur Schonung der verletzten Nackenpartie getragen werden. In der Regel ist die gern verschriebene Halskrawatte aber überflüssig und durch die erzwungene starre Haltung oft sogar schädlich.

Damit die Nackenmuskulatur durch das Tragen der Stützkrawatte nicht erschlafft, sind isometrische Übungen sinnvoll. Später helfen spezielle krankengymnastische Übungen, die Beweglichkeit wiederzuerlangen.

Ein leichtes Schleudertrauma heilt bei entsprechender Behandlung nach zwei bis drei Wochen aus, mittlere Verletzungen brauchen sechs bis acht Wochen. Damit die Beschwerden nicht chronisch werden, ist es wichtig, die gewohnten Aktivitäten möglichst beizubehalten.

Wirbelsäulenbruch

Ein Wirbelsäulenbruch ist ein gefährlicher Notfall, weil er das Rückenmark unmittelbar bedroht. Durch Wirbelbrüche kann das Rückenmark gequetscht und im schlimmsten Fall teilweise oder ganz durchtrennt werden. Auch Einengungen durch verletzungsbedingte Ödeme und Blutungen oder Nervenreizungen durch freigesetzte Entzündungsstoffe können die zentrale Reizleitung zwischen Gehirn und übrigem Organismus zeitweise oder dauerhaft schädigen.

Wird das Rückenmark verletzt, kann eine teilweise oder vollständige Querschnittslähmung die Folge sein. Alle Körperfunktionen unterhalb der Bruchstelle bleiben dann dauerhaft gelähmt. Allerdings reicht das Rückenmark nur bis zum ersten oder zweiten Lendenwirbel, darunter liegen nur noch die peripheren Nerven, die nicht ganz so empfindlich sind wie das Rückenmark.

Brüche im Bereich der Halswirbelsäule ziehen die schwerwiegendsten Lähmungen nach sich. Ein Genickbruch, ein Bruch der obersten Halswirbel, kann unmittelbar zum Tode führen: Werden dabei die Nervenbahnen zwischen Rückenmark und Stammhirn zerstört, fallen die Atmungs- und Kreislauffunktionen aus.

Ein Wirbelbruch mit Rückenmarkverletzungen ist fast immer die Folge eines schweren Unfalls. Zwei Drittel davon sind Verkehrsunfälle. Stürze von Leitern, Treppen oder aus großer Höhe – ob im Haushalt oder bei der Arbeit – folgen an zweiter Stelle. Nicht zuletzt spielen Sportverletzungen eine Rolle: durch einen unbedachten Kopfsprung in flaches Gewässer, durch Unfälle beim Skilaufen oder bei Extremsportarten.

VERDACHT AUF WIRBELSÄULENVERLETZUNG?

Bei einer Unfallverletzung mit Verdacht auf einen Wirbelsäulenschaden muss sofort der Notarzt gerufen werden. Oberstes Gebot ist, den Verletzten nicht zu bewegen – sie oder ihn also keinesfalls aufzurichten, nicht in die stabile Seitenlage zu bringen und ihm kein Kissen unter den Kopf zu schieben.
Bis der Krankenwagen eingetroffen ist, sollte der Verletzte nicht allein gelassen werden. Decken Sie ihn warm zu und versuchen Sie, ihn zu beruhigen.

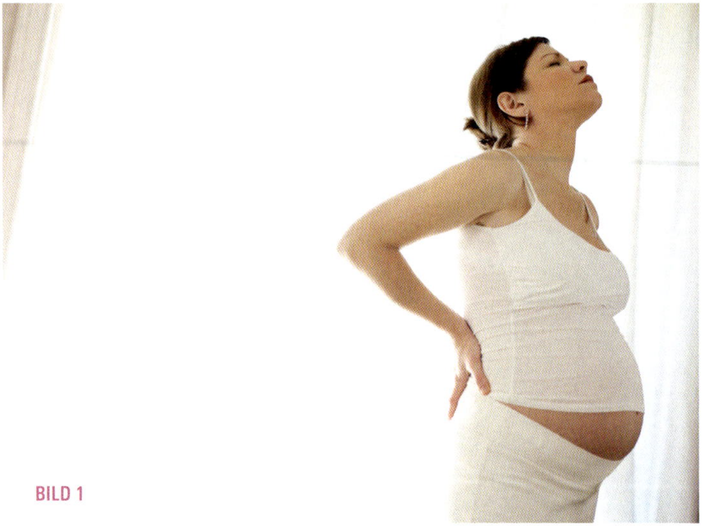

BILD 1

SCHWANGERSCHAFT UND GEBURT

Die körperlichen Veränderungen während der Schwangerschaft führen bei vielen Frauen zu Rückenschmerzen. Das Gewicht des wachsenden Bauchs strapaziert die Bänder, die Muskeln und die Wirbelsäule, die im letzten Schwangerschaftsdrittel nachgibt und ein Hohlkreuz bildet.

Schon in den ersten Schwangerschaftswochen stellt sich der Organismus um: Das Körpergewebe lagert mehr Wasser ein, der Unterleib und das Becken werden stärker durchblutet. Hormone sorgen dafür, dass die Sehnen und Bänder weicher werden, damit sie sich während der Geburt besser dehnen können. Die Folge sind leichte Lockerungen in den Bewegungssegmenten. Auch der knöcherne Beckenring wird von den nun flexibleren Bändern weniger straff gehalten. Die Dehnungsfugen des Beckens, die Kreuzbein-Darmbein-Gelenke, können darauf mit Reizungen reagieren.

Auf all diese Veränderungen reagiert die Rückenmuskulatur oft mit Verspannungen. Bei Frauen, die bereits vor der Schwangerschaft Rückenprobleme hatten, können sich diese verstärken.

Gegen akute Rückenschmerzen während der Schwangerschaft helfen Wärme, Entspannung und regelmäßige kräftigende Übungen. Wärmepackungen sind nicht zu empfehlen, denn sie könnten vorzeitige Wehen auslösen. Ein temperiertes Wannenbad entspannt die Muskulatur genauso gut.

Auch nach der Geburt sind Rückenschmerzen durchaus nichts Ungewöhnliches. Die erste Zeit mit dem Neugeborenen bedeutet eine totale Umstellung des Lebensrhythmus. Stress und Schlafmangel können auf den Rücken schlagen. Zudem braucht es eine Weile, bis sich das Körpergewebe wieder festigt. Dabei sollte nicht zu stark nachgeholfen werden: Kurze Zeit nach der Geburt sind nur sanfte Rückbildungsübungen für die Bauch- und Beckenbodenmuskeln sinnvoll. Ein intensiveres Rumpfmuskeltraining ist erst nach etwa vier Monaten empfehlenswert, wenn der Körper seine normale Belastbarkeit wiedererlangt hat.

Im Alltag können rückenschonende Bewegungen helfen, vor allem beim Heben und Tragen des Kindes.

BILD 1 Gegen akute Rückenschmerzen während der Schwangerschaft helfen Wärme, Entspannung und regelmäßige kräftigende Übungen.

RÜCKENSCHMERZEN ALS KRANKHEITSZEICHEN

Verschiedene Krankheiten können neben anderen Symptomen auch Rückenbeschwerden hervorrufen. Oft sind es Schmerzen, die von anderen Körperregionen oder Organen in den Rücken ausstrahlen.

Der entscheidende Unterschied zwischen Beschwerden, die vom Rücken ausgehen, und Rückenschmerzen als Krankheitssymptom ist, dass „echte" Rückenbeschwerden meist mechanischer Natur sind (Ausnahme: Entzündungen). Das bedeutet, der Schmerz lässt sich durch mechanische Reize wie Bewegung beeinflussen: Je nach Körperhaltung oder Aktivität wird er stärker oder schwächer. Er spricht auch auf physikalische Reize wie Wärme an. Seine Intensität schwankt und wird im Verlauf von Tagen oder Wochen schwächer. Abgesehen von den Rückenbeschwerden ist das Allgemeinbefinden des Betroffenen meist gut.

Rückenschmerzen, die durch andere Erkrankungen verursacht sind, machen sich dagegen konstant bemerkbar, sie sind unabhängig von körperlichen Aktivitäten oder Ruhezeiten. Häufig treten die Schmerzen spontan auf und verstärken sich allmählich. Sie sind außerdem nur selten das einzige Symptom der zugrunde liegenden Erkrankung: Meist kommen ein allgemeines Krankheitsgefühl, Fieber, Gewichtsverlust oder Schmerzen in anderen Körperregionen hinzu.

Erkrankungen, in deren Verlauf Schmerzen in den Rücken ausstrahlen können, sind zum Beispiel:

- Magengeschwür
- Entzündliche Darmkrankheiten
- Entzündung der Blase und der Harnwege
- Nierenbeckenentzündung, Nierensteine
- Gallenblasenentzündung, Gallensteine
- Entzündung der Bauchspeicheldrüse
- Gynäkologische Erkrankungen: Beschwerden durch Entzündungen der Gebärmutter und der Eierstöcke, durch Zysten, Myome, Endometriose oder eine Gebärmuttersenkung machen sich oft auch im unteren Rücken bemerkbar. Auch Menstruationsbeschwerden können bis ins Kreuz ausstrahlen. Eine schlaffe Beckenbodenmuskulatur kann zu Irritationen und Schmerzen in den Kreuzbein-Darmbein-Gelenken führen.
- Krebserkrankungen: Primäre Tumoren der Wirbelsäule sind sehr selten. Sie entwickeln sich meist an den Wirbelkörpern und zerstören allmählich den Knochen und das angrenzende Gewebe. Tumoren, die die Wirbelsäule befallen, sind häufig Metastasen von Krebsgeschwulsten in anderen Körperregionen (sekundäre Tumoren).

BILD 1 Schema der Schmerzreaktion: Reizleitung und -verarbeitung

DER SCHMERZ

Schmerzen sind – neben Einschränkungen der Beweglichkeit – das zentrale Symptom bei Rückenbeschwerden. Rückenschmerzen können sehr hartnäckig sein, auch wenn sich ihre Ursache als harmlos herausgestellt hat. Besonders groß ist das Missverhältnis zwischen Beschwerden und Befund bei chronischen Rückenschmerzen.

Das Problem ist also in den meisten Fällen nicht die Schmerzquelle – also eine nachweisbare körperliche Störung –, sondern der Schmerz selbst. Für Menschen mit häufigen Rückenschmerzen ist es deshalb wichtig, mit dem Schmerz bewusst umgehen zu lernen, um ihm vorbeugen, ihn lindern und vermeiden zu können. Selbst wiederholte Schmerzattacken verlieren dann ihren Schrecken, die Gefahr einer Chronifizierung verringert sich.

Was ist Schmerz?

Der Schmerz ist eine komplexe körperliche Reaktion auf eine Verletzung oder Schädigung des Körpers. Er ist gleichzeitig ein vielschichtiger Sinnesreiz, den jeder Mensch unterschiedlich erlebt. Die Schmerzempfindung ist ein Gefühl und somit von seelischen Zuständen kaum zu trennen. So tut auch eine Enttäuschung „weh", ein Verlust „schmerzt", Beleidigungen oder „Sticheleien" „verletzen".

Schmerzen hindern uns an den täglichen Aktivitäten, zwingen für eine Weile zur Ruhe und beeinträchtigen das Wohlbefinden. Zwar sind Schmerzen der häufigste Grund dafür, eine Arztpraxis aufzusuchen. Doch nicht alle Schmerzen sind krankheits- oder verletzungsbedingt und nicht alle Erkrankungen schmerzhaft. Schmerzen sind auch nicht immer mit Leiden verbunden: Man kann leiden, ohne Schmerzen zu verspüren, und es können Schmerzen auftreten, die nicht unmittelbar mit Leiden verknüpft sind. Nicht zuletzt können Schmerzen Ausdruck seelischer Probleme sein.

Schmerzen gehören zum Leben wie negative Erfahrungen, schlechte Stimmung, Ärger und Frustration. Niemand ist immer glücklich, und niemand ist stets vollkommen schmerzfrei. So wie man im Laufe seines Lebens lernt, mit negativen Ereignissen umzugehen, so ist es auch möglich, mit Schmerzen umgehen zu lernen. Dabei können Ärztinnen und Ärzte, Psychologen und Physiotherapeuten helfen, doch entscheidend ist es, selbst aktiv zu werden.

Die Schmerzreaktion

Der akute Schmerz ist eine Reaktion auf eine Schädigung des Körpergewebes. Er signalisiert, dass der Organismus in Gefahr ist, und veranlasst eine abwehrende oder schützende Gegenreaktion. Die körperlichen Vorgänge, die sich dabei abspielen, sind grundsätzlich immer gleich. Die zum Gehirn gesandten Signale können dort jedoch unterschiedlich verarbei-

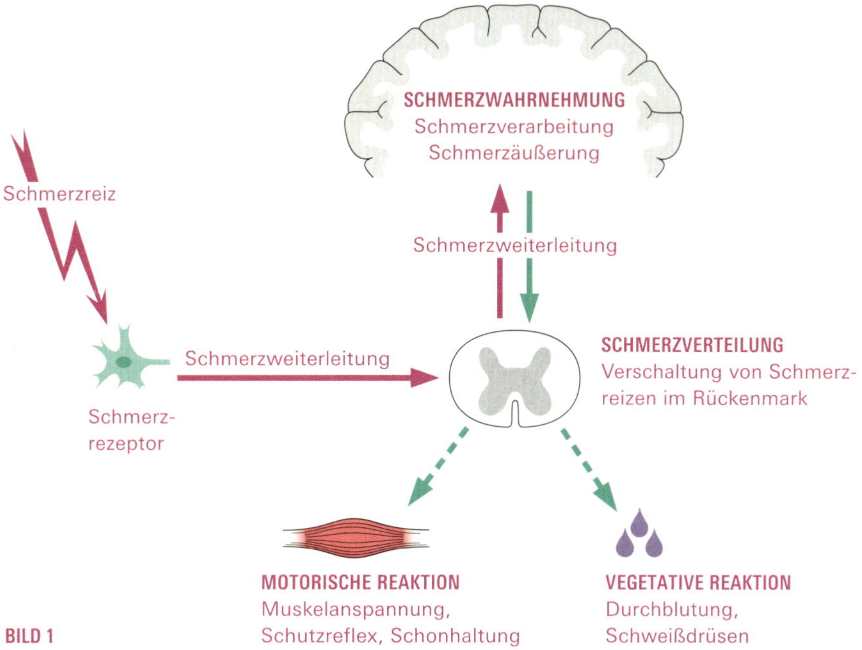

BILD 1

tet, sehr verschieden wahrgenommen und umgesetzt werden.

An der Schmerzempfindung und -reaktion sind besondere Nervenfasern, das zentrale Nervensystem und verschiedene körpereigene Botenstoffe beteiligt. Die gesamte komplexe Schmerzreaktion vollzieht sich im Bruchteil einer Sekunde. Vereinfacht spielt sich im Körper dabei Folgendes ab:

Ein für den Körper bedrohlicher oder bereits schädigender Reiz aktiviert spezielle Schmerzrezeptoren – Nervenenden in der Haut, den Muskeln, den Blutgefäßen und den inneren Organen. Verschiedene Hautstellen und Körperregionen sind unterschiedlich schmerzempfindlich, weil die Schmerzrezeptoren ungleich verteilt sind. So sind beispielsweise die Knochenhaut, die Sehnenansatzpunkte, die Gelenkkapseln und der äußere Ring der Bandscheiben reich mit Nervenenden durchsetzt, das innere Bandscheibengewebe dagegen nicht.

Wenn die Reizstärke eine bestimmte Schwelle überschreitet, werden die Schmerzrezeptoren aktiv und leiten den Reiz über die zugehörigen Nervenfasern zum Rückenmark. Dort wird die Reizbotschaft auf Nervenzellen der Schmerzbahnen geleitet, die eine direkte Reaktion auslösen (Reflexbogen) und den Reiz bis in das Gehirn transportieren. So bewirkt ein Schmerzreiz unter anderem, dass sich die Muskulatur unwillkürlich anspannt (motorischer Reflex) – zum Beispiel um das betroffene Körperteil schnell von der Gefahrenquelle zurückzuziehen oder eine Schonhaltung einzunehmen.

Erst das Gehirn sorgt dafür, dass der Schmerz als solcher bewusst empfunden und bewertet wird. Die Großhirnrinde verknüpft die Reizinformationen mit dem Gedächtnis, vergleicht sie mit früheren schmerzhaften Erfahrungen und bestimmt so, wie der Schmerz interpretiert wird. Das Zwischenhirn setzt aufgrund einer Bewertung als unangenehme Empfindung die Reaktion des vegetativen Nervensystems in Gang: Unwillkürlich erhöht sich der Puls, der Atem wird heftiger, die Muskeln spannen sich an, Schweiß bricht aus. Schmerzsignale wirken auch auf die Hormonproduktion und auf die Bereiche des Gehirns, die für die Gefühle zuständig sind.

Das Gehirn beurteilt also den Schmerz und kontrolliert ihn zugleich. Dabei spielen Botenstoffe wie die Endorphine eine entscheidende Rolle. Sie ähneln dem stark schmerzlindernden Wirkstoff Morphin, wie dieser dämpfen sie die Empfindlichkeit der Schmerzbahnen und beeinflussen die Schmerzreaktion.

Ihre Gegenspieler sind zum Beispiel die Prostaglandine, die die Reaktionsbereitschaft der Schmerzleitungen verstärken. Wenn zu wenig Endorphine ausgeschüttet werden oder sie durch vermehrte Produktion von Prostaglandinen behindert werden, kommt es zu einer Überreaktion, und die Schmerzempfindlichkeit erhöht sich.

Die Schmerzwahrnehmung

Ein Schmerzreiz von objektiv gleicher Stärke kann sehr unterschiedlich wahrgenommen werden – von Mensch zu Mensch, aber auch je nach Situation, Tageszeit und psychischer Verfassung. Manche Menschen sind anlagebedingt schmerzempfindlicher als andere. Außerdem entwickelt jeder Mensch im Laufe seines Lebens aufgrund seiner Erfahrungen mit schmerzhaften Krankheiten oder Verletzungen eine persönliche Schmerztoleranz. An bestimmte Schmerzreize kann man sich gewöhnen, andere führen zu einer erhöhten Schmerzempfindlichkeit. Zum Beispiel wird ein Mensch mit Diabetes, der sich täglich Insulin spritzen muss, den gewohnten Einstich nicht mehr als besonders schmerzhaft wahrnehmen. Eine Verbrennung oder Erfrierung kann dagegen zu einer Herabsetzung der Schmerzschwelle und besonderen Empfindlichkeit der betroffenen Hautstelle führen.

Besonders stark wird das Schmerzempfinden von Angstgefühlen beeinflusst. Dies hat seinen biologischen Sinn: Schmerz und Angst sind in Gefahrensituationen gekoppelt, um eine schnelle Abwehr- und Fluchtreaktion auszulösen. Große Angst kann den Schmerzreiz unterdrücken. Angst im Sinne von Stress durch Sorgen und Befürchtungen kann die Wahrnehmung eines Schmerzreizes jedoch deutlich verstärken, was dem Betroffenen dann mehr schadet als nützt. Verstärkend wirkt auch die Angst vor dem Schmerz. Wer die Wiederkehr einer Schmerzattacke ängstlich erwartet, wird sich schon beim kleinsten Anzeichen verkrampfen und dem Schmerz freie Bahn schaffen.

Die entscheidende Rolle des Gehirns bei der Schmerzverarbeitung erklärt Phänomene, die viele schon einmal an sich selbst erlebt oder von denen sie gehört haben: Schmerzen durch eine Unfallverletzung werden oft erst nach einiger Zeit wahrgenommen, wenn die Gefahr vorüber ist und sich die Aufregung gelegt hat. Im

Moment der Gefahr oder des Schocks lässt das Gehirn die Schmerzempfindung nicht zu, weil es gilt, erst einmal handlungsfähig zu bleiben. Das Gehirn setzt also Prioritäten. Ähnliches passiert bei starker Konzentration und großem Engagement – beispielsweise wenn ein Leistungssportler eine Zerrung erst nach dem entscheidenden Wettkampf bemerkt.

Weil das Gehirn die Schmerzwahrnehmung steuert, lässt sich die Schmerzwahrnehmung mit einiger Übung über Gedanken und Vorstellungen bis zu einem gewissen Grad auch bewusst beeinflussen und unterdrücken. Besonders trainierte Menschen wie Fakire sind sogar in der Lage, sich durch extreme Konzentration in einen Trancezustand zu versetzen, in dem sie Schmerzen nicht mehr spüren. Auch die Hypnose funktioniert nach diesem Prinzip.

Das Entscheidende an solchen Phänomenen ist die Ablenkung vom Schmerzreiz durch die Konzentration auf andere Reize. Je stärker sie die Aufmerksamkeit in Anspruch nehmen, desto weniger wird der Schmerz wahrgenommen. Bei kleinen Kindern lässt sich das täglich beobachten: Sie vergessen leichte Schmerzen sofort, wenn sie durch etwas Spannendes abgelenkt werden. Aus kläglichem Weinen wird ein Lächeln, die Tränen versiegen im Nu.

Dinge und Ereignisse, die wir als angenehm und interessant empfinden, fesseln unsere Aufmerksamkeit stärker als negative, die wir lieber ausblenden würden. Schmerzen lassen sich deshalb durch positive Reize besser in Schach halten als durch negative. So erklärt es sich, dass Rückenschmerzen in angenehmen Situationen weniger stark empfunden werden als sonst. Wer zum Beispiel in ein spannendes Buch oder das Hören eines Lieblingsmusikstücks vertieft ist, kann für eine Weile seine Schmerzen vergessen.

SCHMERZKONTROLLE AUF DEM WEG ZUM GEHIRN

Wie die Schmerzwahrnehmung funktioniert, veranschaulicht die „gate control theory" (Tor-Kontroll-Theorie), die 1965 von dem Neurophysiologen Wall und dem Psychologen Melzack entwickelt wurde. Nach ihrem Modell passiert der Schmerzreiz auf seinem Weg in das Gehirn zahlreiche „Tore", die mehr oder weniger weit geöffnet sind. Andere Reize und Empfindungen wirken dabei wie Pförtner. Geschieht etwas Aufregendes, das das Gehirn zu großen Teilen beschäftigt, schließt sich das Tor für den Schmerzreiz – er bleibt für eine Weile außen vor. Stört kein anderer starker Eindruck den Schmerz, oder hat der Betroffene schmerzverstärkende Gefühle oder Gedanken, öffnen sich die Tore, und der Schmerz kann ungehindert zum Gehirn vordringen. Nach diesem Modell konkurrieren Reize miteinander, um vom Gehirn wahrgenommen zu werden. Je stärker der Reiz, desto größer ist die Chance, dass er in das Bewusstsein vordringt.

Die Schmerzarten

Schmerzen werden nach dem Ort ihrer Entstehung, ihrer Dauer, Stärke und Qualität unterschieden.

Schmerzen, die von der Haut, den Muskeln, Gelenken, den Knochen oder dem Bindegewebe ausgehen, werden als somatische (körperliche) Schmerzen bezeichnet. Trifft der Schmerzreiz die Haut, handelt es sich um einen Oberflächenschmerz. Ein Tiefenschmerz stammt dagegen aus dem Inneren des Körpers. Im Gegensatz zum Oberflächenschmerz ist der Tiefenschmerz häufig schwer zu verorten, zumal er leicht in das umgebende Gewebe ausstrahlt. Gelenkschmerzen, bandscheibenbedingte Schmerzen und Kopfschmerzen sind typische Tiefenschmerzen. Besonders quälend ist der viszerale Schmerz (Eingeweideschmerz), der häufig mit Krämpfen verbunden ist, zum Beispiel bei einer Gallenkolik.

Sind die Nerven selbst die Schmerzquelle, wie bei einer Reizung oder Schädigung von Nervenfasern, handelt es sich um neuropathische Schmerzen. Dabei können Reize wie zum Beispiel Berührung, Druck oder Wärme, die normalerweise nicht als schmerzhaft empfunden werden, die geschädigten Nerven aktivieren und einen Fehlalarm auslösen. Hierzu zählen auch die Phantomschmerzen nach einer Amputation, bei der Nerven durchtrennt wurden. Auch Nervenreizungen durch Bandscheibenvorwölbungen oder -vorfälle (Ischias) zählen zu den neuropathischen Schmerzen.

Schließlich gibt es noch die psychogenen Schmerzen. Obwohl diese keine erkennbare organische Ursache haben, werden sie von den Betroffenen als körperliche Schmerzen empfunden. Sie sind also keineswegs eingebildete Schmerzen.

Alle beschriebenen Schmerzarten können akut auftreten oder chronisch werden, und sie können sehr unterschiedlich empfunden werden. Stärke und Qualität eines Schmerzes liefern wichtige Hinweise auf seine Ursache. Um die sehr subjektiven Schmerzempfindungen vergleichbar zu machen, haben Fachleute Standards zu ihrer Beschreibung entwickelt.

Die Schmerzstärke wird in der Regel anhand einer Skala von null (kein Schmerz) bis zehn (stärkster vorstellbarer Schmerz) bestimmt. Es kann auch eine Skala benutzt werden, die die Schmerzempfindung in Worten ausdrückt: leichte – mittelschwere – starke – unerträgliche Schmerzen.

Für die Schmerzqualität stehen zum einen Begriffe, die die körperliche Empfindung umschreiben, wie stechend, brennend oder dumpf, pochend oder bohrend. Die Gefühle, die mit den Schmerzen verbunden sind, drücken sich meist in Zuschreibungen von Leid (quälend, erschöpfend, zermürbend) oder Angst aus (beunruhigend, lähmend, bedrohlich).

Schmerzgedächtnis und Chronifizierung

Starke Schmerzen können lange im Gedächtnis bleiben. Neben der bewussten Erinnerung, zum Beispiel an eine schmerzhafte Verletzung, können länger andauernde Schmerzen auf neurophysiologischer Ebene ein sogenanntes Schmerzgedächtnis prägen. Sie hinterlassen Spuren im Gehirn und Rückenmark.

Anhaltende Schmerzen können die schmerzleitenden Nervenzellen verändern. Diese können empfindlicher werden und bereits auf schwache Signale reagieren. Das Gehirn bekommt in diesem Fall die Meldung „Schmerz" und veranlasst eine Schmerzreaktion, obwohl der Reiz an sich harmlos ist. Die körpereigenen schmerzhemmenden Systeme reagieren nicht mehr angemessen. Dann kann schon eine ganz normale Muskelbelastung oder eine leichte Irritation eines Gelenks eine Schmerzempfindung auslösen und zu einer Muskelverspannung oder Schonhaltung führen, die erneute Schmerzen nach sich ziehen.

Damit ein solches Schmerzgedächtnis gar nicht erst entsteht, ist es wichtig, Schmerzen möglichst früh ausreichend zu behandeln.

RISIKOFAKTOREN FÜR CHRONISCHE SCHMERZEN

Rückenschmerzpatientinnen und -patienten, bei denen einige der in der Aufzählung genannten Faktoren zusammenkommen, haben erfahrungsgemäß ein erhöhtes Risiko, dass ihre Schmerzen chronisch werden:

- Über sechs Wochen anhaltende oder häufig wiederkehrende mittlere bis starke Schmerzen
- Mehrwöchige Krankschreibung
- Berufliche Unzufriedenheit
- Belastungen im Privatleben
- Schlechte körperliche Verfassung: Bewegungsmangel, Übergewicht, gestörter Stoffwechsel, hoher Alkohol- und Nikotinkonsum, andere Erkrankungen wie Bluthochdruck oder Diabetes mellitus
- Negative psychische Verfassung: Angst vor Schmerzen, Zukunftssorgen, Hilf- und Hoffnungslosigkeit im Zusammenhang mit den Beschwerden (Neigung zum „Katastrophisieren"), Selbstzweifel, Traurigkeit, Antriebs- und Lustlosigkeit
- Ausgeprägtes Krankheitsgefühl, erhöhte Schmerzempfindlichkeit

Vom Schutz zum Schaden: Der chronische Schmerz

Akute Schmerzen, die durch eine Verletzung oder Entzündung entstehen, sind örtlich und zeitlich begrenzt. Sie haben eine lebenswichtige Warnfunktion, weisen auf eine Schädigung hin und zwingen den Körper, den Schaden zu begrenzen und sich vor weiterer Gefahr zu schützen. Wird die ursächliche Verletzung, Entzündung oder Nervenreizung erfolgreich behandelt, verschwindet auch der Schmerz: Er hat seine Aufgabe erfüllt.

Anders der chronische Schmerz: Er löst sich von der Schmerzursache, wird zum alltäglichen Begleiter und kann sich zu einem eigenständigen Beschwerdebild entwickeln.

Diese Gefahr besteht, wenn eine Gewebeverletzung nur langsam ausheilt, Schmerzen deshalb lange bestehen und nicht ausreichend behandelt werden. Aus einem lokal begrenzten Schmerz wird dann mit der Zeit ein diffuser Dauerschmerz, der sich auf andere Bereiche des Körpers verlagern oder ausweiten kann.

Die Stärke und Qualität chronischer Schmerzen ist sehr veränderlich: Sie können zeitweise ganz verschwinden, sich schwach und dumpf im Hintergrund bemerkbar machen oder die Betroffenen mit heftigen Attacken quälen.

Ein chronischer Schmerz schützt den Körper nicht mehr, sondern schadet ihm. Wie eine defekte Alarmanlage meldet er keine wirkliche Gefahr, sondern geht im Wortsinn nur noch auf die Nerven. Chronische Schmerzen zermürben die Betroffenen körperlich und seelisch; sie beherrschen oft ihr gesamtes Denken und Empfinden. Weil die Schmerzen alltägliche körperliche und soziale Aktivitäten einschränken, verschlechtern sie die Lebensqualität erheblich und können zu Problemen im Beruf und Privatleben führen.

Im Allgemeinen werden Schmerzen als chronisch angesehen, wenn sie länger als drei Monate anhalten. Der Übergang vom akuten zum chronischen Schmerz ist besonders bei Rückenschmerzen fließend, denn nach einer akuten Episode kommt es relativ häufig zu Rückfällen.

Nicht alle länger anhaltenden Schmerzen werden tatsächlich chronisch. Ob es dazu kommt, hängt in erster Linie davon ab, wie ein Mensch mit seinen Beschwerden umgeht. Die körperliche Konstitution, die psychische Verfassung und die jeweiligen Lebensumstände spielen ebenfalls eine wichtige Rolle.

Wenn die Seele schmerzt

Seelische Probleme beeinflussen das körperliche Wohlbefinden, jeder länger anhaltende körperliche Schmerz wirkt auf die Psyche zurück. Das vegetative Nervensystem spielt in dieser Wechselbeziehung die Hauptrolle. Unwillkürlich reguliert es einen Großteil der Körperfunktionen: den Stoffwechsel, die Atmung, den Kreislauf, die Körpertemperatur, die Muskelspannung. Es ist für das hormonelle Gleichgewicht ebenso zuständig wie für das Immunsystem und den Ablauf von Heilungsprozessen. Es lässt den Organismus auf äußere Einflüsse mit bestimmten Symptomen reagieren – zum Beispiel auf Aufregung mit Herzklopfen, auf Ärger mit Magendrücken oder auf Stress mit Nackenschmerzen.

Ungelöste psychische Konflikte, starke Belastungen und Überforderung können sich also mit der Zeit in körperlichen Beschwerden niederschlagen. Solche Symptome bezeichnet man als psychosomatische Beschwerden. Schmerzen können dabei zu einem Mittel der Problembewältigung werden. Das klingt paradox, schließlich machen Schmerzen vorhandene Probleme nicht gerade leichter. Der Schmerz kann aber helfen, ihnen auszuweichen oder einen vordergründigen Ausweg zu schaffen. Der Schmerz kann der zwingende Grund sein, Grenzen zu setzen und zu sagen: „Ich kann nicht mehr, nehmt bitte Rücksicht, lasst mich in Ruhe". Dieser Appell kann sich an die Familie, die Partnerin oder den Partner, an Vorgesetzte und Kollegen richten.

Der Körper kann also mit Beschwerden auf sich aufmerksam machen und eine dringend benötigte Auszeit durchsetzen, die er schmerzlos nicht bekäme. Dies passiert nicht selten gerade den besonders disziplinierten und pflichtbewussten Menschen, den „Durchhaltern".

Wenn psychosomatische Beschwerden ernst genommen werden, können sie einen Anstoß geben, längst überfällige Entscheidungen zu treffen, sich mit schon lange vorhandenen Konflikten auseinander zu setzen und sich neu zu orientieren. Eine geeignete Therapie kann dabei durchaus helfen.

VOLKSMUND UND PSYCHE

Die Seelenlage eines Menschen lässt sich oft schon an seiner Haltung erkennen. Viele alltägliche Ausdrücke nutzen Haltungs- oder Bewegungsbilder, um Charaktereigenschaften oder Stimmungen zu beschreiben, wie zum Beispiel:

- ein aufrechter Mensch sein,
- Haltung bewahren,
- Rückgrat zeigen,
- etwas schultern können,
- etwas auf die leichte Schulter nehmen,
- ein breites Kreuz haben,
- hartnäckig sein,
- etwas im Nacken sitzen haben,
- geduckt wirken,
- den Kopf hängen lassen,
- stocksteif werden,
- sich etwas aufbürden lassen,
- buckeln.

Körper, Geist und Umwelt

In der Psychologie und Medizin werden Schmerzen und psychosomatische Beschwerden mit dem bio-psycho-sozialen Modell erklärt, wonach die Entwicklung jedes Menschen von den drei Faktoren Körper, Geist und Umwelt geprägt wird. Anders ausgedrückt: Die Persönlichkeit eines Menschen wird bestimmt von seiner Veranlagung, seinen Erfahrungen und seiner aktuellen Lebenssituation. Warum es bei einem Menschen zu chronischen Schmerzen kommt, wie ein Mensch Schmerzen empfindet und wie er mit ihnen umgeht, hängt danach ebenfalls von diesen Faktoren ab.

So verfügt ein mit seinem Leben zufriedener, gesunder Mensch mit einer stabilen Psyche meist über eine gute Immunabwehr und wird schnell und folgenlos mit einer akuten Erkrankung fertig. Entsprechend kann sein Organismus auch angemessen auf Schmerzen reagieren und sie überwinden.

Ein Schicksalsschlag wie der Verlust eines geliebten Menschen oder ein schwerer Unfall kann aber auch Menschen mit einer solchen Idealkonstitution aus dem seelischen und körperlichen Gleichgewicht bringen. Auch wenn Grundpfeiler des sozialen Lebens gefährdet sind – etwa der Arbeitsplatz, das Ansehen im Beruf, die finanzielle Sicherheit, das Selbstwertgefühl, die Familie oder die Partnerschaft – bedeutet das eine erhebliche Stresssituation, die sich mit großer Wahrscheinlichkeit auf Körper und Psyche niederschlägt.

Solche Belastungen können zu Schlafstörungen, Gereiztheit, Anspannung und Nervosität führen. Die Immunabwehr wird schwächer, die Anfälligkeit für Krankheiten steigt. Schwachstellen des Körpers, die besonders sensibel auf Störungen reagieren, können sich mit Schmerzen melden. Solche „Achillesfersen" hat fast jeder Mensch. Dem einen schlagen Probleme und Ärger stets auf den Magen, ein anderer reagiert mit Kopfschmerzen, der nächste bekommt einen Hexenschuss. Manchmal lässt eine überstandene Erkrankung oder Verletzung das betreffende Organ empfindlicher reagieren als zuvor, oder es ist nicht besonders widerstandsfähig – wie ein Rücken, dessen Muskulatur erschlafft ist.

Andersherum können auch körperliche Beschwerden der Psyche zu schaffen machen. So können anhaltende Schmerzen die Persönlichkeit eines Menschen stark verändern. Eine tatkräftige, lebenslustige Person kann sich in ein mutloses, wehleidiges Geschöpf verwandeln. Doch ganz gleich, ob erst erworben oder bereits vorhanden: Eine depressive, ängstliche Grundstimmung wirkt sowohl auf den Körper zurück, der immer schmerzempfindlicher wird, als auch auf die soziale Situation, die durch eine Erkrankung nicht einfacher wird.

Schmerzverhalten

Als Schmerzverhalten gilt jedes Verhalten, das sich auf den Schmerz bezieht oder mit ihm zusammenhängt: wehklagen, stöhnen, das Gesicht verziehen, sich die Hand auf die schmerzende Stelle legen, eine Schonhaltung einnehmen, Schmerzmittel nehmen, die Ärztin oder den Arzt aufsuchen, sich krank schreiben lassen.

Kulturelle Einflüsse bestimmen das Schmerzverhalten mit. So ist in manchen Ländern bei Schmerz und Trauer lautes Klagen üblich, in anderen wird eher still gelitten. Schmerzäußerungen sind aber überall auch ohne Worte verständlich, und meistens werden sie in irgendeiner Weise beantwortet. Positive wie negative Reaktionen auf Schmerzen beeinflussen wiederum das Verhalten des Betroffenen. Das Schmerzverhalten ist also auch eine Art der Kommunikation.

Beim Akutschmerz ist ein ausgeprägtes Schmerzverhalten sinnvoll und oft auch überlebensnotwendig. Das Schreien und Stöhnen eines Schwerverletzten nach einem Autounfall ist ein eindeutiges Signal: Hier braucht jemand sofort medizinische Hilfe!

Bei Menschen mit chronischen Schmerzen ist dies oft anders: Ihr Schmerzverhalten ist nicht mehr Ausdruck unmittelbarer Hilfsbedürftigkeit, sondern kann zur Gewohnheit werden – auch für die Menschen in ihrer Umgebung. Nach anfänglicher Anteilnahme wird der betroffene Mensch mit seinen Beschwerden irgendwann nicht mehr ernst genommen.

Bei vielen Schmerzpatientinnen und -patienten prägt der Schmerz mit der Zeit ihr gesamtes Verhalten: Sie gehen nicht mehr zur Arbeit, treffen ihre Freunde und Bekannten seltener, geben Hobbys auf und verzichten auf vieles, was ihnen Freude bereiten und sie von ihren Beschwerden ablenken könnte. Das Zutrauen in die eigenen Fähigkeiten schwindet, der Körper wird vor allem als Last empfunden. Viele Menschen mit chronischen Schmerzen erleben sich schließlich als passiv und hilflos – gerade auch in Bezug auf ihre Gesundheit. Sie glauben, dass sie ihren Schmerzen wehrlos ausgeliefert sind und selbst keine Möglichkeit haben, sie zu beeinflussen.

Auf diese Weise kann leicht ein Teufelskreis entstehen: Ein ausgeprägtes Schmerzverhalten erhöht die Schmerzempfindlichkeit und verstärkt die Beschwerden, weil es meist dazu führt, dass die Betroffenen sich kaum mehr bewegen und an Muskelkraft verlieren. Das Schmerzverhalten zu ändern, ist deshalb ein wichtiger Ansatzpunkt, um gegen die Schmerzen aktiv zu werden und sie wirkungsvoll behandeln oder bewältigen zu können.

DEM SCHMERZ AUF DER SPUR: DAS SCHMERZTAGEBUCH

Um Schmerzen besser verstehen zu können, ist es hilfreich, ein Schmerztagebuch zu führen. Es kann deutlich machen, wann und in welchen Situationen sich der Schmerz am häufigsten bemerkbar macht, ob es Zeiten und Umstände gibt, an denen er sich völlig zurückzieht, welche Einflüsse ihn verstärken oder abschwächen.
Nicht nur für Ihre Ärztinnen, Ärzte oder Therapeuten ist ein regelmäßig geführtes Tagebuch ein wichtiger Behandlungsleitfaden. Sie können damit selbst Behandlungserfolge überprüfen und erfahren mit der Zeit, ob der Schmerz bestimmten Mustern folgt oder mit bestimmten Ereignissen verbunden ist. Dies gibt Ihnen die Möglichkeit, Schmerzattacken zu beeinflussen, ihnen besser vorzubeugen oder sie zu vermeiden. Daneben kann auch die Medikamenteneinnahme besser an Ihren persönlichen Bedarf angepasst werden.
Einen Vorschlag für ein Musterblatt eines Schmerztagebuchs finden Sie auf Seite 217. Am besten ist es, jeden Abend Angaben über die Schmerzstärke und die Begleitumstände im Verlauf des Tages in einem Blatt einzutragen.

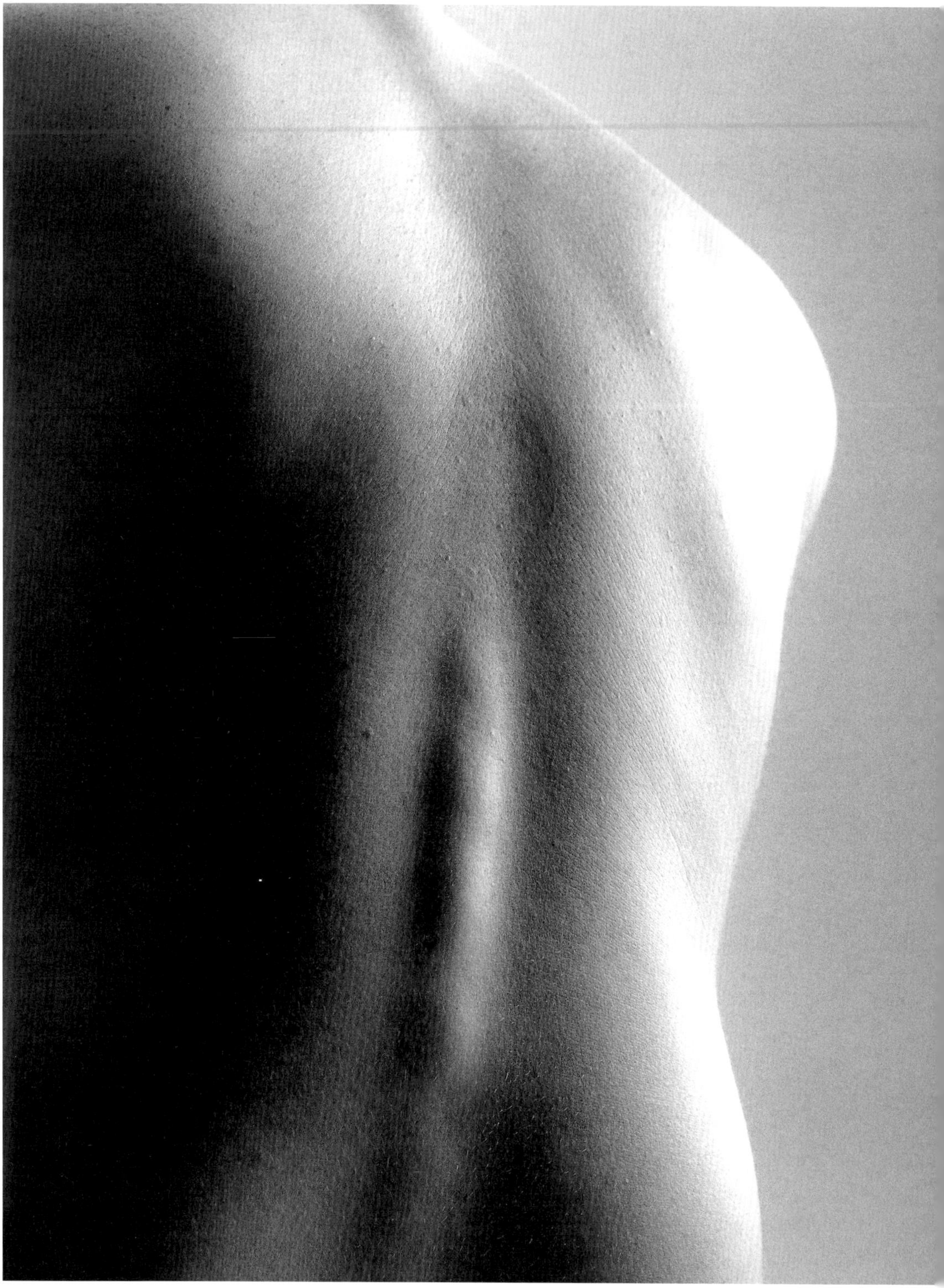

UNTERSUCHEN UND BEHANDELN

Eine Rückenschmerzattacke lässt sich fast immer wirkungsvoll mit Selbsthilfemaßnahmen lindern. Da akute Schmerzen nach einer Weile meist von selbst wieder abklingen, sind Gelassenheit und Geduld wichtige Helfer auf dem Weg zur Schmerzfreiheit. Ein Arztbesuch ist nur bei anhaltend starken Schmerzen oder Lähmungserscheinungen notwendig, oder wenn die Beschwerden auf eine ernsthafte Erkrankung oder einen Notfall hinweisen.

UNTERSUCHUNG UND DIAGNOSE

Weil Rückenschmerzen so vielfältige Ursachen haben können, ist das Stellen einer eindeutigen Diagnose oft schwierig. Andererseits lassen sich Anzeichen für eine behandlungsbedürftige Erkrankung relativ einfach und sicher von unkomplizierten Beschwerden unterscheiden.

Die wichtigsten Untersuchungsmethoden bei Rückenbeschwerden sind das ausführliche Gespräch und die gründliche körperliche Untersuchung. Mehr oder weniger aufwendige technische Methoden wie Röntgen oder andere bildgebende Verfahren erübrigen sich danach meistens. Leider ist es in vielen Orthopädiepraxen immer noch übliche Routine, die Patienten nach einem kurzen Gespräch zum Röntgen zu schicken. Das ist nicht nur oft überflüssig und bedeutet eine unnötige Strahlenbelastung, sondern kann auch leicht die falsche Behandlung nach sich ziehen: Denn auf einem Röntgenbild zeigen sich fast immer verschleißbedingte Veränderungen der Wirbelsäule, die mehr oder weniger eindrucksvoll wirken, aber nicht der Grund für die Rückenschmerzen sein müssen. Andere Krankheitszeichen lassen sich dagegen nur schwer abbilden, aber durch eine fachgerechte körperliche Untersuchung erkennen.

Wenn Sie wegen Rückenbeschwerden zur Ärztin oder zum Arzt gehen, ist es von Vorteil, schon vorher über die üblichen Untersuchungsmethoden informiert zu sein. So können Sie den Sinn bestimmter diagnostischer Maßnahmen besser einschätzen. Bereiten Sie sich auf Ihren Arztbesuch vor, indem Sie Ihre Fragen für das

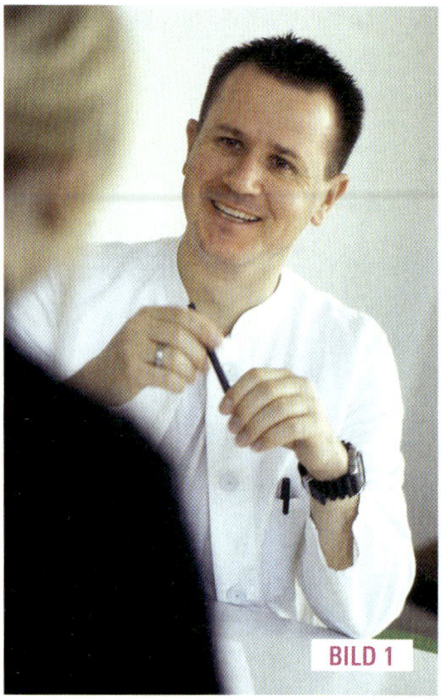

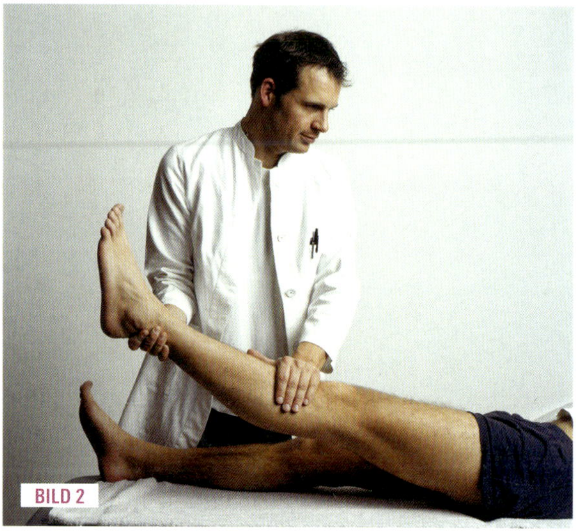

Erstgespräch notieren. Falls Sie Medikamente nehmen, listen Sie alle Mittel auf – auch die rezeptfreien.

Untersuchungsgespräch

Am Anfang jeder Untersuchung steht das Gespräch über die akuten Beschwerden und deren Vorgeschichte (Anamnese). Gute Ärzte lassen sich dafür Zeit. Im Erstgespräch geht es darum, wie sich Ihre aktuellen Beschwerden äußern, wann sie erstmals aufgetreten sind, ob es möglicherweise einen Auslöser dafür gab und ob Sie selbst schon Vermutungen zu den Hintergründen Ihrer akuten Beschwerden haben.

Damit die Ärztin oder der Arzt Ihre Schmerzen zuordnen kann, beschreiben Sie, welche Körperstelle Sie als Ausgangspunkt des Schmerzes empfinden und in welche Bereiche er möglicherweise ausstrahlt. Wichtig ist, ob er bei Bewegung, in bestimmten Haltungen oder unter Belastung auftritt oder ob Sie Lähmungen und Empfindungsstörungen bemerkt haben.

Weil überstandene Krankheiten oder chronische Erkrankungen, familiäre Vorbelastungen, Lebensumstände und Lebensstil zur Entstehung der Beschwerden beitragen können, sind diese ebenfalls Gesprächsthema. Der Arzt wird Sie also auch auf Ihre berufliche und private Zufriedenheit ansprechen und nach möglichen körperlichen, psychischen oder sozialen Belastungen am Arbeitsplatz, in der Familie und Freizeit fragen. Von Bedeutung ist daneben, ob Sie Sport treiben, rauchen, wie Sie sich ernähren und ob Sie einen guten Schlaf haben.

Wenn Ihre Beschwerden bereits länger andauern, sind solche bio-psycho-sozialen Aspekte besonders wichtig. Sie können auf mögliche Risikofaktoren für chronische Schmerzen hinweisen.

Körperliche Untersuchung

Bei der körperlichen Untersuchung wird zunächst Ihr allgemeiner gesundheitlicher Zustand geprüft. Danach untersucht der Arzt den Zustand der Wirbelsäule, der Muskulatur und der Gelenke. Ob die Rückenmarksnerven gereizt sind, lässt sich mithilfe spezieller Tests herausfinden.

An der Stellung Ihrer Schultern und Hüften kann der Arzt erkennen, ob das Becken gerade oder schief steht. Letzteres kann auf unterschiedliche Beinlängen

BILD 1+2 Das ausführliche Gespräch über die akuten Beschwerden und deren Vorgeschichte sowie die körperliche Untersuchung sind die wichtigsten Diagnosemethoden.

oder eine Störung des Kreuzbein-Darmbein-Gelenks hinweisen. Weil Haltungsstörungen beim Gehen oft mehr ins Auge fallen als beim Stehen, wird der Arzt auch Ihren Gang beobachten und Bewegungsmuster überprüfen. Gangunsicherheiten können ein Zeichen für Muskelschwächen und Nervenschädigungen sein.

Beweglichkeits- und Funktionsprüfungen

Um die Beweglichkeit der Wirbelsäule zu untersuchen und die Schmerzgrenzen bei bestimmten Bewegungen zu erkennen, misst der Arzt den Finger-Boden-Abstand. Dazu beugen Sie sich mit gestreckten Knien so weit wie möglich vornüber und versuchen, mit den Fingern den Boden zu erreichen. Der Arzt misst dabei den Abstand, der zwischen Ihren Fingerspitzen und dem Boden verbleibt. Er prüft auch die Beweglichkeit zu den Seiten und vergleicht die ermittelten Winkelgrade mit Standardwerten.

Aussagekräftiger als der Finger-Boden-Abstand ist, wie weit sich die Wirbelsäule bei einer Bewegung dehnen lässt. Dabei wird die Abstandsveränderung zwischen den von hinten gut sichtbaren Dornfortsätzen in aufrechter Haltung, beim Beugen nach vorn und hinten gemessen.

Beim Vornüberbeugen kann der Arzt auch ein Hohlkreuz oder eine Seitverbiegung erkennen: Bei einem Hohlkreuz rundet sich die Lendenwirbelsäule nicht zu einem Bogen, sondern bleibt flach. Bei einer Skoliose kann sich eine unnatürliche Wölbung im Bereich der Rippen abzeichnen.

Die Beweglichkeit der Halswirbelsäule wird meist in aufrechter Sitzposition überprüft. Dabei beugen Sie den Kopf langsam nach vorn, in den Nacken, zu den Schultern und drehen ihn zu den Seiten. Ist die Beweglichkeit erkennbar eingeschränkt, legt der Arzt beide Hände um Ihren Kopf und bewegt ihn vorsichtig in verschiedene Richtungen, um die Grenzen der Bewegung zu erspüren.

Bei der anschließenden Untersuchung im Liegen prüft der Arzt, ob das Kreuzbein-Darmbein-Gelenk normal funktioniert. Im Liegen werden auch Muskelverspannungen ertastet und die Berührungs- und Druckempfindlichkeit der Wirbelknochen festgestellt. Der Arzt klopft dazu die Dornfortsätze ab und übt leichten Druck auf die Wirbelgelenke und das Kreuzbein-Darmbein-Gelenk aus.

Neurologische Tests

An die orthopädisch-mechanische schließt sich eine neurologische Untersuchung an. Sie klärt, ob die Rückenmarks- und Spinalnerven in Mitleidenschaft gezogen sind. Nervenschäden zeigen sich durch Muskelschwächen, Lähmungen, Empfindungs- und Reflexstörungen.

Ein sicheres Signal für eine Reizung des Ischiasnervs ist das Lasègue-Zeichen, ein Nervendehnungsschmerz: Er macht sich bemerkbar, wenn ein Bein im Liegen gestreckt angehoben wird. Empfindungsstörungen (Überempfindlichkeit, Taubheit, Kribbeln) der Haut werden beim Abtasten der Beine und Arme deutlich.

BILD 1 Das klassische bildgebende Verfahren ist die Röntgenuntersuchung.
BILD 2 Vorbereitung für die Computertomographie

Reflextests geben Hinweise darauf, ob die Nervensteuerung der Muskeln gestört ist. Dies überprüft der Arzt, indem er mit einem Reflexhämmerchen leicht gegen die Sehnen bestimmter Muskeln schlägt, zum Beispiel unterhalb der Kniescheibe. Ist alles in Ordnung, zuckt der Unterschenkel in einer unwillkürlichen Bewegung leicht nach vorne (Patellarsehnenreflex). Bleibt der Reflex aus, kann dies auf eine Beeinträchtigung der Nerven hindeuten, die die Beinmuskulatur versorgen. Reflexe werden immer auf beiden Körperseiten geprüft, um Unterschiede in der Reflexreaktion feststellen zu können.

Kraftprüfungen der Arme und Beine sind ebenfalls Bestandteil der neurologischen Untersuchung. Dazu gehören der Zehenspitzen- und der Hackengang, aber auch das Anspannen verschiedener Muskelgruppen im Sitzen und Liegen, wobei der Arzt die Kraft durch Gegenhalten beurteilt. Auch hierbei ist der Vergleich der Körperseiten wichtig, denn Kraftunterschiede können ein Hinweis auf Nervenstörungen sein. Ein Zeichen dafür ist auch, wenn die Finger nicht normal gebeugt und gestreckt werden können oder ein Fuß oder eine große Zehe sich nicht heben und senken lässt.

Bildgebende Verfahren

Wenn die Anamnese und die körperliche Untersuchung einen Verdacht auf eine Erkrankung der Wirbelsäule oder einen schmerzhaften Bandscheibenvorfall ergeben haben, können weitere Untersuchungen nötig sein, um den Verdacht auszuräumen oder eine sichere Diagnose stellen zu können. Dazu werden hochsensible technische Geräte eingesetzt, mit denen sich nicht nur die Knochenstrukturen, sondern auch die Nerven, Muskeln, Bänder und Bandscheiben abbilden und beurteilen lassen.

Ultraschall

Das am einfachsten durchzuführende bildgebende Verfahren ist die Ultraschalluntersuchung (Sonographie). Da es nur Veränderungen der weichen Gewebe wie der Muskeln und Bindegewebe darstellen kann, wird die Ultraschalluntersuchung in der Rückenschmerzdiagnostik nur eingesetzt, um Verletzungen oder Funktionsstörungen der Muskulatur zu erkennen.

Ultraschallwellen sind Schallwellen, die außerhalb des für den Menschen hörbaren Frequenzbereichs liegen. Wie alle Schallwellen werden sie zurückgeworfen (reflektiert), wenn sie auf ein Hindernis stoßen. Unterschiedliche Körpergewebe reflektieren die Schallwellen verschieden stark.

Bei einer Ultraschalluntersuchung schickt ein Schallkopf Schallwellen in den Körper und nimmt die zurückgeworfenen Wellen sofort wieder auf. Ein angeschlossener Computer setzt diese in Daten um und errechnet daraus ein bewegtes Bild. Dabei ergibt sich keine wahrnehmbare zeitliche Verzögerung zwischen Aufnahme und Bildwiedergabe: Der Arzt fährt mit dem Schallkopf über die zu untersuchende Körperstelle, gleichzeitig erscheint

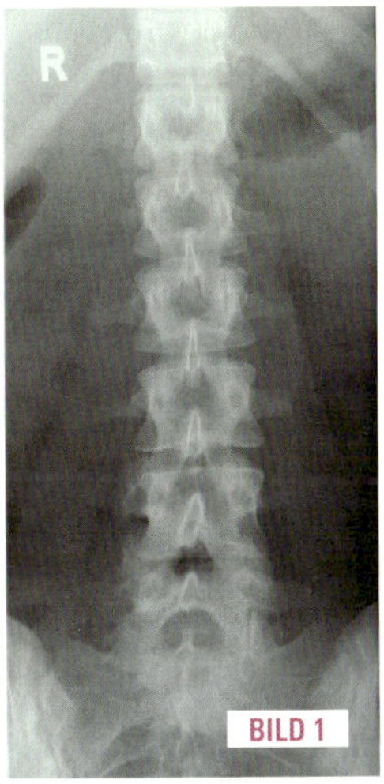

BILD 1

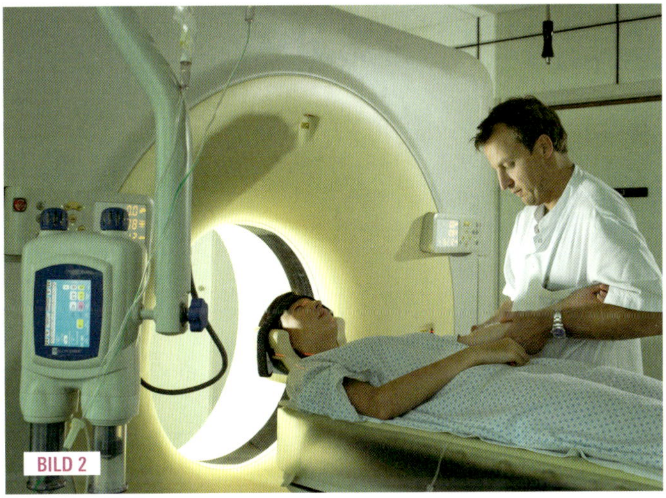

BILD 2

das Bild auf dem Computermonitor. Für den Patienten ist dieses Verfahren risikolos.

Röntgen

Das klassische bildgebende Verfahren ist die Röntgenuntersuchung. Seit über hundert Jahren sind Röntgengeräte in der medizinischen Diagnostik im Einsatz. Der Physiker Wilhelm Conrad Röntgen entdeckte 1895, dass besondere elektromagnetische Strahlen (damals wie heute noch im Englischen „X-Strahlen" genannt) in der Lage sind, organische Körpergewebe zu durchdringen. Das kurz darauf entwickelte Röntgenverfahren ermöglichte erstmals einen Blick in das Körperinnere, ohne die Patienten zu verletzen.

Beim Röntgen werden die von einer Strahlenquelle erzeugten Strahlen durch den zu untersuchenden Körperteil hindurchgeschickt und auf einem speziellen Fotofilm oder Sensoren mit Bildspeichern aufgefangen. Je nach Dichte der verschiedenen Gewebe treffen Röntgenstrahlen auf ihrer blitzschnellen Reise durch den Körper auf mehr oder weniger Widerstand: Manche Gewebe lassen die Strahlen durch, andere absorbieren und/oder reflektieren sie. Dichte Gewebe wie Knochen erscheinen auf der Röntgenaufnahme daher hell, durchlässige wie die Lungen dunkel.

Die meisten Körpergewebe – wie Muskeln, Bänder, Bandscheiben und Nerven – lassen sich auf einem einfachen Röntgenbild kaum voneinander unterscheiden, da sie eine ähnliche Dichte haben und auf der Aufnahme zudem hintereinander liegend dargestellt werden. Um eine Tiefenwirkung zu erzielen, müssen mehrere Aufnahmen aus unterschiedlichen Winkeln (Ebenen) gemacht werden. Im Bereich der Brust- und Lendenwirbelsäule genügt meist je eine Aufnahme von vorn und von der Seite, die Halswirbelsäule wird oft aus vier Ebenen abgelichtet.

Funktionsaufnahmen, zum Beispiel zwei seitliche Aufnahmen der Lendenwirbelsäule, einmal in maximaler Beugung und einmal in maximaler Streckung, dienen dazu, eine übermäßige Beweglichkeit (Instabilität) zwischen einzelnen Wirbelsäulensegmenten darzustellen.

Wenn durchlässige Gewebe wie die Bandscheiben oder Hohlräume wie der Wirbelkanal mit Röntgenstrahlen direkt abgebildet werden sollen, ist es nötig, ein Kontrastmittel zu spritzen. Es macht die betreffende Struktur strahlendicht, und

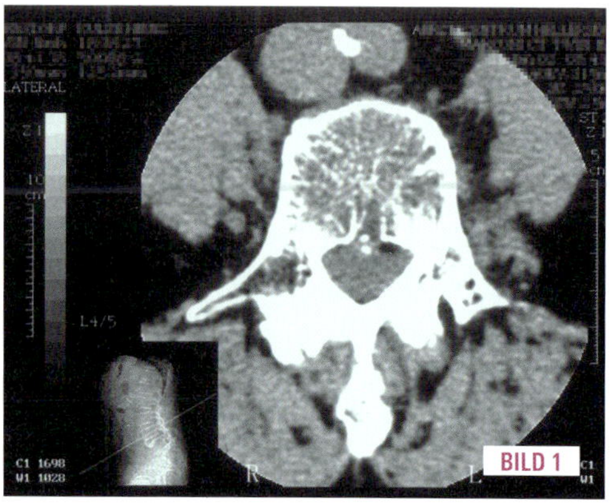

BILD 1

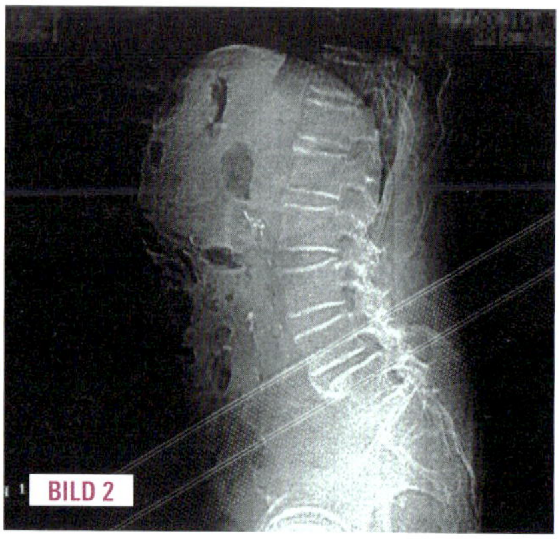

BILD 2

auf dem Computerbildschirm erscheinen ihre Konturen.

Ein Röntgenbild kann also die knöchernen Strukturen des Rückens gut sichtbar machen, die Bandscheiben oder das Rückenmark ohne Kontrastmittel aber nur indirekt abbilden. Die Ärztin oder der Arzt kann jedoch von der Stellung der Knochen zueinander auf den Zustand der Weichteile schließen: Liegen zum Beispiel zwei Wirbelkörper auf dem Röntgenbild dicht übereinander, ist die Bandscheibe flacher als gewöhnlich und sehr wahrscheinlich abgenutzt.

Direkt erkennbar sind Verschleißerscheinungen an den Wirbelknochen und Gelenken, Verkrümmungen und Fehlstellungen, Verletzungen und Brüche. Durch eine fortgeschrittene Osteoporose geschwächte Knochen können dunkler wirken als Knochen von normaler Dichte.

Risiken und Nebenwirkungen: Röntgenstrahlen sind schwach radioaktive Strahlen, die lebendige Gewebe nicht einfach nur durchdringen, sondern auch schädigen. Da schwache Strahlung in der Umwelt überall vorkommt, ist der Organismus an sie gewöhnt. Bestrahltes Gewebe regeneriert sich normalerweise, indem es zerstörte Zellen abstößt.

Doch jede Röntgenuntersuchung bedeutet eine zusätzliche, unnatürliche Strahlenbelastung und erhöht das Risiko, dass das Gewebe nicht richtig ausheilt und Körperzellen in der Folge entarten. Da die Strahlung auch in niedriger Dosierung schädlich ist und es keine risikolose Untergrenze gibt, lässt sich das Risiko nur senken, indem so wenig wie möglich geröntgt wird.

Manche Menschen reagieren überempfindlich auf Röntgenkontrastmittel. Bei ihnen können Nebenwirkungen wie Übelkeit, Brechreiz, Hautausschlag, selten auch Atemnot, Kreislaufbeschwerden und Störungen der Schilddrüsen- oder Nierenfunktion auftreten.

Computertomographie

Wenn die Ursache starker Beschwerden abgeklärt werden muss und das Ultraschall- oder Röntgenbild keinen ausreichenden Befund ergeben hat, wird ein genaueres Bild nötig, auf dem nicht nur die Knochenstrukturen, sondern auch die Weichteile ohne Überlagerungen erkennbar sind. Dies kann ein verfeinertes Röntgenverfahren liefern, die Computertomographie (CT). Eine CT produziert kein Schattenbild wie eine normale Röntgenaufnahme, sondern die Darstellung eines Schnitts – einer millimeterdünnen Schicht – quer durch den zu untersuchenden Körperteil. Auch bei der CT ist oft ein Kontrastmittel nötig, um durchlässige Gewebe darzustellen.

BILD 1 CT-Aufnahme eines Lendenwirbels im Querschnitt
BILD 2 CT-Aufnahme einer Lendenwirbelsäule im Längsschnitt

Das CT-Gerät besteht aus einer Strahlenquelle und einem Sensor, die sich in einer Röhre gegenüberliegen. Die Patientin oder der Patient liegt auf einem Untersuchungstisch, der zur Aufnahme in die offene Röhre geschoben wird. Sollen zum Beispiel Bilder von der Lendenwirbelsäule gemacht werden, rotiert die Röntgenröhre um den unteren Rücken des liegenden Patienten. Der Untersuchungsbereich wird von allen Seiten punktgenau bestrahlt, dabei wird die von den verschiedenen Geweben durchgelassene Strahlungsenergie vom Sensor aufgefangen. Die so gewonnenen Daten werden im angeschlossenen Rechner ausgewertet und zu einem Bild verarbeitet. Das während einer Rotation entstandene digitale Bild entspricht einem anatomischen Querschnitt von bis zu zehn Millimetern Dicke. Werden verschiedene Schnitte gebraucht, um ein Organ im Ganzen zu erfassen, sind mehrere Rotationen nötig. Eine Umdrehung dauert etwa drei Sekunden, die ganze Prozedur nimmt also höchstens ein paar Minuten in Anspruch.

Während der Untersuchung im CT ist es wichtig, möglichst bewegungslos liegen zu bleiben. Zeitweise muss während der Durchleuchtung auch kurz der Atem angehalten werden, damit keine Unschärfen entstehen.

TIPP Unnötige Strahlenbelastung vermeiden

Es ist leider so: In Deutschland wird zu viel geröntgt, und finanzielle Aspekte – die Auslastung der teuren Geräte – spielen hier durchaus eine Rolle. Gesundes Misstrauen ist angebracht, wenn Ihre Ärztin oder Ihr Arzt Sie ohne überzeugende Begründung oder gar ohne vorherige körperliche Untersuchung zum Röntgen schicken will. Lassen Sie sich also genau erklären, warum der Arzt eine Röntgenaufnahme für nötig hält.

Besonders strahlenempfindlich sind die Keimdrüsen und embryonales Gewebe. Deshalb dürfen Schwangere nur in gut begründeten Ausnahmefällen geröntgt werden. Eierstöcke und Hoden sollten während einer Aufnahme mit einer strahlendichten Schürze aus Blei abgedeckt werden. Bei Röntgenaufnahmen im Lenden- und Beckenbereich ist eine Mitbestrahlung häufig jedoch nur schwer zu vermeiden.

Ein Röntgenpass ist hilfreich, um einen Überblick über die persönliche Strahlenbelastung zu behalten. Dort wird jede Röntgenuntersuchung mit Datum und genauen Strahlungswerten eingetragen. Gemeinsam mit dem Arzt können Sie so vor einer erneuten Durchleuchtung abwägen, ob der Nutzen der Untersuchung die zusätzliche Strahlenbelastung rechtfertigt.

BILD 1 Kernspintomographie: Aufnahmen einer Lendenwirbelsäule

Risiken: Die Strahlenbelastung ist bei der CT im Vergleich zur einfachen Röntgenaufnahme deutlich höher, weil mehr Bilder gemacht werden. Deshalb sollte das Gerät nur eingesetzt werden, wenn auf anderem Wege keine exakte Diagnostik möglich ist.

CT-GESTÜTZTE NERVENBLOCKADEN

Die CT lässt sich auch zur gezielten röntgengestützten Blockade einzelner Nerven und Wirbelgelenke einsetzen. Bei diesem Verfahren spritzt die Ärztin oder der Arzt ein lokal wirksames Betäubungsmittel direkt in das Gewebe des als Schmerzquelle vermuteten Gelenks, um zu sehen, ob sich der Schmerz auf diese Weise ausschalten lässt. Die exakte Einstichstelle beziehungsweise Platzierung der Sonde oder Injektionsnadel wird dabei per CT überwacht. Das Verfahren kann auch zur Kontrolle beim örtlichen Verabreichen von Schmerzmitteln eingesetzt werden.

Kernspintomographie

Die Kernspintomographie, auch Magnetresonanztomographie (MRT) genannt, liefert ebenfalls sehr genaue und kontrastreiche Schnittbilder. Im Gegensatz zur Computertomographie sind mit der MRT auch Längsschnittbilder einzelner Körperbereiche möglich. Das aufwendige computergestützte Verfahren basiert nicht auf Röntgenstrahlung, sondern verwendet die elektrische Energie von Magnetfeldern zur Bilderstellung. Weichteile können mit der MRT viel detaillierter dargestellt werden als mit der CT, knöcherne Strukturen bleiben allerdings vergleichsweise unscharf. Die MRT hat den großen Vorteil, dass sie für die Untersuchten keine Strahlenbelastung bedeutet. Nachteile sind die lange Dauer und die hohen Kosten dieser Untersuchung.

Die Kernspintomographie nutzt die natürliche magnetische Energie der Atome (den Kernspin) der Körperzellen. Im MRT-Gerät wirkt ein starkes Magnetfeld von außen auf den Körper ein und aktiviert so den Kernspin insbesondere der Wasserstoffatome. Darauf reagieren die verschiedenen Körpergewebe und -flüssigkeiten mit unterschiedlich starken elektromagnetischen Impulsen, die im Computer erfasst und zu einem aussagekräftigen Bild umgerechnet werden.

Flüssigkeitsreiche Gewebe reagieren besonders stark auf das Magnetfeld. Im Unterschied zum Röntgenbild erscheinen sie auf dem MRT-Bild weiß; feste, wasserarme Strukturen wie die Knochen bleiben dagegen schwarz. Da entzündete Gewebe besser durchblutet sind und mehr Flüssigkeit enthalten als gesunde, lassen sich diese bei einer MRT besonders gut unterscheiden. Die Aussagekraft der Bilder erhöht sich noch, wenn ein in die Venen gespritztes Kontrastmittel in den Blutgefäßen zirkuliert.

Ein Kernspintomograph ähnelt in seinem Aufbau einem Computertomographen. Die Untersuchungsröhre, in die der Patient geschoben wird, ist jedoch körperlang und bleibt während der Aufnahme

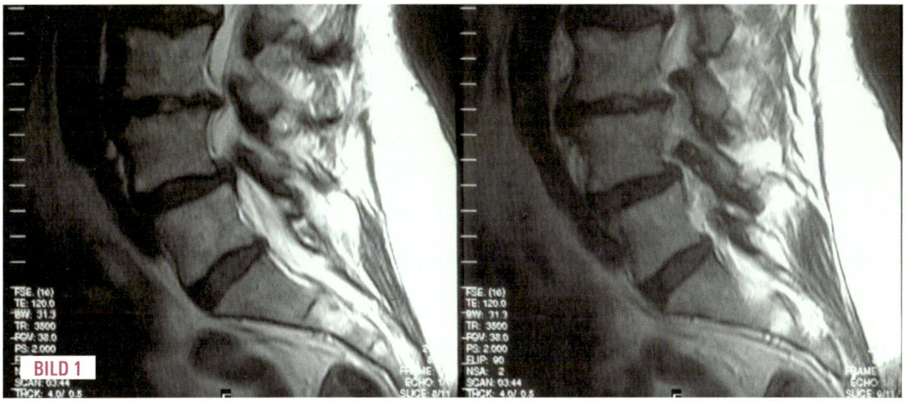
BILD 1

geschlossen. Die Untersuchten können sich durch Sprechkontakt bemerkbar machen, falls sie sich nicht wohl fühlen. Eine MRT dauert je nach erforderlicher Aufnahme zwischen 20 Minuten bis maximal einer Stunde. Das lange ruhige Liegen in der engen Röhre, in der es durch die Magnetfelderzeugung zudem recht laut wird, ist den meisten Untersuchten nicht gerade angenehm, zumal wenn sie Schmerzen haben. Für Menschen mit Platzangst ist die MRT problematisch. Empfindliche können sich vor der Untersuchung ein Beruhigungsmittel geben lassen.

Risiken: Bei Personen, die Metallimplantate im Körper tragen, darf unter Umständen keine MRT durchgeführt werden, da Metall durch die starke magnetische Energie erhitzt wird und das umliegende Gewebe schädigen kann. Dies kann auch für Tattoo-Träger gelten, denn manche Tätowierungen enthalten metallhaltige Farben. Herzschrittmacher können in ihrer Funktion beeinträchtigt werden.

Das bei einer MRT verwendete schwermetallhaltige Kontrastmittel löst im Gegensatz zu Röntgenkontrastmitteln nur äußerst selten Überempfindlichkeitsreaktionen aus.

Mögliche Langzeitfolgen einer solchen Magnetfeldbestrahlung auf den Organismus sind nicht bekannt, bisher aber auch nicht erforscht.

Szintigraphie

Die Szintigraphie ist ein nuklearmedizinisches Verfahren, das nur eingesetzt wird, wenn Röntgen, Computer- oder Kernspintomographie zu ungenaue Hinweise zum Beispiel auf vermutete Gelenkentzündungen, Tumoren oder Osteoporose liefern. Die Szintigraphie kann Stoffwechselvorgänge im Knochen und dem angrenzenden Gewebe sichtbar machen. Sie nutzt dabei die Tatsache, dass erkranktes Gewebe einen erhöhten Stoffwechsel hat.

Zu Beginn der Untersuchung wird eine schwach radioaktive Substanz in ein Blutgefäß gespritzt. Dieser Marker zirkuliert nun je nach Untersuchungsziel durch den ganzen Körper (Ganzkörperszintigraphie) oder einen Teilbereich (lokale Szintigraphie) und wird nach einiger Zeit vor allem von Gewebe mit beschleunigter Stoffwechselaktivität eingelagert. Spezialkameras zeichnen dann die ausgesendete Strahlung auf und liefern ein Untersuchungsbild (Szintigramm).

Eine Szintigraphie kann je nach Untersuchungsbereich bis zu drei Stunden dauern – so lange, bis sich der radioaktive Marker an verdächtigen Stellen festgesetzt hat.

Risiken: Die radioaktive Substanz belastet den Organismus so lange mit schwacher Strahlung, bis sie wieder ausgeschieden wird.

Laboruntersuchungen

Blut- und Urinuntersuchungen geben Hinweise auf den körperlichen Allgemeinzustand und die Gesundheit innerer Organe. Sie sind bei Rückenproblemen als ergänzende Diagnostik sinnvoll, wenn der Verdacht besteht, dass die Beschwerden durch eine innere Erkrankung oder eine

INFO Bildgläubigkeit und falsche Fährten

In den letzten Jahren ist die in der Orthopädie weit verbreitete Bildgläubigkeit immer mehr in die Kritik geraten. Fachleute sind sich einig: Vor allem die Zahl der jährlichen Röntgenuntersuchungen und damit die Strahlenbelastung pro Patient könnte deutlich gesenkt werden, ohne dass sich die Qualität der Behandlung verschlechtert. Viele Ärztinnen und Ärzte scheinen technischen Geräten eher zu trauen als ihrer eigenen Wahrnehmung und Erfahrung. Dabei hat sich die Rate der Fehldiagnosen trotz der immer aufwendigeren und komplizierteren Diagnosetechnik kaum verändert. Das liegt unter anderem daran, dass viele Aufnahmen Veränderungen zeigen, die gar nicht die Ursache für die Beschwerden sind, und den Arzt auf eine falsche Fährte locken. Nicht alle Orthopäden und Hausärzte sind zudem in der Lage, die Abbildungen richtig zu deuten.

In der täglichen Routine scheint die entscheidende Frage, was ein Untersuchungsergebnis für die Behandlung verspricht, allzu oft unterzugehen. Was hat ein Patient beispielsweise davon, wenn auf dem Bild „weiß auf schwarz" ein Bandscheibenvorfall erkennbar ist, obwohl seine Rückenschmerzen nach der körperlichen Untersuchung als unkompliziert gelten können?

Leider ist es nicht so, dass sich aus der gestellten Diagnose automatisch die richtige Therapie ergibt. Die Entscheidung, ob operiert werden muss, hängt nicht vom Röntgen- oder MRT-Bild ab, sondern von der Stärke der Beschwerden. Eine Untersuchung, deren Ergebnis absehbar keine Konsequenzen hat, ist nicht sinnvoll. Nicht alles, was theoretisch untersucht werden könnte, muss tatsächlich untersucht werden. Zuviel Diagnostik schadet!

Sprechen Sie vor dem Einsatz eines Diagnoseverfahrens ausführlich mit Ihrer Ärztin oder Ihrem Arzt darüber, welche Fragen dieses beantworten soll, ob es Alternativen gibt, was von den Ergebnissen zu erwarten wäre und vor allem, welche Auswirkungen diese auf die Behandlung hätten. Wenn Ihr Arzt Sie ohne vorheriges ausführliches Gespräch und gründliche Untersuchung röntgen lassen will, wechseln Sie die Praxis.

Störung des Knochenstoffwechsels ausgelöst wurden.

Ein Blutbild kann unter anderem darüber Aufschluss geben, ob der Körper eine Entzündung oder einen Tumor bekämpft: In diesem Fall ist die Zahl der weißen Blutkörperchen erhöht.

Auch eine erhöhte Blutsenkungsgeschwindigkeit weist auf solche Prozesse hin. Bei dieser gängigen Laboruntersuchung wird gemessen, wie schnell die festen Bestandteile des Blutes in einem Messröhrchen nach unten sinken.

Bei entzündlichem Rheuma lassen sich im Blut sogenannte Rheumafaktoren nachweisen. Dies ist allerdings wenig aussagekräftig.

Bei einer Osteoporose, aber auch bei einem Knochentumor ist der Knochenstoffwechsel gestört: Es wird mehr Knochen ab- als aufgebaut. Erhöhte Kalzium- und Phosphatspiegel im Blut, niedrige Hormonwerte sowie erhöhte Kalziumwerte im Urin weisen darauf hin, wenn solche Prozesse rasch voranschreiten.

Das Diagnosegespräch

Nachdem die Untersuchungen abgeschlossen sind, klärt Sie die Ärztin oder der Arzt in einem Diagnosegespräch über die Ergebnisse auf und bespricht mit Ihnen, welche Behandlung sinnvoll sein könnte. Es kann aber auch sein, dass die Untersuchungen keine eindeutige Ursache für Ihre Rückenbeschwerden ergeben haben. Der Grund für Ihre Schmerzen bleibt also unklar. Das mag Ihnen vielleicht unbefriedigend erscheinen, ist in diesem Fall aber eine gute Nachricht: Sie haben keine ernsthafte Erkrankung. Sie können davon ausgehen, dass Ihre Beschwerden mit der Zeit von selbst abklingen, wenn Sie sich richtig verhalten. Es gibt verschiedene therapeutische Möglichkeiten, die Schmerzen während der akuten Phase zu lindern, und Sie können selbst aktiv werden, um erneuten Attacken wirkungsvoll vorzubeugen.

Wenn Sie trotz genauer diagnostischer Abklärung immer wieder Schmerzen haben, könnte es sein, dass psychische oder soziale Einflüsse eine Rolle spielen. Ihre Ärztin oder Ihr Arzt wird mit Ihnen darüber sprechen und Ihnen möglicherweise die Teilnahme an einem multimodalen Behandlungsprogramm empfehlen, um zu vermeiden, dass Ihre Beschwerden chronisch werden. Vielleicht können Ihnen dabei auch Entspannungsverfahren oder andere Methoden der psychologischen Schmerztherapie helfen.

Wenn sich herausgestellt hat, dass Sie eine bestimmte Erkrankung haben, wird Ihre Ärztin oder Ihr Arzt Sie genauer über das Krankheitsbild aufklären. Fragen Sie stets nach, wenn Ihnen etwas unklar geblieben ist. Es kann sein, dass Sie mit der Krankheit und ihrer Behandlung für eine Weile leben müssen. Deshalb ist es wichtig, dass Sie alle dafür notwendigen Informationen erhalten und die Zusammenhänge verstehen. Ärztliche Hilfe kann Sie im Heilungsprozess nur unterstützen.

BILD 1 + 2 Am Anfang einer Bewegungstherapie steht die körperliche Untersuchung durch die Physiotherapeutin.

Meist gibt es mehrere Möglichkeiten der Behandlung, die Sie besprechen sollten. Dabei richten sich die Art und die Intensität der Therapie vor allem nach der Stärke der Beschwerden. Diese können bei der gleichen Erkrankung individuell verschieden sein, denn jeder Mensch ist unterschiedlich schmerzempfindlich. Und nicht jede Behandlung spricht bei allen Menschen gleichermaßen an.

BEHANDLUNGSMETHODEN

Die Therapie von Rückenschmerzen hat sich in den letzten Jahren grundlegend verändert. „Handeln statt behandeln" könnte man die heutige Denkweise umschreiben. Wo noch vor einigen Jahren Schonung, Vorsicht und Verhaltensmaßregeln wie „den Oberkörper stets aufrecht halten" geboten schienen, hat sich eine Kehrtwende zur Beweglichkeit vollzogen. Das Verschwinden von Korsett und Stützbandage aus der Rückenschmerztherapie ist charakteristisch für diese Entwicklung.

Während sich die Behandlung früher stark auf die Bandscheiben konzentrierte, stehen heute körperliche Aktivierung und Schmerztherapie im Vordergrund. Bei Menschen mit häufig wiederkehrenden oder chronischen Beschwerden haben sich sogenannte multimodale Behandlungsprogramme bewährt. Sie kombinieren aktivierendes Bewegungstraining mit Methoden zur Entspannung und Schmerzbewältigung.

Operiert wird nur noch selten. Die Bandbreite der nicht operativen, konservativ genannten Behandlungsmethoden ist zwar groß, doch ihre Grundprinzipien sind gleich: Schmerzlinderung, Muskelentspannung und Verbesserung der Beweglichkeit.

Dabei wird zwischen aktiven und passiven Behandlungsmethoden unterschieden. Passive Therapien, bei denen man sich behandeln lässt (wie Packungen und Medikamente), helfen eher bei akuten Schmerzen.

Als nachhaltig schmerzlindernd und zugleich vorbeugend haben sich aber vor allem die aktiven Therapien erwiesen, bei denen man lernt, seinen Körper besser wahrzunehmen und sich im Alltag anders zu verhalten. Dazu gehört in erster Linie die Bewegungstherapie, heute oft erfolgreich kombiniert mit Entspannungsverfahren und Methoden zur Schmerzbewältigung. Auf Dauer sind regelmäßige Bewegung und Sport bei unkomplizierten wie chronischen Beschwerden, aber auch bei vielen Erkrankungen die beste Therapie.

Physiotherapie

Physiotherapie (körperliche Behandlung) umfasst aktivierende Bewegungstherapie, Massagetechniken, die manuelle Therapie und physikalische Behandlungen, bei de-

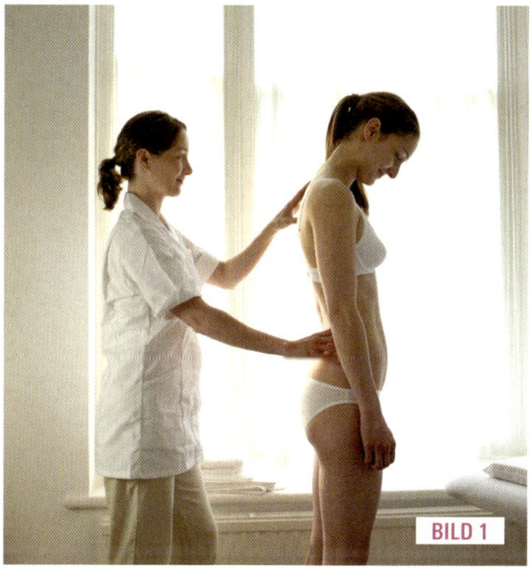
BILD 1

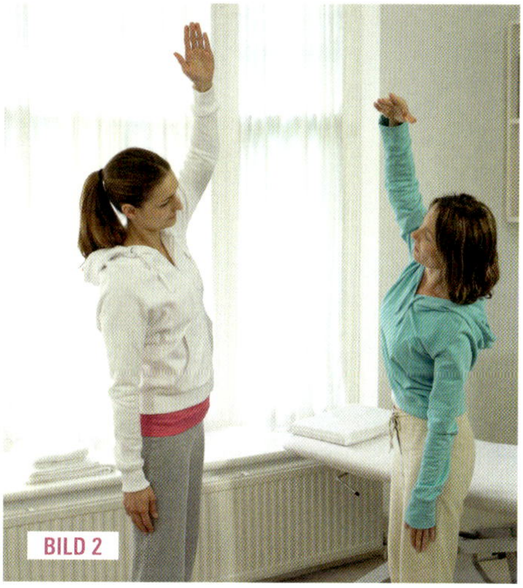
BILD 2

nen Wärme, Kälte oder elektrische Energie auf den Körper einwirken. Bewegungstherapie wurde früher meist als „Krankengymnastik" bezeichnet.

Zentraler Bestandteil der Physiotherapie bei Rückenschmerzen sind Bewegungs- und Kräftigungsübungen. Sie sollen die Körperwahrnehmung der Übenden verbessern und sie zu regelmäßiger körperlicher Aktivität ermuntern.

Massagetechniken, mobilisierende Handgriffe und auch die Methoden der physikalischen Therapie, bei denen der Patient passiv bleibt, werden ergänzend und zur Vorbereitung auf eine aktive Bewegungstherapie eingesetzt.

Die Kosten für ärztlich verordnete physiotherapeutische Anwendungen übernehmen die gesetzlichen Krankenkassen in der Regel bis auf einen Eigenanteil von zehn Prozent, den die Patienten selbst tragen müssen. Die Angebote der einzelnen Kassen im Rahmen von Präventionsangeboten sind sehr unterschiedlich. Erkundigen Sie sich bei Ihrer Kasse, in welchem Umfang sie übernommen werden.

Bewegungstherapie

Am Anfang einer Bewegungstherapie steht immer die körperliche Untersuchung durch die Physiotherapeutin oder den Physiotherapeuten. Dabei werden die Muskelkraft und die Beweglichkeit der Gelenke geprüft, schmerzhafte Muskelverspannungen, Gelenkblockierungen, Schonhaltungen und ungünstige Bewegungsmuster aufgespürt. Erst wenn die Problemzonen einer Person erkannt sind, kann das Behandlungsprogramm genau auf sie abgestimmt werden.

Bewegungstherapie hat das Ziel, die Beweglichkeit und Muskelkraft zu verbessern sowie Fehlhaltungen und Ungleichgewichte zu korrigieren. Nicht zuletzt geht es aber auch darum, den Übenden Freude an körperlicher Bewegung zu vermitteln, damit sie auch nach der Behandlung aktiv bleiben.

Nach einigen Wochen Therapie unter fachlicher Anleitung – manchmal zunächst allein, später meist in der Gruppe – ist es für den dauerhaften Erfolg wichtig, die Übungen auch zu Hause weiterzumachen. Denn die erlernten neuen Bewegungsmuster gehen nur durch konsequentes Üben in Fleisch und Blut über.

Für Menschen mit chronischen Rückenschmerzen ist eine Bewegungstherapie oft die erste körperliche Betätigung nach einer langen Zeit der Unbeweglichkeit. Sie

BILD 1 + 2 Massagetechniken gehören zu den ältesten Methoden der Behandlung von Schmerzen und Verspannungen.

kann nicht nur körperlich, sondern auch psychisch aktivierend wirken. Ein physiotherapeutisch angeleitetes Bewegungstraining ist heute zentraler Bestandteil der sogenannten multimodalen Behandlungsprogramme.

Anwendung und Wirkung: Durch Bewegungstherapie lassen sich Ungleichgewichte in der Muskulatur (muskuläre Dysbalancen), wie sie zum Beispiel durch verkürzte Muskelgruppen entstehen, ausgleichen. Solche Ungleichgewichte sind häufig die Ursache schmerzhafter Verspannungen. Zuerst werden die verkürzten Muskeln gedehnt und danach mit gezielten Übungen gekräftigt, um die Balance wiederherzustellen.

Neben der Muskelharmonisierung steht die Beweglichkeit der Gelenke im Mittelpunkt. Versteifte, schmerzende und blockierte Gelenke werden schonend bewegt, gelockert und allmählich wieder funktionsfähig gemacht.

Auch Lähmungserscheinungen, wie sie bei Nervenwurzelreizungen (Ischias) auftreten können, gehen durch spezielle therapeutische Übungen oft zurück. Nach Operationen an Gelenken oder der Wirbelsäule ist eine Bewegungstherapie unverzichtbar und entscheidend für den Behandlungserfolg.

Vor allem zu Beginn einer Behandlung bei bereits länger andauernden Beschwerden werden passiv mobilisierende Übungen durchgeführt – das heißt, die betroffene Körperpartie wird vom Therapeuten bewegt. Ziel ist es, die Beweglichkeit soweit wiederherzustellen, dass aktive Übungen möglich werden. Ergänzend dienen Atem- und Dehnübungen dazu, die Muskulatur zu entspannen und vorzubereiten.

Bei isometrischen Übungen werden einzelne Muskeln angespannt und wieder locker gelassen. Funktionelle Übungen sind aktive Übungen, die bestimmte Muskeln gezielt kräftigen und die Beweglichkeit der Gelenke fördern.

WIRBELSÄULENGYMNASTIK UND RÜCKENSCHULE

Von Krankenkassen und Volkshochschulen, oft auch in großen Betrieben werden im Rahmen der allgemeinen Gesundheitsvorsorge Wirbelsäulengymnastik oder Rückenschulkurse angeboten. Beide Angebote sind nicht für Menschen mit akuten Schmerzen geeignet, sondern dienen der Vorbeugung.

Die Wirbelsäulengymnastik ist keine Bewegungstherapie, sondern eine Zusammenstellung von Übungen zur allgemeinen Kräftigung der Rumpfmuskulatur und zur Besserung der Beweglichkeit der Wirbelsäule. Da die Übungen nicht individuell abgestimmt werden, empfiehlt sich vor Beginn eines solchen Kurses eine physiotherapeutische Untersuchung und Beratung.

Rückenschulkurse vermitteln ebenfalls Übungen zur Stärkung und Entspannung der Rumpfmuskeln, darüber hinaus Informationen und Anleitungen zum rückenfreundlichen Verhalten und Bewegen im Alltag.

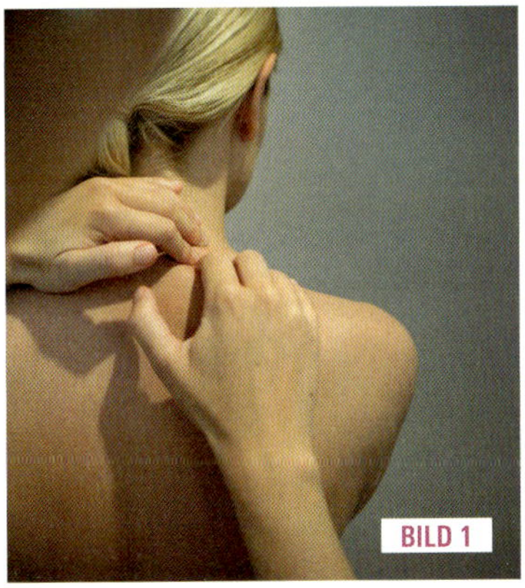

BILD 1

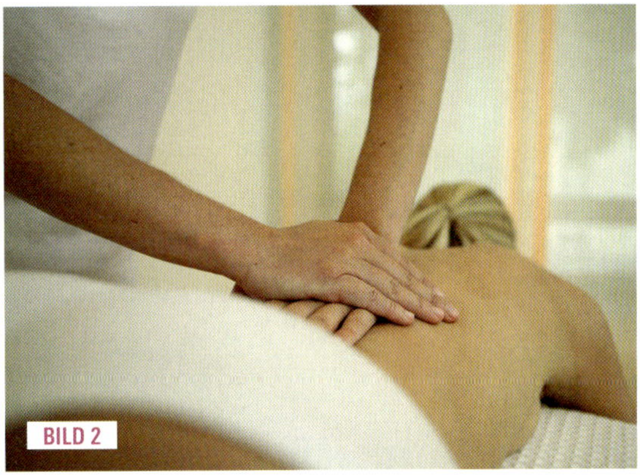

BILD 2

Massage

Massagetechniken gehören zu den ältesten Methoden der Behandlung von Schmerzen und Verspannungen. Wohltuende Berührungen, Handauflegen und Massagen wurden und werden fast überall auf der Welt von Heilkundigen und Physiotherapeuten angewendet.

Die hierzulande bei Rückenschmerzen übliche Massagetechnik ist die klassische Massage (früher auch als schwedische Massage bezeichnet). Sie arbeitet mit bestimmten Berührungs- und Grifftechniken wie Kneten, Reiben, Klopfen, Streichen und Vibration oder Griffen, die schmerzhafte Gegenreize setzen. Durch die klassische Massage soll das durch Schmerzen und Verspannungen gestörte Zusammenspiel von Haut, Bindegewebe, Muskulatur, Sehnen und Gelenken normalisiert und die Durchblutung in den betroffenen Körperpartien verbessert werden. Ähnliches gilt für die Thai-Massage und für die Akupressur-Massage.

Massage wird in der Physiotherapie auch zum Lockern und Erwärmen der Muskeln als Vorbereitung auf die Bewegungstherapie eingesetzt.

Anwendung und Wirkung: Durch Berührung, Druck und Zug werden bestimmte Reize gesetzt, die die Nervenenden in der Haut und im Bindegewebe beeinflussen. Das Drücken, Kneten und Reiben der Haut, des Bindegewebes und der Muskeln soll die Durchblutung, den Stoffwechsel und über die Nervenbahnen auch die Funktion innerer Organe anregen. Eine Theorie besagt, dass durch Massage neben Stoffwechselprodukten auch Schmerzbotenstoffe schneller aus dem Gewebe abtransportiert werden, was die Schmerzempfindung und die Muskelspannung verringert. Das einsetzende körperliche Wohlgefühl und die psychische Entspannung können ebenfalls zur Schmerzlinderung beitragen.

Massagen können bei schon länger bestehenden Schmerzen lindernd wirken, vor allem in Kombination mit einer Bewegungstherapie. Bei starken akuten Schmerzen und bei Ischiasbeschwerden wird von Massagen abgeraten, um die Nerven nicht zusätzlich zu reizen.

Gegenanzeigen: Es gibt einige Beschwerden und Erkrankungen, bei denen sich Massagen verbieten, zum Beispiel Venen- und Hauterkrankungen, Herzschwäche, Fieber, entzündliche Erkrankungen, Verletzungen und Brüche oder fortgeschrittene Osteoporose. Zu starker Druck kann die Nerven reizen oder geschwächte Knochen gefährden. Massagen sollten deshalb nur von ausgebildeten Fachleuten durchgeführt werden.

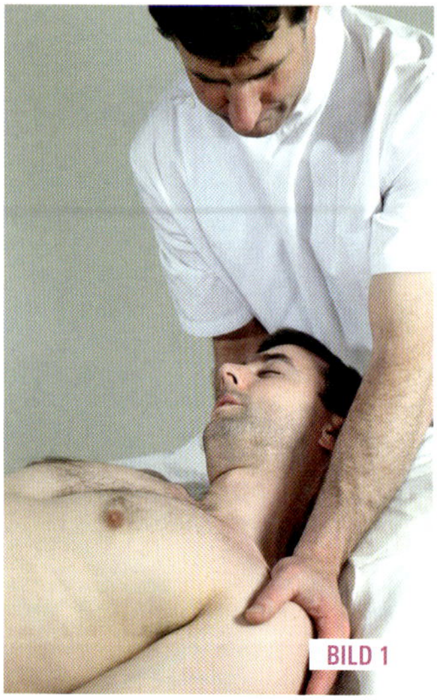

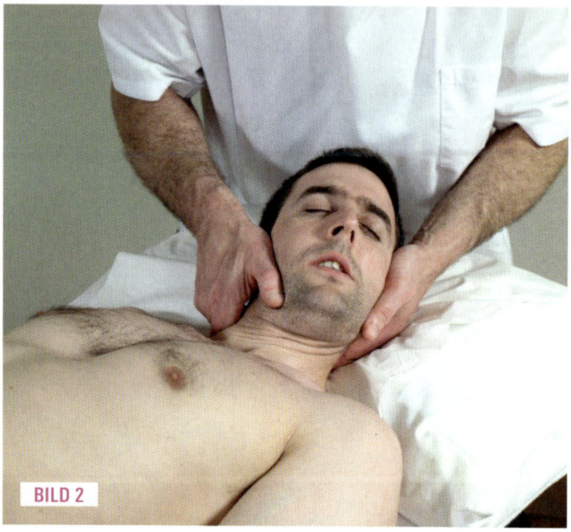

Chirotherapie (Manuelle Therapie)

Ähnlich wie Massagen sind Handgrifftechniken zur Behandlung schmerzender Gliedmaßen schon seit Urzeiten bekannt. Im Mittelalter renkten „Knochensetzer" ausgekugelte Gelenke wieder ein und „kurierten" Kreuzweh durch ruckartiges Hantieren, Ziehen und Zerren am Rückgrat. Im 19. Jahrhundert geriet die volkstümliche, mitunter ruppige und nicht ungefährliche Behandlung in Europa allmählich in Vergessenheit. In den USA entwickelte sich die Praxis des Einrenkens zu zwei unterschiedlichen Lehren weiter: die der Osteopathie nach Andrew Taylor Still (1828–1917) und die der Chiropraktik nach David Palmer (1845–1913).

Nach einer wechselvollen Geschichte konnten sich beide Schulen vor allem in den englischsprachigen Ländern etablieren. Nach Deutschland gelangten manuelle Techniken erst nach dem Zweiten Weltkrieg, und nur langsam entwickelte sich hier eine einheitliche Lehre und Praxis, die Chirotherapie.

Obwohl mittlerweile in ganz Europa verbreitet und als Bestandteil der Orthopädie und der Physiotherapie anerkannt, ist die Wirksamkeit der Chirotherapie umstritten geblieben. Einerseits setzen viele seriöse Ärztinnen, Ärzte und Physiotherapeuten mit entsprechender Zusatzausbildung mobilisierende oder lösende Handgriffe zur unterstützenden Behandlung akuter Rückenbeschwerden ein. Andererseits finden wissenschaftliche Untersuchungen keinen zweifelsfreien Beleg für die Überlegenheit der manuellen Therapie gegenüber anderen physiotherapeutischen Behandlungsmethoden, wohl aber ernst zu nehmende Risiken.

Von Schmerztherapeuten wird die manuelle Therapie kritisch beurteilt, weil sie nicht zu eigenen Aktivitäten ermuntert. So ziehen es manche Menschen vor, sich ab und an „einrenken" zu lassen, statt selbst etwas zu unternehmen, um ihre Beschwerden nachhaltig in den Griff zu bekommen. Sie erfahren dadurch vielleicht eine kurzfristige Erleichterung, laufen aber Gefahr, dass sich die Schmerzen durch wiederholte Anwendung verstärken.

Anwendung und Wirkung: Manuelle Techniken können zur ergänzenden Behandlung unkomplizierter Kreuzschmerzen in den ersten vier Wochen oder bei schmerzhaften Bewegungseinschränkungen einzelner Gelenke angewendet wer-

BILD 1 + 2 Handgrifftechniken zur Behandlung schmerzender Gliedmaßen erfordern viel Erfahrung.

den. Vor einer manuellen Behandlung steht die gründliche Untersuchung, bei der Verspannungen und Gelenkblockierungen ertastet werden. Bevor ein Gelenk mit Griffen manipuliert werden darf, ist eine Röntgenaufnahme vorgeschrieben. Um benachbarte Gelenke nicht zu schädigen, müssen sie durch zusätzliche Griffe fixiert werden.

Ein in seiner Beweglichkeit eingeschränktes Gelenk gilt als blockiert, wenn zu straffe Sehnen und verkürzte Muskeln die Knochen festhalten, statt sie wie sonst zu bewegen. Die Störung kann zu einer schmerzhaften Gelenkkapselverspannung führen und auch angrenzende Gewebe und Nerven beeinträchtigen.

Durch mobilisierende Bewegungen und gezielte Griffe soll die Blockierung gelöst und die normale Gelenkfunktion wieder hergestellt werden.

Zunächst werden meist Weichteiltechniken angewendet, um die Muskeln zu entspannen. Der Behandler übt dazu mit den Fingerkuppen minutenlang wechselnden Druck auf die ertasteten Muskelhärten aus und dehnt die verspannten Muskeln längs und quer zu ihrer Faserrichtung. Zur Lockerung der Muskeln kommen ergänzend auch isometrische Übungen zum Einsatz.

Um die Gelenke zu mobilisieren, werden sie wiederholt vorsichtig und langsam soweit bewegt und auseinandergezogen, wie dies schmerzfrei möglich ist. Dadurch erweitert sich allmählich der Bewegungsspielraum des Gelenks.

In manueller Therapie ausgebildete Physiotherapeuten dürfen auf ärztliche Verordnung mobilisierende Techniken anwenden, aber keine manipulativen Handgriffe einsetzen. Manipulative Handgriffe sind in Deutschland nur Ärztinnen und Ärzten mit der Zusatzbezeichnung „Arzt für Chirotherapie" erlaubt. In Österreich können auch Physiotherapeuten auf ärztliche Anordnung bestimmte manipulative Handgriffe ausführen. Sie erfordern genaue Kenntnisse der anatomischen Gegebenheiten und viel praktische Erfahrung. Die Griffe werden mit wenig Kraft und geringer Bewegung rasch und gezielt ausgeführt. Der kurze Impuls wirkt reflexhaft auf die Nervenenden im Gelenk, in den Muskeln und Sehnen und löst die entstandene Spannung, was sich durch ein hörbares Knacken bemerkbar macht.

Je nach Ausmaß der Beschwerden wird die Behandlung im Abstand von einigen Tagen wiederholt. Zum Lösen der Gelenkblockierungen und zur Schmerzlinderung genügen normalerweise ein bis zwei Behandlungen. Insgesamt sollten manipulative Griffe höchstens viermal wiederholt werden.

Risiken: Als milde Nebenwirkungen während oder nach einer manuellen Behandlung können leichte Schmerzen, Müdigkeit und blaue Flecken auftreten. Ansonsten gelten lösende und mobilisierende Techniken als kaum riskant.

Das Risiko von Schäden durch manipulative Griffe steht und fällt mit der Qualifikation der Behandler und der Zahl der

Manipulationen. Insbesondere Manipulationen an der Halswirbelsäule können gefährlich werden. Es sind Fälle dokumentiert, in denen Schlagadern, die Teile des Gehirns versorgen, eingeengt oder geschädigt wurden und Schlaganfallssymptome wie Schwindel, Seh- und Sprachstörungen, Lähmungen und Bewusstseinstrübung aufgetreten sind. Solche Gefäßverletzungen sind besonders riskant für Menschen, die blutverdünnende Medikamente einnehmen.

INFO **Vorsicht: Chiropraktiker**

Der Kaufmann David Palmer nannte die von ihm entwickelte Handgrifftechnik zum Richten von Knochen und Gelenken Chiropraktik. Er erklärte angeblich ausgerenkte Gelenke der Wirbelsäule zur Ursache der meisten Krankheiten und war davon überzeugt, mit seiner Methode fast alle Erkrankungen kurieren zu können.

Palmers dogmatische Idee, die Gelenkmanipulation sei die einzig wirksame Methode zur Heilung von Krankheiten, konnte sich nicht lange behaupten. Trotzdem gibt es noch heute Chiropraktiker, die alle möglichen Erkrankungen auf Wirbelsäulenprobleme zurückführen und mit Handgriffen behandeln.

Die Chiropraktik wurde 1987 vom staatlichen Gesundheitswesen der USA als Behandlungsmethode anerkannt. Die wissenschaftliche Auseinandersetzung um die Wirksamkeit und die Risiken der Methode war damit allerdings nicht beendet. Erst im Jahr 2002 stellten US-Verbraucherschützer bei einer Überprüfung der Arbeit von Chiropraktikern fest, dass es dabei häufig zu Fehldiagnosen, Fehlbehandlungen und zur Verzögerung notwendiger Behandlungen kommt. Eine kanadische Studie ergab sogar, dass jedem fünften durch Durchblutungsstörungen verursachten Schlaganfall bei unter 45-Jährigen eine chiropraktische Manipulation an der Halswirbelsäule vorausging.

In Deutschland wird Chiropraktik an Heilpraktikerschulen gelehrt. Um Chiropraktik anzubieten, muss ein Heilpraktiker jedoch keinen entsprechenden Kursabschluss nachweisen.

Chiropraktiker dürfen keine Röntgenaufnahmen anordnen und können diese meist auch nicht interpretieren, da die Heilpraktikerprüfung solches Wissen nicht voraussetzt. Auch für eine ausreichende Risikoabschätzung sind sie nicht genügend ausgebildet.

Trotzdem ist Heilpraktikern – im Gegensatz zu Physiotherapeuten mit Zusatzausbildung in manueller Therapie – die Anwendung chiropraktischer Handgriffe erlaubt.

Nicht richtig ausgeführte oder zu häufig wiederholte Handgriffe können jedoch auch an anderen, nicht behandelten Abschnitten der Wirbelsäule zu Wirbelblockierungen, Überdehnung und Überbeweglichkeit von Gelenken, Bandscheibenschäden und Nervenlähmungen führen.

Manipulative Griffe dürfen nicht angewendet werden bei Anzeichen für komplizierte Kreuzschmerzen, einem Bandscheibenvorfall, bei Lähmungserscheinungen durch Nervenwurzelreizung, starkem Gelenkverschleiß (Arthrose), akuten Gelenkentzündungen, Infektionen, Osteoporose, nach einer Verletzung, einem Knochenbruch oder einem Schlaganfall sowie bei Krebserkrankungen.

Physikalische Therapie

Physikalische Behandlungen arbeiten mit physikalischen Reizen, also mit Wärme, Kälte, Druck und elektrischen Strömen oder mechanischen Schallwellen. Solche Reize, die von außen auf den Körper einwirken, beeinflussen viele Körperfunktionen und sollen die Selbstheilungskräfte stärken. Reiztherapien können Mechanismen anstoßen, mit denen der Organismus im gesunden Zustand seine verschiedenen Funktionen selbst reguliert.

Physikalische Behandlungsverfahren sollen Schmerzen lindern, allgemein beruhigen, die Einnahme von Schmerzmitteln verringern oder überflüssig machen und aktive Bewegungstherapien vorbereiten und unterstützen. Einzelne Methoden können zu Hause angewendet werden, manche werden im Rahmen einer Physiotherapie eingesetzt. In Rehabilitationseinrichtungen gehören sie häufig zum Behandlungsplan. Für viele Methoden fehlen jedoch wissenschaftliche Wirksamkeitsnachweise.

Die Anwendung von Wärme wirkt bei akuten Beschwerden meist unmittelbar schmerzlindernd und entspannend. Wärme beruhigt das vegetative Nervensystem und die Psyche, setzt die Muskelspannung herab, weitet die Gefäße und fördert die Durchblutung. Durch den beschleunigten Stoffwechsel im erwärmten Gewebe werden Schmerzbotenstoffe schneller abtransportiert, zudem regen Wärmereize die Produktion schmerzhemmender Stoffe an. Wissenschaftliche Untersuchungen weisen darauf hin, dass Wärme vor allem dann wirkt, wenn sie mit Bewegung kombiniert wird.

Bei akuten Schmerzen bietet sich Wärme als einfach anzuwendendes Hausmittel in Form von Wärmflasche, warmen Bädern und Packungen an. Wärmepackungen und Behandlungen mit Infrarotlampen werden in der Physiotherapie oft zur Vorbereitung auf die Bewegungstherapie und zur Unterstützung nach einer manuellen Behandlung eingesetzt.

Gegenanzeigen: Bei Entzündungen, Venenproblemen, Kreislaufbeschwerden, Infektionen und Krebserkrankungen darf keine Wärme angewendet werden.

Kälte hat bei kurzzeitiger Anwendung (bis zu drei Minuten) eine lokal betäubende Wirkung. Ein kurzer Kältereiz regt das vegetative Nervensystem an, erhöht kurzfristig die Muskelspannung und verengt die Gefäße. Lässt der Reiz nach, wird das gekühlte Gewebe sofort wieder stark durchblutet. Bei akuten Verletzungen, Entzündungen und Nervenreizungen (zum Beispiel Ischias) wirkt Kälte schmerzlindernd. Sie kann die Weiterleitung von Schmerzreizen unterbrechen. Eine längere Kälteeinwirkung (bis zu 30 Minuten) verlangsamt den bei entzündlichen Prozessen erhöhten Stoffwechsel im Gewebe und kann Schwellungen verhindern oder eindämmen.

Neben Kältepacks kommen in der physikalischen Kältetherapie zum Beispiel Abreibungen mit Eis, kalte Auflagen (Quark, Moor, Lehm) sowie Eiskompressen zum Einsatz.

Gegenanzeigen: Bei akuten unkomplizierten Rückenschmerzen wird von Kälte abgeraten. Bei Durchblutungsstörungen oder Empfindungsstörungen der Haut und bei Kälteüberempfindlichkeit darf Kälte nicht angewendet werden.

Zur Behandlung chronischer Rückenschmerzen werden Wärme- oder Kälteanwendungen nicht empfohlen.

INFO **Hydrotherapie nach Kneipp**

Der Pfarrer Sebastian Kneipp (1821–1897) entwickelte ein naturheilkundliches Behandlungsprinzip, das neben gesunder Lebensführung und Ernährung, Bewegungstherapie und Behandlung mit Heilpflanzen vor allem auf dem Einsatz von Wärme- und Kältereizen in Form von Wasseranwendungen basiert: Waschungen, Wickel, Güsse, Packungen, Teil- und Vollbäder, Dampfbäder, Bürstungen und Einreibungen sowie Wassertreten.

Die Hydrotherapie (Behandlung mit Wasser) nutzt die Reizwirkung von Wärme und Kälte, Druck und Berührung auf die Haut und das Bindegewebe. Je nach Erkrankung und körperlicher Verfassung des Patienten werden die Anwendungen genau dosiert. Die ausgeübten Reize sollen dabei so stark wie nötig, aber so sanft wie möglich wirken, um eine Überanstrengung des Organismus auszuschließen.

Anwendungen mit kaltem Wasser sollen das vegetative Nervensystem stimulieren, die Abwehrkräfte stärken und Schmerzen lindern, Warmwasser-Anwendungen beruhigen und entspannen. Bewegungsübungen im Wasser kräftigen die Muskulatur und die Gelenke, ohne sie übermäßig zu belasten.

Ziel einer systematischen Kurbehandlung mit Wasseranwendungen nach Kneipp ist es, den gesamten Organismus zu kräftigen und akute wie chronische Beschwerden zu mildern.

Bei der Elektrotherapie wird schwacher Strom durch den Körper geleitet. Ein solcher Stromfluss tut nicht weh, zu spüren ist lediglich ein leichtes Kribbeln und Wärmegefühl. Bei bestimmten Anwendungen können auch die Muskeln zucken.

Der Strombehandlung wird eine schmerzlindernde Wirkung zugeschrieben. Dies wird vor allem damit erklärt, dass die elektrischen Reize die Schmerzreize überlagern könnten (siehe gate control theory). Zugleich sollen die körpereigenen schmerzhemmenden Mechanismen angeregt und das durchströmte Gewebe stärker durchblutet werden.

Es gibt verschiedene Anwendungsformen:

- Bei der Galvanisation (Gleichstrom) wird gleichbleibend schwacher Strom (Frequenz Null) über zwei Elektroden durch den schmerzenden Körperbereich geleitet. Meist wird Galvanisation mit einem Vollbad (Stangerbad) oder Teilbad (Zellenbad) kombiniert. Dabei strömt die elektrische Energie durch das warme Badewasser. Der Strom wirkt so auf den ganzen Körper, soll die Schmerzschwelle erhöhen und die Muskelspannung verringern.
- Ein weiteres Verfahren der Elektrotherapie, das der Anwender selbst steuern kann, ist die transkutane elektrische Nervenstimulation (TENS). Er erhält ein kleines batteriebetriebenes Gerät, das in einer Jackentasche Platz findet. Das Gerät gibt Stromimpulse über Elektroden ab, die auf die Haut geklebt werden. Da jeder Mensch anders auf die elektrische Nervenstimulation reagiert, passt die Ärztin oder der Arzt zunächst die Grundeinstellungen des Geräts individuell an. Je nach Schmerzintensität kann der Anwender dann später die Stromstärke und die Impulsfrequenz selbst einstellen. TENS wird in der Regel über zwei bis vier Wochen, dreimal täglich für etwa 30 Minuten, angewendet.
- Wechselstrom und Interferenzstrom (mittelfrequente Ströme) werden vor allem zur Kräftigung und zum Wiederaufbau einzelner Muskelpartien eingesetzt, zum Beispiel bei Muskelschwund durch Lähmungen oder nach längerer Ruhigstellung. Sie sollen aber auch eine schmerzlindernde Wirkung haben.
- Hochfrequenter Strom (Kurzwelle) soll eine Tiefenerwärmung und Durchblutungsverbesserung im Gewebe bewirken.

Für die Wirksamkeit von Rückenschmerzbehandlungen mit mittelfrequentem Strom und TENS gibt es keine wissenschaftlichen Nachweise. Sie werden daher weder für akute noch für chronische Beschwerden empfohlen.

Gegenanzeigen: Bei akuten Entzündungen, frischen Verletzungen, gestörter Hautempfindung und in der Schwangerschaft darf nicht mit Strom behandelt werden. Ausgenommen sind auch Menschen mit einem Herzschrittmacher, weil dessen Funktion durch die elektrischen Impulse beeinträchtigt werden kann.

BILD 1 Die bewusst herbeigeführte Entspannung kann schmerzhafte Muskelverspannungen lösen.

THERAPEUTISCHE SCHALLWELLEN

Schallwellen hoher Frequenz werden nicht nur zur Untersuchung (siehe Ultraschall), sondern auch zur Therapie eingesetzt. Wegen fehlender Wirksamkeitsnachweise wird von einer Ultraschallbehandlung bei unkomplizierten akuten oder chronischen Beschwerden jedoch abgeraten.
Eine Ultraschallbehandlung erzeugt Wärme im beschallten Gewebe und regt den Stoffwechsel an. Die Energie der Schallwellen, die bis zu vier Zentimeter unter die Haut dringt, wird im Gewebe in Wärme umgewandelt, insbesondere an den Übergangsbereichen unterschiedlich dichter Gewebe. Dadurch sollen zum Beispiel entzündungsbedingte Verdickungen und Verklebungen aufgelockert werden. Eine Ultraschallbehandlung dauert zehn Minuten pro Körperregion und muss zehn- bis fünfzehn Mal wiederholt werden.

Psychologische Schmerztherapie

Während des ärztlichen Untersuchungsgesprächs sind neben den körperlichen Beschwerden auch psychosoziale Risikofaktoren für chronische Beschwerden ein wichtiges Thema. Denn eine ganzheitliche Therapie muss die persönliche Lebenssituation berücksichtigen, um chronischen Beschwerden vorbeugen oder sie individuell behandeln zu können.

Seelische Prozesse, Gedanken, Vorstellungen und Verhaltensweisen, die das Schmerzempfinden stark beeinflussen, spielen in der psychologischen Schmerztherapie eine entscheidende Rolle. Auch soziale Einflussfaktoren werden so weit wie möglich in die Therapie einbezogen (siehe bio-psycho-soziales Modell.

Die psychologische Schmerztherapie kombiniert aufklärende und informative Gespräche mit Entspannungstechniken und verhaltenstherapeutischen Methoden zur Schmerzbewältigung. Das Erlernen von Entspannungsverfahren bietet die Möglichkeit, Schmerzen im Alltag auch ohne professionelle Hilfe besser zu bewältigen. Methoden der Verhaltenstherapie helfen, das eigene Schmerzverhalten zu erkennen und zu ändern.

Ziel ist, mit Schmerzen so umgehen zu lernen, dass sie die Alltagsaktivitäten und die Lebensfreude so wenig wie möglich beeinträchtigen.

Elemente der psychologischen Schmerztherapie sind heute Bestandteil der sogenannten „multimodalen Behandlungsprogramme“ (siehe Seite 192) zur Vorbeugung und Behandlung chronischer Beschwerden.

Entspannungsverfahren

Wer gelernt hat, Körper und Geist durch Konzentration und verbesserte Körperwahrnehmung zu entspannen, hat ein Mittel in der Hand, um Stresssituationen zu entschärfen und Schmerzen zu lindern. Die bewusst herbeigeführte Entspannung kann schmerzhafte Muskelverspannungen lösen, vom Schmerz ablenken und das gute Gefühl vermitteln, selbst etwas gegen den Schmerz tun zu können.

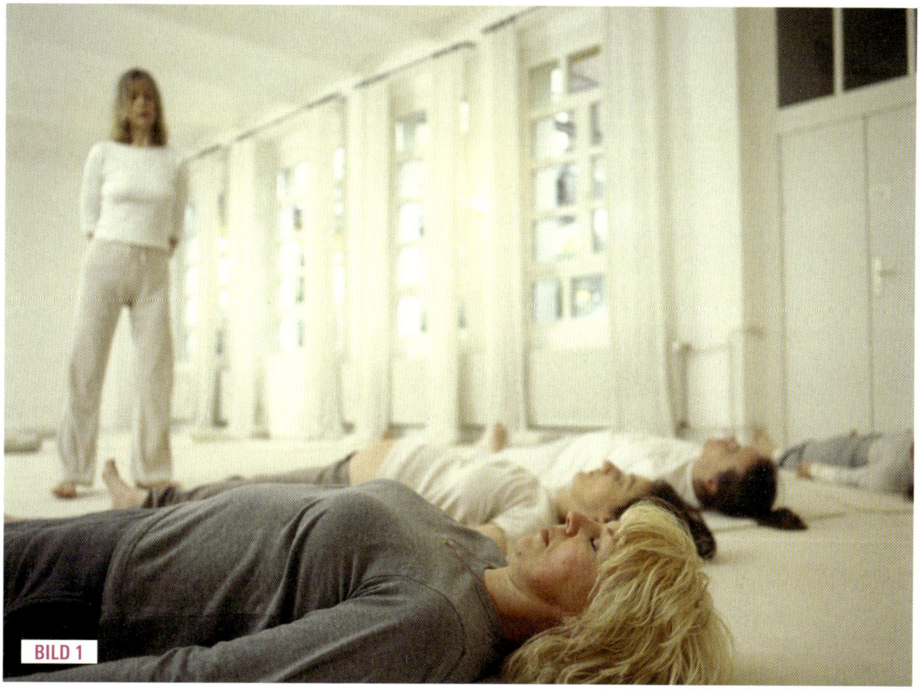

BILD 1

Entspannungsübungen beeinflussen die Reaktion des Zwischenhirns, das bei Stress das vegetative Nervensystem alarmiert. Sie steuern den Mechanismen der Stressreaktion entgegen und bewirken eine Normalisierung von Puls, Atemfrequenz und Muskelspannung. Dadurch stellen sich ein wohliges Gefühl der Ruhe und Entspannung sowie eine spürbare Schmerzlinderung ein. Deshalb können Entspannungsmethoden auch dazu beitragen den Schmerzmittelkonsum zu verringern.

Entspannungsverfahren werden als Kurse von Krankenkassen, an Volkshochschulen, in Rehakliniken sowie von entsprechend ausgebildeten niedergelassenen Ärztinnen, Ärzten und Psychotherapeuten angeboten. In der Regel übernimmt die Krankenkasse die Kosten für einen Kurs, wenn er ärztlich verordnet wurde; ob in voller Höhe oder anteilig, ist je nach Kasse verschieden. Privat kostet ein Gruppenkurs von acht bis zehn Terminen je nach Veranstalter um die 100 Euro. Manche Kassen zahlen einen Zuschuss.

Die Progressive Muskelrelaxation wurde 1938 von dem US-amerikanischen Physiologen Edmund Jacobson entwickelt. Das Prinzip der „fortschreitenden Muskelentspannung" besteht darin, durch bewusstes kurzes Anspannen und anschließendes Entspannen bestimmter Muskelpartien die Durchblutung zu fördern.

Die Progressive Muskelrelaxation ist leicht zu erlernen und kann die Körperwahrnehmung verbessern. Sie versetzt ihre Anwender in die Lage, erste Anzeichen von Muskelverspannungen schnell zu bemerken und durch rechtzeitiges Gegensteuern Schmerzen vorzubeugen. Die Methode lässt sich ohne Aufwand in vielen alltäglichen Situationen anwenden.

Bei der Muskelrelaxation werden alle wichtigen Muskelgruppen des Körpers nacheinander zunächst für etwa sechs Sekunden leicht angespannt und dann wieder gelockert. Während der Entspan-

BILD 1 + 2 Einmal erlernt, lassen sich Entspannungsverfahren leicht selbst anwenden.

nungsphase von etwa 30 Sekunden konzentriert man sich auf die Empfindung von Wärme und Schwere im Muskel und spürt dem Wechsel von Anspannung und Entspannung nach. Während die verschiedenen Muskelpartien durchwandert werden, stellt sich allmählich ein Zustand der Entspannung, Ruhe und Gelassenheit ein.

Geübt wird im Sitzen oder Liegen mit geschlossenen Augen. Man beginnt mit den Muskeln der Hände und Arme, dann folgen die Gesichtsmuskeln, die Muskeln der Hals- und Nackenpartie, der Brust, der Schultern und des oberen Rückens, die des unteren Rückens und des Bauches, zuletzt die Muskeln der Beine und Füße.

Die Progressive Muskelrelaxation sollte unter fachlicher Anleitung in der Gruppe erlernt und regelmäßig zu Hause geübt werden. Fortgeschrittene lernen, verschiedene Muskelgruppen gleichzeitig anzuspannen und wieder zu lockern und schließlich das Gefühl entspannter Muskulatur auch ohne vorherige Anspannung allein durch ihre Vorstellungskraft hervorzurufen.

Das Autogene Training ist eine Methode, die ausschließlich mit der eigenen Vorstellungskraft arbeitet. Sie wurde von dem Berliner Psychiater Johannes H. Schultz in den 20er Jahren des vorigen Jahrhunderts aus der Hypnose entwickelt. Sie ist eine Form der Autosuggestion (Selbstbeeinflussung) mit dem Ziel der Entspannung und Schmerzlinderung durch Konzentration. Autogenes Training eignet sich auch sehr gut zur Behandlung von Konzentrations- und Schlafstörungen sowie von Angstzuständen.

Es gibt zwei Stufen des Autogenen Trainings: In der Unterstufe geht es um das bewusste Herbeiführen einer Entspannung von Körper und Geist. Diese kann in der Oberstufe bis zu tranceartigen Versenkungszuständen vertieft werden. Dabei richtet sich die Konzentration auch auf seelische Vorgänge.

Autogenes Training wird von einer Therapeutin oder einem Therapeuten in Gruppensitzungen vermittelt und zu Hause geübt. Die Kursteilnehmer sitzen oder liegen während der Übungen entspannt und mit geschlossenen Augen. Sie werden zunächst aufgefordert, in Gedanken einen kurzen Satz zu wiederholen, zum Beispiel: „Mein rechter Arm wird warm und schwer". Die formelhafte Wiederholung beflügelt die Vorstellungskraft, und nach einer Weile stellt sich meist tatsächlich ein Wärme- und Schweregefühl im Arm ein. Die Konzentration richtet sich dann auf andere Bereiche des Körpers, der schrittweise immer mehr entspannt. Die Atmung wird ruhiger, der Puls langsamer, Muskelverspannungen und Schmerzen lösen sich. Im ganzen Körper breitet sich ein Gefühl der Ruhe und Gelassenheit aus. Zum Abschluss der Übung hilft die Vorstellung von Wachheit und Frische, aus der tiefen Entspannung zurückzufinden.

Wer die erste Stufe des Autogenen Trainings gut beherrscht, kann die Funktionen seines vegetativen Nervensystems bis zu einem gewissen Grad bewusst

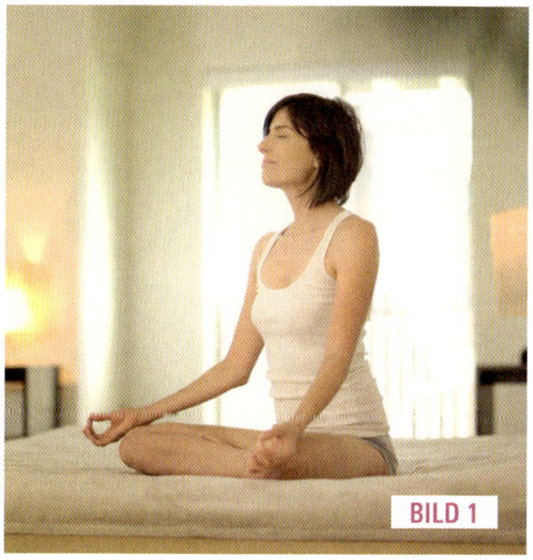
BILD 1

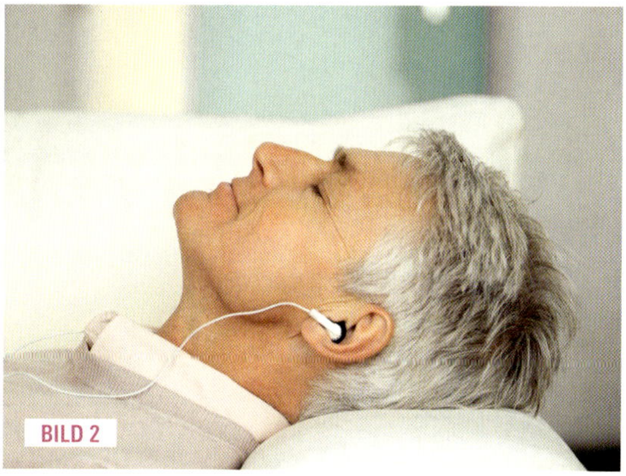
BILD 2

steuern. Die Autosuggestion funktioniert allerdings nicht bei allen Menschen.

DIE MACHT DER HYPNOSE

Schon im alten Ägypten wurden Hypnosetechniken zur Schmerzbehandlung eingesetzt. Seit einigen Jahren erlebt die Hypnose eine Renaissance, vor allem zur Betäubung akuter Schmerzen während einer Zahnbehandlung oder bei kleineren schmerzhaften Eingriffen.

Der Hypnotiseur versetzt seinen Patienten durch Wahrnehmungslenkung und Tiefenentspannung in einen Zustand der Trance, in der sich der Körper an der Grenze zum Schlaf befindet, der Geist aber zu besonderer Konzentration fähig ist. Dadurch wird es möglich, die Körperwahrnehmung zu beeinflussen und beispielsweise die Schmerzempfindung völlig auszublenden. Wie beim Autogenen Training hängt die Wirkung der Methode davon ab, wie empfänglich eine Person für Suggestionen ist. Für Menschen mit chronischen Schmerzen ist die Hypnose wenig empfehlenswert, da sie sich nur begrenzt zur Selbstbehandlung eignet.

Die Methode des **Biofeedbacks** (sinngemäß: Rückmeldung der Körperfunktionen) ist im eigentlichen Sinne kein Entspannungsverfahren, sondern eine Methode zur Überprüfung von Entspannungszuständen des Körpers. Durch Biofeedback lässt sich die Wirkung einer Entspannungsmethode sehr anschaulich darstellen, was für viele Anwender eine große Hilfe beim Erlernen der Methode bedeutet.

Beim Biofeedback werden über ein spezielles, an einen Computer angeschlossenes Messgerät körperliche Daten wie Muskelspannung, Pulsschlag, Körpertemperatur und elektrischer Hautwiderstand angezeigt. Sie spiegeln die Reaktionen des vegetativen Nervensystems auf Stress, Angst und Schmerzen wider. Zur Erhebung der Daten werden Sensoren auf die Haut des Lernenden geklebt.

Während einer Entspannungsübung lässt sich auf diese Weise die Veränderung der Körperfunktionen am Bildschirm verfolgen und erleben, wie man diese selbst direkt beeinflussen kann. Die unmittelbare Erfolgsmeldung spornt an und verbessert die Körperwahrnehmung.

Nach etwa zehn Biofeedback-Sitzungen sind viele Anwender in der Lage, die Reaktionen ihres vegetativen Nervensystems auch ohne die elektronischen Rückmeldungen willentlich zu steuern.

Biofeedback soll sich besonders für Menschen mit chronischen Beschwerden eignen, die ihren Körper wegen der Schmerzen nur sehr eingeschränkt wahrnehmen können und denen die Lockerung

BILD 1 Ziel der Schmerzbewältigungstherapie ist, mit den Schmerzen besser leben zu lernen.

ihrer Muskulatur durch Entspannungsverfahren wie Progressive Muskelrelaxation oder Autogenes Training allein nicht gelingt. Auch wer den Methoden der Selbstbeeinflussung generell eher skeptisch gegenübersteht, kann mithilfe des Biofeedback-Geräts möglicherweise besser nachvollziehen, wie direkt sich der eigene Wille und die Vorstellungskraft auf den Körper auswirken.

Schmerzbewältigungstherapie

In der Schmerzbewältigungstherapie geht es nicht in erster Linie darum, schmerzfrei zu werden oder Schmerzen zu lindern. Ziel ist vielmehr, mit den Schmerzen besser leben zu lernen, sie gelassener zu nehmen und soweit in den Griff zu bekommen, dass sie keine Behinderung mehr darstellen und es wieder möglich ist, aktiv am normalen Leben teilzunehmen. Eine Schmerzbewältigungstherapie hilft, eigene schmerzverstärkende Verhaltensweisen und Einstellungen zu erkennen und zu ändern. Wenn dies gelingt, kann sich als Nebeneffekt eine Schmerzlinderung einstellen.

Viele Menschen glauben, sie seien ihren Schmerzen hilflos ausgeliefert, und entwickeln eine entsprechend passive und pessimistische Grundhaltung. Schon anhand der Daten eines Schmerztagebuchs (siehe Seite 197) können sie aber erkennen, dass es bestimmte Umstände gibt, unter denen ihre Beschwerden auftreten oder die sie verstärken. Zu überlegen, welche dieser Faktoren sich mit welchen Mitteln beeinflussen lassen, ist bereits ein wichtiger Schritt, um mit den Schmerzen besser zurechtzukommen.

Eine Schmerzbewältigungstherapie besteht aus aufklärenden Gesprächen und praktischen Übungen, einzeln oder in der Gruppe mit anderen Betroffenen. Um die neuen Erkenntnisse und Fähigkeiten auch außerhalb der Therapiestunden im Alltag umzusetzen und zu üben, gibt es zudem Hausaufgaben.

Wichtige Elemente und Themen der Schmerzbewältigung sind zum Beispiel:

- Planung des Tagesablaufs und der Alltagsaktivitäten: Zu welchen Zeiten und Gelegenheiten werden die Schmerzen stärker, wann schwächer empfunden? Welche Aktivitäten lassen sich so planen, dass sie in schmerzarme Tageszeiten fallen? Welche Möglichkeiten bieten sich an, um den Schmerz in bestimmten Situationen zu lindern (zum Beispiel Entspannungsübung nach anstrengendem Termin, häufiges Aufstehen, Strecken und Lockern während der Arbeit am Computer, Muskeln dehnen nach Autofahrt)? Wichtig ist, Überforderung zu vermeiden, indem zum Beispiel häufigere Pausen eingeplant werden.
- Abbau von Ängsten: Hier wird Aufklärungs- und Überzeugungsarbeit geleistet gegen oft tief sitzende Befürchtungen, ernsthaft krank oder dauerhaft behindert zu sein. Ziel ist eine realistische Einschätzung der Beschwerden.
- Schmerzakzeptanz: Abkehr von der Fixierung auf die Schmerzen, auf neue

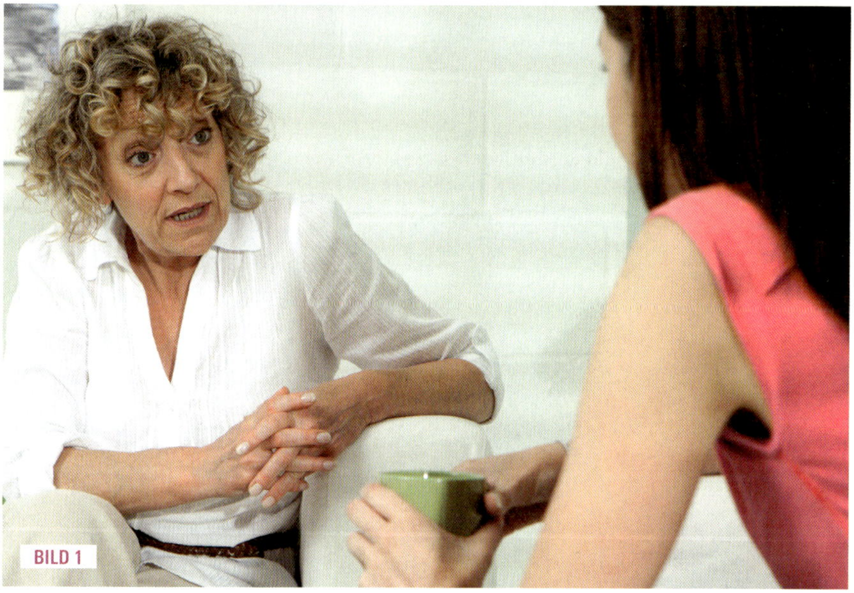
BILD 1

Therapieformen, Medikamente und „Wundermittel"; statt dessen Entwicklung einer neuen, gelasseneren Einstellung zu den Schmerzen.

- Aufmerksamkeitslenkung: Ausfindig machen von Dingen und Tätigkeiten, die Freude bereiten und die Aufmerksamkeit so fesseln, dass die Schmerzen in den Hintergrund treten.
- Stimmungsaufhellung: Übungen zur (Wieder-)Entdeckung der fünf Sinne, des Genusses und der Lebensfreude.
- Bewegungs- und Entspannungsübungen
- Verbesserung sozialer Fertigkeiten: Übungen und Rollenspiele zur Selbstbehauptung und Konfliktbewältigung, um Probleme in der Familie, der Beziehung oder am Arbeitsplatz besser lösen zu können.
- Offener und aktiver Umgang mit den Schmerzen: Analyse des Schmerzverhaltens mit dem Ziel, die Beschwerden nicht mehr für bestimmte Ziele einzusetzen (zum Beispiel um unangenehmen Dingen aus dem Weg zu gehen oder mehr Aufmerksamkeit zu erreichen). Üben eines offenen, angemessenen Umgangs mit den Beschwerden. Auf den Arbeitsplatz bezogen könnte dies zum Beispiel bedeuten: Überlegen, welche Tätigkeiten die Schmerzen verstärken, was man selbst dagegen unternehmen könnte und wann es Zeit ist, sich an Vorgesetzte, den Betriebsrat oder Betriebsarzt zu wenden, um gemeinsam nach Lösungen zu suchen. Eine Lösung im Sinne der Schmerzbewältigung wäre nicht, sich krankschreiben zu lassen, sondern die eigene Tätigkeit so zu gestalten, dass sie trotz der Beschwerden ausgeübt werden kann.

Schmerzbewältigungstherapie gehört im Rahmen multimodaler Behandlungsprogramme (siehe Seite 192) und in Rehakliniken zum Standard. Auch einige niedergelassene Ärztinnen, Ärzte und Psycho logen mit einer speziellen schmerztherapeutischen Ausbildung bieten Schmerzbewältigungskurse an. Wenn die Therapie ärztlich verordnet wurde, ist sie in der Regel eine Kassenleistung. Erkundigen Sie sich vor Therapiebeginn bei Ihrer Kasse, ob die Kosten in voller Höhe oder anteilig erstattet werden.

DIE KATZE BEIM SCHWANZ PACKEN

Anhaltende Schmerzen vergällen die Lebenslust, anhaltender Trübsinn verstärkt die Schmerzen. Auf den Umkehrschluss „mehr Lebensfreude bedeutet auch weniger Schmerzen" reagieren viele Betroffene mit dem Gedanken „Hätte ich weniger Schmerzen, könnte ich auch das Leben wieder mehr genießen."
Dieses Denken leuchtet zwar ein, bringt aber nicht weiter. Wenn sich an den Schmerzen auf die Schnelle nur wenig ändern lässt, besteht immerhin die Möglichkeit, am anderen Ende anzusetzen und nach Wegen zu suchen, das Leben auch mit Beschwerden wieder lebenswert zu machen. Es gilt also, die Katze beim Schwanz zu packen, bevor sie sich immer wieder in denselben beißt.

Verhaltenstherapie

Die Verhaltenstherapie ist eine Form der Psychotherapie, die konkrete und problembezogene Hilfe zur Verhaltensänderung bieten kann. Für Menschen mit chronischen Rückenschmerzen bietet sie sich an, wenn eine multimodale Behandlung mit Schmerzbewältigungstherapie – die bereits viele Methoden der Verhaltenstherapie einsetzt – nicht den gewünschten Erfolg zeigt. So reichen Aufklärung und die Vermittlung von Schmerzbewältigungsstrategien allein meist nicht aus, wenn anhaltende körperliche Beschwerden mit Depressionen oder starken Ängsten (Phobien) verbunden sind.

Noch immer tun sich viele Menschen schwer, psychotherapeutische Hilfe in Anspruch zu nehmen. Psychosomatische Beschwerden gelten leicht als eingebildete Krankheiten, und manch einer fühlt sich nicht ernst genommen, wenn die Ärztin oder der Arzt zur Schmerzbehandlung eine Psychotherapie empfiehlt. Die praktisch orientierten, auf die körperlichen Beschwerden bezogenen Methoden der Verhaltenstherapie erleichtern es jedoch den meisten Betroffenen, sich auf eine Psychotherapie einzulassen.

Bei psychosomatischen Beschwerden und chronischen Schmerzen hat sich die Verhaltenstherapie als die wirksamste psychotherapeutische Methode herausgestellt. Manchmal wird zusätzlich mit Elementen körperorientierter oder tiefenpsychologischer Behandlungsverfahren gearbeitet.

Eine ärztlich verordnete Verhaltenstherapie erstatten die Krankenkassen.

Der Verhaltenstherapie liegt die Theorie zugrunde, dass die Persönlichkeit eines Menschen, seine Gefühle und sein Verhalten nicht festgefügt sind, sondern durch die tägliche Auseinandersetzung mit der Umwelt und durch fortwährendes Lernen geprägt werden. Der Mensch lernt aus seinen Erfahrungen, aus guten wie aus schlechten, und verhält sich dementsprechend. Dabei können erlernte Verhaltens- und Denkmuster sinnvoll oder schädlich sein, und – das ist wesentlich – sie lassen sich durch neue Erfahrungen und Lernprozesse verändern.

Die Methoden der Verhaltenstherapie – Gespräche, Übungen, Rollenspiele – dienen dazu umzulernen. Dabei werden sinnvolle, positive Verhaltensweisen und Einstellungen bestärkt und geübt, negative und selbstzerstörerische analysiert und verändert. Der Lernprozess funktioniert vereinfacht dargestellt so: Wenn ein Verhalten zu positiven Konsequenzen wie einem Erfolgserlebnis führt, wird es in der Regel beibehalten. Tritt dagegen ein negativer Effekt ein, wird es in Zukunft vermieden.

Ängstliche Menschen reagieren zum Beispiel auf eine Herausforderung meist sofort mit einer inneren Abwehrhaltung: Sie reden sich ein, „das schaffe ich sowieso nicht", und stellen sich Angst machenden Situationen wie zum Beispiel einer Prüfung nur unter Aufbietung all ihrer Kräfte. Wenn sie dann tatsächlich versagen, fühlen sie sich in ihrer Angst bestärkt. Wer unter krankhaften Ängsten (Phobien) leidet, gewöhnt sich mit der Zeit daran, alles zu vermeiden, was Angst machen könnte, und bekommt schließlich beim geringsten Anlass Panik. In der Verhaltenstherapie kann sich ein Mensch durch Übungen und in Rollenspielen daran gewöhnen, ängstigende Situationen auszu-

INFO Körperorientierte Psychotherapie und Tiefenpsychologie

Körperorientierte Verfahren wie Bioenergetik, Alexander-Technik, Feldenkrais-Methode, Konzentrative Bewegungstherapie (KBT) und Progressive Muskelrelaxation nach Jacobson stärken durch spezielle Bewegungs-, Lockerungs- und Entspannungsübungen sowie mit Rollenspielen die Körperwahrnehmung. Über die veränderte Körperwahrnehmung können psychische Mechanismen erkannt und die Selbstheilungskräfte des Körpers angeregt werden.

Als kürzere Variante der Psychoanalyse führt die tiefenpsychologisch orientierte **Gesprächstherapie** psychologische Probleme und psychosomatische Schmerzen auf unbewältigte Konflikte in der Kindheit zurück. Durch die Analyse vergangener Erfahrungen und Erlebnisse soll die Patientin oder der Patient in die Lage versetzt werden, sich von in der Kindheit geprägten Gefühlen, Wahrnehmungs- und Verhaltensmustern zu lösen. Ziel der Therapie ist es, diese Erfahrungen angemessen zu verarbeiten und dadurch zu anderen Möglichkeiten des Verhaltens und Erlebens zu finden. Die klassische Psychoanalyse spielt in der Schmerzbehandlung keine Rolle, denn eine Psychoanalyse erstreckt sich über Jahre und ist für Menschen mit chronischen Schmerzen deshalb kaum hilfreich.

BILD 1 + 2 Körperliche Aktivierung ist ein wichtiger Bestandteil multimodaler Programme.

halten. Er erfährt dadurch, dass die Angst nicht nur dann abnimmt, wenn er vor der Situation wegläuft, sondern auch, wenn er sie durchsteht. Jede überstandene „Gefahr" ist ein Erfolgserlebnis und ermutigt, den nächsten Schritt zu tun.

Die Methoden der Verhaltenstherapie sind für die meisten Menschen gut nachvollziehbar und machen es ihnen leicht, selbst aktiv zu werden. Ziel ist, dass die Hilfesuchenden die Ursachen ihrer Probleme verstehen lernen und sie möglichst schnell wieder selbstständig bewältigen können.

Multimodale Behandlungsprogramme

Multimodale Rückenschmerztherapien sind kompakte Behandlungsprogramme, die speziell für Menschen mit schon länger andauernden oder häufig wiederkehrenden Rückenschmerzen angeboten werden. „Multimodal" bedeutet hier, dass die Programme verschiedene Behandlungsansätze miteinander kombinieren. Es sind in der Regel Therapien, deren Wirksamkeit bei lang anhaltenden oder chronischen Schmerzen nachgewiesen ist. Sie werden von einem Team aus Therapeutinnen und Therapeuten – Ärzten, Physiotherapeuten und Psychologen – in enger Zusammenarbeit angeboten und sind für kleine Teilnehmergruppen konzipiert.

Multimodale Behandlungsprogramme werden zum Beispiel von Rehabilitationseinrichtungen angeboten, mancherorts auch von größeren Praxiszentren. Üblicherweise absolviert eine Gruppe von 6 bis 12 Personen über einige Wochen ein tägliches Therapieprogramm.

Multimodale Behandlungsprogramme bestehen meist aus folgenden Bausteinen:

- Wissensvermittlung über Rückenbeschwerden und aktuelle Behandlungsmöglichkeiten
- je nach Bedarf systematische medikamentöse Schmerzbehandlung
- Schmerzbewältigungs- und Verhaltenstraining
- Entspannungsverfahren
- Aktivierung und körperliches Training: Übungen zur Verbesserung der Körperwahrnehmung und Koordination, der Kraft, Ausdauer und Beweglichkeit; Aufmunterung zu mehr Bewegung im Alltag und regelmäßigem Sport.
- Wiederherstellung der Arbeitsfähigkeit/Sicherung des Arbeitsplatzes: Information und Beratung zur Rückkehr in den Beruf, Unterstützung bei der Auseinandersetzung mit Vorgesetzten. Physiotherapeutisch begleitetes Bewegungstraining, bei dem alltägliche bei der Arbeit anfallende Bewegungen geübt werden, damit sich die Angst vor Schmerzen verliert („work hardening").

Ein besonders wichtiger Bestandteil multimodaler Programme ist die aktivierende Bewegungstherapie. Denn manche Menschen mit länger andauernden Rückenschmerzen entwickeln eine regelrechte Furcht vor Bewegung, weil sie glauben, sie werde ihre Schmerzen verstärken oder

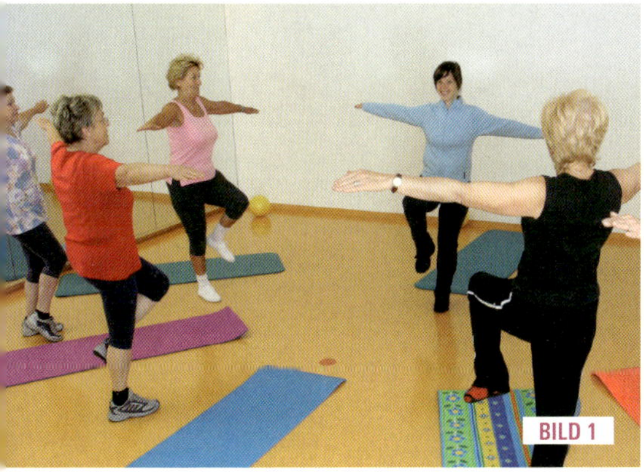
BILD 1

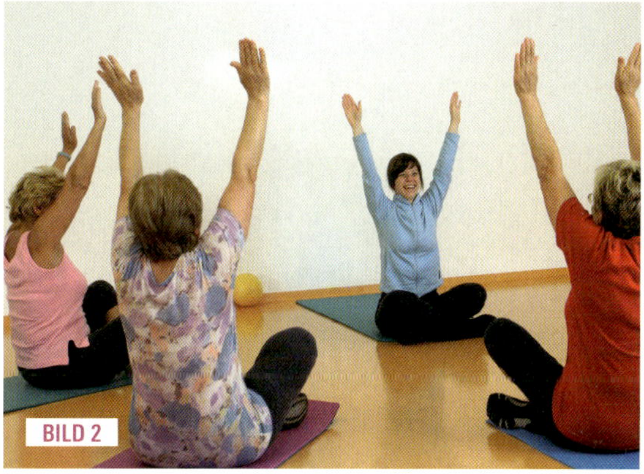
BILD 2

einen vermuteten Wirbelsäulenschaden verschlimmern. Die Gewohnheit, Bewegung zu vermeiden, führt dazu, dass der Körper nicht mehr richtig wahrgenommen wird, „einrostet" und auf ungewohnte Betätigung tatsächlich empfindlich reagiert. Durch Bewegungstraining, das solchen Anlaufschmerzen nicht mehr Beachtung schenkt als einem Muskelkater, erleben die Teilnehmenden aber, dass mehr Bewegung ihnen auf Dauer gut tut und die Schmerzen abnehmen. Sie gewinnen wieder Zutrauen zu ihrem Körper und trauen sich, sportliche Aktivitäten (wieder) aufzunehmen.

Multimodale Behandlungsprogramme haben sich in vielen wissenschaftlichen Untersuchungen als nachhaltig wirksames Therapiemodell gezeigt. Mittlerweile werden sie auch in vielen internationalen Leitlinien zur Behandlung wiederkehrender oder chronischer Rückenschmerzen eindeutig empfohlen.

Methoden anderer Medizinsysteme

Wenn die „Schulmedizin" ihnen nicht helfen kann, suchen viele Menschen Erleichterung durch alternative Heilverfahren. Rückenbeschwerden sind der häufigste Grund, solche Methoden auszuprobieren.

Der Begriff „Alternativ-" oder „Komplementärmedizin" bezeichnet Behandlungsmethoden, deren Wirksamkeit als nicht oder nicht ausreichend wissenschaftlich belegt gilt. Da die Schulmedizin jedoch trotz abgesicherter Wirksamkeit vieler Einzelmethoden oft an Grenzen stößt, befassen sich immer mehr Ärztinnen, Ärzte und Physiotherapeuten mit den verschiedenen Verfahren der Alternativmedizin und setzen sie je nach Krankheitsbild der Patienten als ergänzende (komplementäre) Therapien ein.

Schulmedizinische wie komplementäre Verfahren müssen sich an ihrem Erfolg messen lassen. In der Behandlung von unkomplizierten Rückenschmerzen hat sich gezeigt, dass für die Methoden der Alternativmedizin prinzipiell dasselbe gilt wie für die klassischen schulmedizinischen Verfahren: Passive Behandlungsmethoden wirken – wenn überhaupt – nur kurzfristig, anhaltenden Erfolg zeigen dagegen oft die aktiven, mit Bewegung verbundenen Therapien.

In diesem Buch werden nur die in der Rückenschmerztherapie häufiger angewendeten Alternativmethoden beschrieben. Wer chronische Schmerzen hat, sollte sich von der Fülle der angebotenen Heilverfahren nicht dazu verführen lassen, immer neue Therapien auszuprobieren. Dies endet meist mit neuen Enttäuschungen und erschwert es, die Schmerzen wirkungsvoll und nachhaltig bewältigen zu lernen.

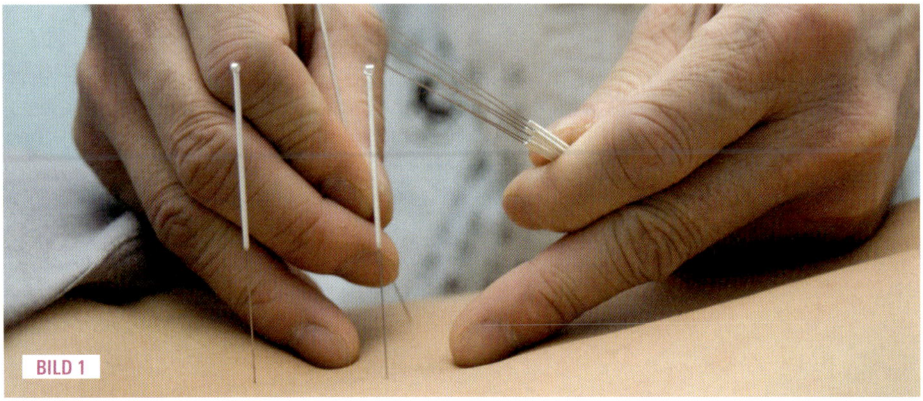

BILD 1

Ob Kosten für komplementärmedizinische Behandlungen von der Krankenkasse übernommen werden, hängt vom Verfahren und von der Kasse ab. Die Kassenleistungen unterscheiden sich in diesem Punkt zum Teil erheblich. Erkundigen Sie sich deshalb vor Beginn einer Behandlung bei Ihrer Kasse, ob und in welchem Umfang die Kosten erstattet werden.

Privat bezahlt, muss mit Kosten pro Einzelbehandlung zwischen 40 und 80 Euro gerechnet werden. Ein seriöser Therapeut stellt nach einer vorherigen gründlichen körperlichen Untersuchung und einem ausführlichen Diagnosegespräch einen zeitlich begrenzten Behandlungsplan auf, informiert über die voraussichtlichen Kosten und berät über Erstattungsmöglichkeiten.

Akupunktur

Die Akupunktur ist ein Bestandteil der Traditionellen Chinesischen Medizin (TCM). Der TCM liegt die Vorstellung zugrunde, dass Krankheiten und Schmerzen dann entstehen, wenn die den Körper durchfließende Lebensenergie, das „Qi" (oder „Chi"), blockiert ist; entsprechend bedeutet Gesundheit den harmonischen Fluss des Qi. Der Schwerpunkt der TCM liegt nicht in der Heilbehandlung, sondern in der Vorsorge durch Anregung und Ausgleich der Lebensenergie. Ihre Methoden sind neben der Pharmakologie (Heilkräuter, tierische und mineralische Arzneien) und Bewegungslehren wie dem Tai Chi auch die Akupunktur. Sie sollen die blockierte Lebensenergie lösen, das energetische Gleichgewicht wiederherstellen und so den Heilungsprozess fördern.

Die Theorien der TCM stehen im Widerspruch zu den Erkenntnissen der naturwissenschaftlichen Medizin. Akupunktur wird jedoch in angepasster Form mittlerweile auch in den westlichen Ländern eingesetzt, mit unterschiedlichem Erfolg vor allem zur ergänzenden Behandlung von Schmerzen. Es gibt Hinweise aus wissenschaftlichen Studien, dass sie chronische Rückenschmerzen lindern kann. Zur Behandlung von chronischen Schmerzen im Bereich der Lendenwirbelsäule wird sie von den gesetzlichen Krankenkassen erstattet.

Anwendung und Wirkung: Das Qi fließt nach den Vorstellungen der TCM im Körper in bestimmten Bahnen, den Meridianen. Entlang der Meridiane sitzen Punkte, an denen sich die Energie stauen kann. Werden in diese Akupunkturpunkte haarfeine Nadeln gestochen, soll die gestaute Energie wieder frei fließen können. Die Ansichten über den genauen Verlauf der Meridiane, die Zahl und den Sitz der Akupunkturpunkte wechselten im Verlauf der Geschichte der TCM.

BILD 1 Die Akupunktur ist ein Bestandteil der Traditionellen Chinesischen Medizin.

Die moderne Akupunktur geht von zwölf paarig angelegten Hauptmeridianen und acht Sondermeridianen aus, die sich über den gesamten Körper ziehen und die einzelnen Organe und Körperfunktionen verbinden. Auf ihnen sitzen 361 Akupunkturpunkte. Einige davon sind an markanten Körperstellen zu finden, zum Beispiel an Knochenvorsprüngen oder an Muskelansatzpunkten; andere sind besonders reich mit Nerven durchzogen.

Die naturwissenschaftliche Medizin schreibt einen Teil der schmerzlindernden Wirkung der Akupunktur der Überlagerung der ursprünglichen Schmerzreize durch die Nadelstiche zu (gate-control-theory). Daneben werden im Gewebe um die Einstichstellen körpereigene schmerzlindernde Substanzen ausgeschüttet. Ähnlich wie bei der Hypnose scheint auch die Persönlichkeit des Behandlers den Behandlungserfolg zu beeinflussen.

INFO Akupressur und Shiatsu

Die **Akupressur** ist eine in China häufig angewendete Massagetechnik. Wie die Akupunktur basiert sie auf der Vorstellung der blockierten und zu lösenden Lebensenergie. Dabei werden mit den Fingerkuppen, den Knöcheln und den Handkanten vor allem die Zonen um die Akupunkturpunkte entlang der Meridiane massiert. Die Akupressur ist nach vorheriger ärztlicher Anleitung zur Selbstbehandlung geeignet.

Heilung durch Druckmassage verspricht auch das japanische **Shiatsu**. Wie in der chinesischen Medizin sollen damit Energiebahnen beeinflusst werden, um die Selbstheilungskräfte des Körpers zu unterstützen und körperliche wie seelische Ausgeglichenheit zu erreichen. Berührung, kreisende Massage und gezielter Druck auf einzelne Schmerzpunkte entlang der Meridiane sollen den Energiefluss anregen. Beim Shiatsu wird stärkerer Druck ausgeübt als bei der Akupressur, der Behandler nutzt dazu auch die Fäuste, den Ellenbogen, die Knie und die Füße.

Akupressur und Shiatsu haben eine schwächer schmerzlindernde Wirkung als die Akupunktur, dafür entfallen die Risiken, die mit dem Nadeln verbunden sind. Ihre Wirkung wird wie bei der klassischen westlichen Massage der Reizung von Nervenenden sowie der körperlichen und psychischen Entspannung zugeschrieben.

Die chinesische oder japanische Druckpunktmassage darf bei Verletzungen, Entzündungen und Hauterkrankungen sowie bei Venenleiden nicht angewendet werden.

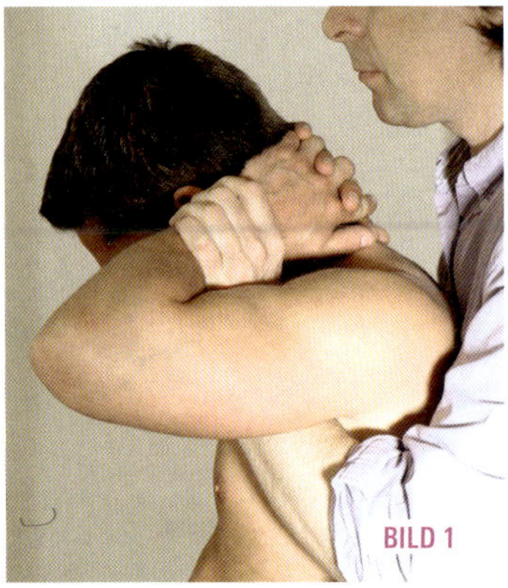

BILD 1

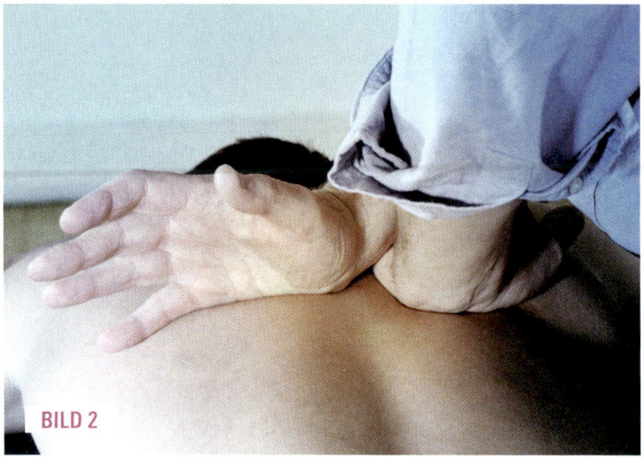

BILD 2

Das Setzen der Nadeln selbst kann kurzfristig leichte Schmerzen bewirken; charakteristisch sind jedoch ein dumpfes Ziehen, Wärmegefühl und Kribbeln um die Einstichstelle (De-Qi-Gefühl). Einige Stichtechniken können auch stärker schmerzen.

Akupunktur wirkt nicht bei jedem Menschen gleich. Manchmal sind mehrere Sitzungen nötig, bis eine Wirkung eintritt, oder die Behandlung spricht gar nicht an. Je nach der Stärke der Beschwerden erstreckt sich eine Akupunkturbehandlung über zehn bis zwanzig Sitzungen.

Umstrittene Varianten mit unterschiedlichen Wirkungen und Risiken sind die Elektro- und die Laserakupunktur, die Injektion von Arzneien in die Akupunkturpunkte, das Erhitzen der Akupunkturpunkte (Moxibustion) und die Verwendung von Dauernadeln.

Risiken: Bei Blutgerinnungsstörungen, Empfindungsstörungen, Hautschäden im Bereich der Akupunkturpunkte, bei neurologischen und akuten entzündlichen Erkrankungen, Tumorschmerzen und während der Schwangerschaft darf nicht genadelt werden.

Zu Beginn einer Akupunkturbehandlung können Kreislaufstörungen auftreten. Durch unsachgemäße Nadelung können Blutgefäße und Nerven verletzt werden. Um einer Infektion der Einstichstellen oder einer Übertragung von Infektionen wie Hepatitis vorzubeugen, sollten Einwegnadeln benutzt werden.

Eine Akupunkturbehandlung sollte von einer Ärztin oder einem Arzt mit entsprechender Zusatzausbildung durchgeführt werden.

Osteopathie

Nach dem Konzept der Osteopathie beeinflussen sich alle Körperstrukturen und -funktionen gegenseitig, sodass Störungen oder Erkrankungen eines Organs sich auch auf andere Bereiche des Körpers auswirken können. Der Körper wird als lebendiger Mechanismus gesehen, dessen Strukturen und Organe ständig in Bewegung sind. Auch wenn keine willkürlichen Bewegungen stattfinden, sorgt das vegetative Nervensystem dafür, dass der Organismus niemals still steht.

Da nach den Vorstellungen der Osteopathie alle Körperbereiche miteinander in Verbindung stehen, bleibt keine Bewegung ohne Auswirkungen. Ist der normale Bewegungsablauf zum Beispiel durch eine Zerrung im Knie gestört, beeinflusst die Störung auch die Schultern. Dauerhafte Störungen können die Statik des Bewegungsapparats verändern und zu Beschwerden führen. Dasselbe gilt für Erkrankungen innerer Organe, die über das Bindegewebe und die Bänder mit den

BILD 1 + 2 In der Osteopathie wird mit Massage- und Grifftechniken gearbeitet.

Muskeln und Knochen verbunden sind. Ist beispielsweise die Verdauung gestört, verändern sich die Darmbewegungen, was wiederum in anderen Körperbereichen spürbar sein soll. Nach diesem Modell kann also auch ein Magengeschwür Rückenschmerzen und Gelenkblockaden verursachen.

Dem Bindegewebe als verbindendem Element der verschiedenen Organe kommt in der Osteopathie eine besondere Bedeutung zu. Osteopathen suchen den Ursprung vieler Erkrankungen in Veränderungen des Bindegewebes wie zum Beispiel Verhärtungen und Narben, in Muskelverspannungen oder zu straffen Sehnen.

Anwendung und Wirkung: Die osteopathische Behandlung besteht darin, Gewebeveränderungen mit den Händen zu erspüren und mit bestimmten Massage-, Dehn- und Grifftechniken so zu beeinflussen, dass sie keine Störungen mehr auslösen. Dabei sollen auch Blutdruck und Lymphfluss normalisiert und die Selbstheilungskräfte angeregt werden. Osteopathen behandeln gemäß ihrer Theorie häufig auch Körperbereiche, die direkt keine Beschwerden verursachen.

Osteopathische Weichteiltechniken werden heute vor allem zur ergänzenden Behandlung von Rückenschmerzen und Erkrankungen des Bewegungsapparats eingesetzt. Sie werden von niedergelassenen Physiotherapeutinnen, -therapeuten und Ärzten mit Zusatzausbildung sowie an Rehakliniken angeboten.

Eine osteopathische Behandlung erstreckt sich meist über sechs bis zwölf Therapiestunden. Für die „ganzheitlichen" Wirkungen der Therapie gibt es bisher keinen wissenschaftlichen Nachweis. Die osteopathische Theorie der Krankheitsentstehung wird von der naturwissenschaftlichen Medizin abgelehnt.

Risiken: Die Behandlungsmethoden gelten als wenig riskant. Bei ernsthaften Erkrankungen besteht allerdings die Gefahr, dass durch eine rein osteopathische Behandlung notwendige Therapien versäumt oder verzögert werden.

Neuraltherapie

Die Neuraltherapie geht auf den deutschen Arzt Ferdinand Huneke zurück. Er entdeckte 1925 durch Zufall, dass ein in einen Körperteil gespritztes Medikament eine „Fernwirkung" in einem anderen Bereich des Körpers haben kann. Durch Experimente mit verschiedenen Wirkstoffen und Injektionstechniken entwickelte er seine Behandlungsmethode.

Die Neuraltherapie nach Huneke basiert auf der wissenschaftlich anerkannten Segmenttheorie und der unbewiesenen Störfeldtheorie. Die Segmenttheorie besagt, dass bestimmte Körperabschnitte (Segmente) und Hautbereiche (Dermatome) mit inneren Organen verbunden sind, weil sie von Nerven, die aus demselben Rückenmarksegment entspringen, versorgt werden. Organstörungen oder Blockaden im zugehörigen Segment können sich deshalb auch als Störungen der Hautempfindlichkeit bemerkbar machen. Umgekehrt kann die Reizung der Nervenenden in der Haut zugeordnete innere Organe beeinflussen.

Die Störfeldtheorie geht davon aus, dass Verletzungen oder krankhafte Veränderungen von Organen „Störimpulse" an andere Organe aussenden und diese in ihrer Funktion beeinflussen können. Solche Störfelder oder Herde können beispielsweise chronisch entzündete Mandeln, tote Zahnnerven oder Operationsnarben

INFO Die Kranio-Sakral-Therapie

Der Name deutet auf die zentralen Ansatzpunkte der Behandlung hin: Schädel (cranium) und Kreuzbein (sacrum). Die Kranio-Sakral-Therapie ist eine Variante der Osteopathie und wird von Heilpraktikern und einigen manualtherapeutisch arbeitenden Ärztinnen, Ärzten und Physiotherapeuten angewendet.

Nach den Vorstellungen der Kranio-Sakral-Therapie sind die Schädelknochen und der Beckenring auf besondere Weise miteinander verbunden: durch eine rhythmisch pumpende Bewegung, in der die Hirnflüssigkeit (Liquor) das Gehirn und das Rückenmark umspült und die Wirbelsäule vom Schädel bis hinunter zum Kreuzbein beeinflusst.

Die Schädelknochen sind nur lose miteinander verbunden und um Zehntelmillimeter gegeneinander verschiebbar. Bindegewebestörungen, Muskelverspannungen oder äußere Einflüsse sollen dazu führen, dass die Schädelknochen an Elastizität verlieren und den natürlichen Puls des Liquors behindern, sodass ein Überdruck entsteht. Dieser kann wiederum die Nerven reizen und zu den verschiedensten Beschwerden führen.

Zur Behandlung erspürt ein Therapeut zunächst den „Liquorpuls" des Patienten, indem er die Hände um dessen Schädelknochen legt. Auf diese Weise soll er auch Störungen feststellen können, die das Auf und Ab der Hirnflüssigkeit blockieren. An diese Stellen, zum Beispiel entlang der Wirbelsäule, legt er seine Hand und übt über längere Zeit minimalen Druck aus, was den Rhythmus harmonisieren soll.

Die Grundannahmen und die Wirksamkeit der Kranio-Sakral-Therapie sind nicht belegt. Als Zusatzbehandlung bei unkomplizierten Rückenbeschwerden ist sie jedoch harmlos und kann kurzfristig schmerzlindernd und entspannend wirken. Dies ist vermutlich auf die tiefe Konzentration während der Behandlung und die meditative Verbundenheit zwischen Therapeut und Patient zurückzuführen.

sein. Bestehen sie auf Dauer, sollen sie zu Erkrankungen in anderen Körperbereichen führen.

Anwendung und Wirkung: Um ein angenommenes Störfeld auszuschalten, wird ein Betäubungsmittel (Lidocain, Procain oder Mepivacain) in einen vom Störfeld entfernten Körperbereich gespritzt. Die Fernwirkung soll dabei über die Nervenbahnen erfolgen. Es werden häufig mehrere Einstiche dicht unter die Haut gesetzt (quaddeln). Die Behandlung kann auch in der direkten Quaddelung rund um einen verdächtigen Herd wie eine Narbe erfolgen.

Abgesehen von der oberflächlichen Injektionstechnik setzen Neuraltherapeuten Spritzen auch tief ins Gewebe, zum Beispiel in sogenannte Triggerpunkte in schmerzhaft verhärtetem Muskelgewebe, direkt in Gelenke oder in den Wirbelkanal (Infiltrationsbehandlung).

Die Neuraltherapie wird zwar immer noch häufig angeboten (auch von Heilpraktikern), ihre Störfeldtheorie ist jedoch wissenschaftlich nicht haltbar, und die Fernwirkung örtlicher Betäubungsmittel ist nicht belegt.

Lediglich die lokal betäubende Injektionstherapie hat sich in bestimmten Fällen, zum Beispiel zur Behandlung von Nervenwurzelreizungen oder bei Neuralgien, als sinnvoll erwiesen. Ihre schmerzlindernde Wirkung hält allerdings, anders als von Neuraltherapeuten behauptet, nicht länger an als die physiologische Wirkung des Betäubungsmittels.

Risiken: Je tiefer die Injektionen gesetzt werden, desto höher ist das Risiko unerwünschter Wirkungen. Wenn überhaupt, sollte eine Neuraltherapie nur von einer Ärztin oder einem Arzt mit entsprechender Zusatzausbildung durchgeführt werden.

Verordnete Medikamente

Falls Ihnen rezeptfrei erhältliche Schmerzmittel zu wenig Erleichterung bringen, wird Ihre Ärztin oder Ihr Arzt mit Ihnen gemeinsam überlegen, ob eine weitere medikamentöse Behandlung sinnvoll ist. Möglicherweise kommen stärkere Schmerzmittel, örtliche Betäubungsmittel oder Psychopharmaka zur Schmerzlinderung infrage. Oder sie sind zur Unterstützung anderer Therapiemethoden (Bewegungstherapie, psychologische Schmerzbewältigung) sinnvoll.

Wenn Sie wegen einer anderen Erkrankung bereits Medikamente nehmen, sollten Sie diese auf jeden Fall angeben. Berücksichtigen Sie dabei auch Arzneimittel, die Sie ohne Rezept in der Apotheke kaufen, wie zum Beispiel Schmerzmittel, Vitaminpräparate, Abführmittel oder pflanzliche Präparate wie Arzneitees. Dies ist wichtig, damit der Arzt mögliche Neben- oder Wechselwirkungen der Medikamente untereinander abschätzen kann.

Einnehmen, spritzen oder einreiben?

Medikamente zur Schmerzbehandlung gibt es in Tablettenform, als Zäpfchen, Salbe oder Gel und als Injektionslösung.

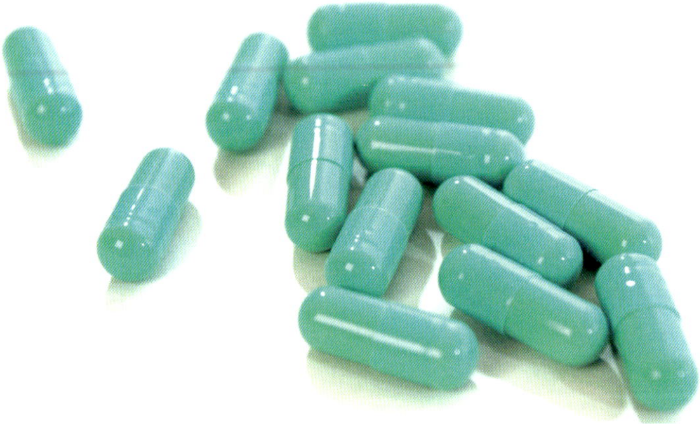

In der Regel ist es am sinnvollsten, den Wirkstoff als Tablette einzunehmen. Um Magen und Darm zu schonen und eine schnelle Wirkung zu erzielen, ist es wichtig, reichlich Wasser dazu zu trinken.

NSAR (siehe Seite 201 f.) zu spritzen bietet im Vergleich zur Tabletteneinnahme kaum Vorteile, aber zusätzliche Risiken. So belastet die Substanz auch als Injektionslösung den Magen, da sie auch über das Blut und nicht nur lokal wirkt. Die meisten NSAR wirken als Tablette fast genauso schnell wie als Spritze. Eine Injektion kann aber heftige allergische Reaktionen auslösen, es kann zu Schwellungen und Blutungen an der Einstichstelle, einem Gewebeschaden, einem Abszess oder einer Verletzung der Nerven kommen. Um auf mögliche Komplikationen schnell reagieren zu können, muss man deshalb nach einer Injektion noch etwa eine Stunde in der Praxis bleiben.

Nicht wenige Menschen mit Rückenschmerzen bevorzugen trotz der Risiken eine Spritze und sind davon überzeugt, dass ihnen die Injektion besser hilft. Zwar enthält eine Spritze oft mehr Wirkstoff, doch spielt hier auch die Vorstellung eine wichtige Rolle, die Verabreichung einer Spritze durch die Ärztin oder den Arzt sei eine intensivere Behandlung als das einfache Schlucken einer Tablette. Solche Vorstellungen können die Medikamentenwirkung psychologisch verstärken.

Zäpfchen können sinnvoll sein, wenn die Mittel über Nacht wirken sollen, da der Wirkstoff über einen längeren Zeitraum ins Blut übertritt. Allerdings können Zäpfchen mit nichtsteroidalen Antirheumatika bei häufiger Anwendung am Wirkungsort die Darmschleimhaut schädigen.

Äußerlich aufgetragene Schmerzmittel in Salben- oder Cremeform wirken – wenn überhaupt – schwächer als geschluckte, da sie über die Haut nur begrenzt aufgenommen werden. Wird nur ein kleiner Bereich eingerieben, wirkt die Substanz nur dort (lokal), und das Risiko unerwünschter Wirkungen ist sehr gering. Anders ist es, wenn ein Mittel großflächig aufgetragen wird.

Viele Salben enthalten außer dem schmerzstillenden Wirkstoff noch andere Substanzen, die ein Wärmegefühl erzeugen und so die schmerzlindernde Wirkung verstärken sollen. Solche Präparate sind bei Entzündungen ungeeignet, hier empfiehlt sich eher ein kühlendes Gel. Salben

BILD 1 Stärkere Schmerzmittel sollten nur unter ärztlicher Überwachung genommen werden.

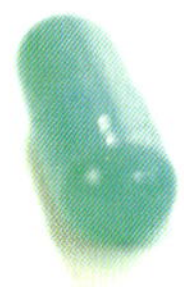

und Gele können allergische Reaktionen der Haut auslösen. Unangenehm wird es, wenn wärmeerzeugende Substanzen aus Versehen auf verletzte Hautstellen, die Schleimhäute, in Augen, Nase oder den Genitalbereich geraten. Deshalb sollte man sich nach dem Einreiben stets gründlich die Hände waschen.

Schmerzmittel

Es gibt zwei Klassen von Schmerzmitteln (Analgetika): die nichtopioiden und die opioiden Wirkstoffe.

Die nichtopioiden Substanzen wirken überwiegend am Entstehungsort der Schmerzen im peripheren Nervensystem. Sie wirken schmerzstillend und fiebersenkend, die meisten auch entzündungshemmend. Viele peripher wirkende Schmerzmittel sind ohne Rezept erhältlich. Sie werden häufig auch als „einfache" oder „leichte" Analgetika bezeichnet, was allerdings ihre ernst zu nehmenden unerwünschten Wirkungen verharmlost.

Opioide Wirkstoffe wirken vor allem im zentralen Nervensystem, wo die Schmerzen übertragen und wahrgenommen werden. Da sie zahlreiche Nebenwirkungen haben und zur Abhängigkeit führen können, werden sie nur zur Behandlung mittelstarker bis sehr starker Schmerzen eingesetzt. Opioide werden ausnahmslos ärztlich verschrieben.

Starke oder lang anhaltende Schmerzen müssen ausreichend medikamentös behandelt werden, damit sie nicht chronisch werden. Die individuell richtige Dosis überwacht die Ärztin oder der Arzt. Wer auf eigene Faust über längere Zeit Medikamente einnimmt oder die Dosierung erhöht, riskiert unter anderem eine Medikamentenabhängigkeit.

▪ NSAR: Nichtsteroidale Antirheumatika

NSAR werden häufig bei Rückenschmerzen verschrieben, aber auch bei chronischen Gelenkentzündungen und der Bechterew-Krankheit. Im Unterschied zu den stärker entzündungshemmenden steroidalen Rheumamitteln enthalten sie kein Kortison. „Steroidal" bezeichnet den molekularen Aufbau von Kortison und dessen Abkömmlingen.

NSAR lindern Schmerzen und wirken gegen Entzündungen, weil sie die Bildung von Prostaglandinen (Gewebehormonen) hemmen. Bestimmte Prostaglandine sind an der Entstehung von Schmerzen, Ent-

BILD 1 Wenn Sie wegen einer anderen Erkrankung bereits Medikamente nehmen, sollten Sie diese beim Arzt auf jeden Fall angeben.

zündungen und Fieber beteiligt, andere schützen die Schleimhäute von Magen und Darm. Weil NSAR aber die Prostaglandinproduktion im ganzen Körper herabsetzen, schädigen sie gleichzeitig auch Magen und Darm.

Um diese und andere unerwünschte Wirkungen, Wechselwirkungen mit anderen Medikamenten und Gegenanzeigen in Grenzen zu halten, ist die richtige Dosierung von NSAR besonders wichtig. Je höher die Dosis, desto stärker ist die Wirkung, aber auch das Risiko. Das Risiko ist zudem umso höher, je länger die Substanz im Körper verbleibt. Denn wenn die schleimhautschützenden Prostaglandine ständig blockiert werden, können Magen und Darm sich nicht erholen.

Kurz wirkende NSAR sind Wirkstoffe, die nach zwei bis vier Stunden vom Körper zur Hälfte abgebaut oder ausgeschieden werden (medizinisch: Halbwertzeit). Zu ihnen gehören Diclofenac, Ketoprofen und Ibuprofen.

Zu den Substanzen von mittlerer Wirkungsdauer (Halbwertzeit: 4 bis 20 Stunden) gehören Acemetazin, Indometazin, Lonazolac, Meloxicam und Naproxen.

Besonders lang wirkt Piroxicam mit einer Halbwertzeit von mehr als 20 Stunden.

Studienergebnisse haben gezeigt, dass das Risiko von Magen-Darm-Schädigungen bei Ibuprofen und Diclofenac am geringsten ist.

Ein mittleres Risiko besteht bei Indometazin und Naproxen, das höchste bei Piroxicam.

Deshalb sollte der Arzt zunächst Ibuprofen oder Diclofenac verschreiben.

Kurz wirkende Mittel bedeuten vor allem für ältere Menschen ein deutlich geringeres Risiko, da ihr Stoffwechsel langsamer abläuft und Arzneiwirkstoffe in ihrem Körper deshalb länger verbleiben als in jungen Jahren.

Außer Ibuprofen (bis 400 Milligramm pro Tablette), Diclofenac (bis 25 Milligramm pro Tablette) und Naproxen (bis 200 Milligramm pro Tablette) sind alle NSAR rezeptpflichtig.

- Coxibe (selektive Cyclooxygenase-2-Hemmer) hemmen wie die herkömmlichen NSAR die Bildung von entzündungs- und schmerzfördernden Prostaglandinen.
Die Hoffnung, dass sie die schleimhautschützenden Gewebehormone weniger beeinträchtigen und deshalb für Magen und Darm verträglicher sein könnten, hat sich nicht erfüllt. Coxibe haben ähnliche unerwünschte Wirkungen, Wechselwirkungen und Gegenanzeigen wie die anderen NSAR. Dies gilt insbesondere für eine längere Einnahmedauer, bei der auch mit diesen Mitteln Magen- und Darmgeschwüre auftreten können. Sie beeinflussen die Blutgerinnung allerdings nicht.

Studien haben gezeigt, dass der tatsächliche Vorteil in Bezug auf die Magen-Darm-Verträglichkeit geringer ausfällt als zunächst erwartet. Dies gilt vor allem für Risikopatienten wie ältere Menschen, solchen, die mit NSAR oder Azetylsalizylsäure behandelt werden, oder Personen,

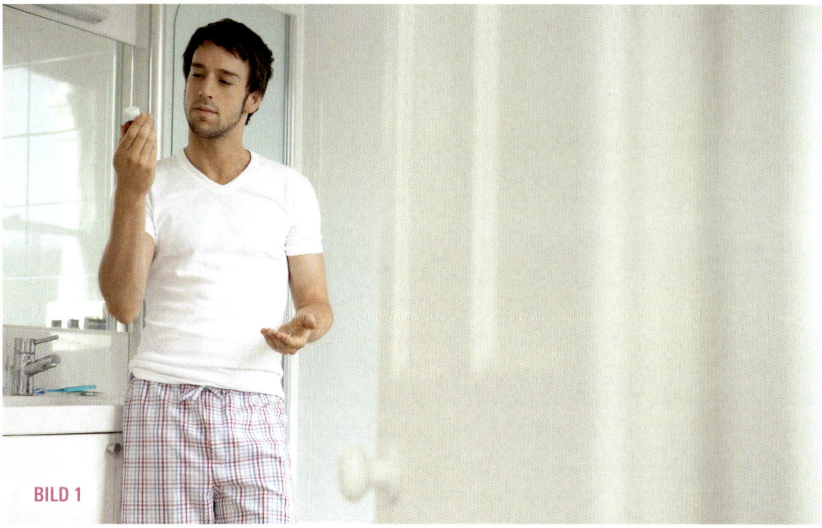

BILD 1

die bereits ein Magengeschwür oder Blutungen hatten. Gleichzeitig wurden unter der Anwendung dieser Wirkstoffe unerwünschte Wirkungen am Herzen, Blutdruckerhöhungen und Thrombosen beobachtet. Coxibe sind zudem etwa vier- bis neunmal so teuer wie die herkömmlichen NSAR oder das ebenfalls magenverträgliche Parazetamol.

- Opioide können auch stärkste Schmerzen dämpfen. Sie imitieren die Wirkung der körpereigenen schmerzhemmenden Endorphine und beeinflussen gleichzeitig die Schmerzempfindung im Gehirn. Opioide kommen in der Behandlung von Rückenschmerzen nur bei starken und anhaltenden Beschwerden zum Einsatz, dann auch oft in Kombination mit NSAR. Opioide dürfen nur unter ärztlicher Aufsicht eingenommen werden; die Verschreibung der starken Opioide unterliegt dem Betäubungsmittelgesetz.

Meist werden schwache Opioide wie Tramadol und Dihydrokodein verschrieben. Ihre Wirkung ist etwa zehnmal geringer als die des Opiats Morphin, entsprechend seltener treten unerwünschte Wirkungen auf.

Da die Wirkung schwacher Opioide nur etwa zwei Stunden anhält, werden sie meist als Retardpräparate verordnet. Diese geben den Wirkstoff nach und nach ab und wirken bis zu sechs Stunden. Für eine Schmerztherapie über längere Zeit können auch zusätzlich Depot-Schmerzpflaster eingesetzt werden. Ihre Wirkung hält drei Tage an.

Bei allen Opioiden können im Prinzip dieselben unerwünschten Wirkungen auftreten: Übelkeit und Erbrechen besonders zu Beginn der Einnahme, Verstopfung, Verlangsamung der Atmung, Müdigkeit, Schwindel, Benommenheit, verengte Pupillen, Mundtrockenheit, Blutdruckschwankungen.

Wechselwirkungen bestehen vor allem mit anderen Medikamenten, die auf das zentrale Nervensystem wirken, und mit Alkohol. Je stärker das Opioid und je höher die Dosis, desto größer ist das Risiko.

Während einer Opioidbehandlung ist die Fahrtüchtigkeit eingeschränkt, auch sollten keine Maschinen bedient oder Arbeiten ohne sicheren Halt verrichtet werden.

Die Dosierung wird so angepasst, dass der Wirkstoffpegel stets ausreicht, um die

Schmerzen zu lindern. Opioide verursachen bei längerer Einnahme eine körperliche Abhängigkeit. Die suchterzeugende Wirkung kann die Schmerzempfindung und damit den Krankheitsverlauf verlängern. Eine Suchtgefahr besteht jedoch nur, wenn die Dosis unkontrolliert erhöht wird. Da dies bei Arzneitropfen erfahrungsgemäß leichter passiert, empfiehlt sich die Einnahme von Tabletten. Um Entzugserscheinungen zu vermeiden, wird die Dosis gegen Ende der Behandlung allmählich reduziert.

Muskelentspannende Mittel

Die meisten Arzneimittel mit muskelentspannender und krampflösender Wirkung (Muskelrelaxanzien) sind Beruhigungsmittel, die das zentrale Nervensystem beeinflussen. Die Einnahme solcher Mittel kann sinnvoll sein, wenn Muskeln extrem verhärtet sind und stark schmerzen. Das ist aber in der Regel nur dann der Fall, wenn die Steuerung der Muskelspannung durch die Nerven aufgrund einer schweren Erkrankung oder nach einem Schlaganfall gestört ist. Trotzdem ist die Verschreibung muskelentspannender Mittel bei unkomplizierten Rückenschmerzen in Deutschland gängige Praxis.

Normalerweise lassen sich Muskelverspannungen durch Hausmittel, nichtopioide Schmerzmittel sowie Entspannungs- und Dehnübungen wirkungsvoll lösen.

- Benzodiazepine: Das hierzulande am häufigsten verordnete muskelentspannende Mittel ist Tetrazepam. Es gehört zur Wirkstoffgruppe der Benzodiazepine, die vorwiegend als Beruhigungs- und Schlafmittel eingesetzt werden. Es hat die gleiche Wirkung wie das kostengünstigere Diazepam, wird aber von der Herstellerfirma vor allem als Mittel gegen Rückenschmerzen beworben.

Benzodiazepine machen müde, was bei schmerzbedingten Schlafstörungen hilfreich sein kann. Sie setzen aber auch die Konzentrations- und Reaktionsfähigkeit herab, deshalb darf man unter Einfluss von Beruhigungsmitteln weder Auto fahren noch Maschinen bedienen. Die riskanteste unerwünschte Wirkung der Benzodiazepine ist, dass sie rasch zu Gewöhnung und nach etwa vier bis sechs Wochen zu einer körperlichen Abhängigkeit führen können. Deshalb sollten sie, wenn überhaupt, nur ein bis höchstens zwei Wochen verschrieben werden.

Andere gebräuchliche muskelentspannende Substanzen sind:

- Baclofen und Tizanidin: geeignet vor allem bei spastisch bedingten Muskelverspannungen.
- Methocarbamol: Da die Wirkung nicht ausreichend belegt ist, wird zu den besser erforschten Mitteln Diazepam oder Tetrazepam geraten. In Österreich ist das Mittel nicht zugelassen.
- Tolperison: gilt als Alternative zu Benzodiazepinen, weil es nicht abhängig macht. Sein therapeutischer Nutzen als muskelentspannendes Mittel ist aber nach wissen-

schaftlichen Kriterien nicht ausreichend belegt und wird daher als „wenig geeignet bei Muskelverspannungen" bewertet.

- Flupirtin: Aufgrund seiner schmerzstillenden und muskelentspannenden Wirkung wird Flupirtin vom Hersteller als Rückenschmerzmedikament beworben. Wegen seiner starken unerwünschten Wirkungen vor allem auf die Leber schätzen unabhängige Fachleute das Risiko jedoch höher ein als den therapeutischen Nutzen. In Österreich ist das Mittel nicht zugelassen.

Mittel gegen Depressionen

Arzneimittel, die bei akuten Schmerzen wirken, versagen oft bei chronischen Schmerzen, da das Nervensystem hier anders reagiert. Deshalb können bei monatelang andauernden Schmerzen zusätzlich Medikamente sinnvoll werden, die die Schmerzverarbeitung im zentralen Nervensystem beeinflussen. Außer den Opioiden sind dies verschiedene Psychopharmaka mit antidepressiver Wirkung, sogenannte Ko-Analgetika.

Viele Menschen mit chronischen Schmerzen leiden unter depressiven Verstimmungen, sind ängstlich und antriebslos. Manche entwickeln auch eine echte Depression. Da Angst und passives Verhalten schmerzverstärkend wirken, entsteht leicht ein Teufelskreis aus Depression und Dauerschmerz. Die Einnahme von Antidepressiva kann helfen, ihn zu durchbrechen: Sie hellen die Stimmung auf, steigern die Antriebskräfte und fördern den Schlaf. Sie hemmen die Schmerzwahrnehmung und können die Wirkung einfacher Schmerzmittel verstärken. In niedriger Dosierung wirken sie vor allem schmerzlindernd und beruhigend, in höherer Dosierung auch gegen Depressionen.

Die antidepressive Wirkung der Mittel tritt erst nach zwei bis drei Wochen ein, ihre unerwünschten Wirkungen zeigen sich dagegen vor allem zu Beginn der Einnahme. Um diese möglichst gering zu halten, wird die Dosierung langsam auf die erforderliche Stärke gesteigert. Es kann zu Mundtrockenheit und Durstgefühl, Blutdrucksenkung und Herzrhythmusstörungen, Müdigkeit, Schwindel und Benommenheit, Schweißausbrüchen, Sehstörungen durch eine Erhöhung des Augeninnendrucks, Verstopfung und Harnverhalt kommen. Weil viele Antidepressiva müde machen und Sehstörungen bewirken können, dürfen zu Beginn der Einnahme und wenn diese Wirkungen auftreten keine Fahrzeuge gelenkt oder Maschinen bedient werden.

Häufig verordnete Substanzen mit antidepressiver Wirkung sind Amitriptylin, Trimipramin und Doxepin. Sie wirken stimmungsaufhellend und schmerzlindernd, besonders am Anfang der Einnahme aber auch dämpfend. Desipramin und Nortriptylin wirken antidepressiv und zugleich antriebssteigernd.

Der Nutzen und die Risiken einer Behandlung mit Antidepressiva müssen stets sorgfältig abgewogen werden, auch

BILD 1 Nur bei einem geringen Teil aller Rückenbeschwerden und -erkrankungen ist eine Operation nötig,

weil Antidepressiva erst bei längerer Einnahmedauer wirken. Bei depressiven Verstimmungen können eine Psychotherapie, viel Bewegung und Sport nachhaltiger wirken als die medikamentöse Stimmungsaufhellung. Für Menschen mit chronischen Schmerzen und einer echten Depression hat sich die Kombination von medikamentöser Behandlung und Psychotherapie als besonders wirkungsvoll erwiesen.

Örtliche Betäubungsmittel

Wenn anhaltend starke, von gereizten Nervenwurzeln ausgehende Schmerzen (radikuläre Schmerzen) auf die üblichen Behandlungsmethoden nicht ansprechen, wird häufig versucht, diese durch eine örtliche Betäubung (Lokalanästhesie) zu stillen. Dabei werden betäubende, entzündungshemmende und abschwellende Wirkstoffe in die direkte Umgebung der betroffenen Spinalnervenwurzel, den Epiduralraum, in Gelenke (Facetten- oder Kreuzbein-Darmbein-Gelenke) oder an schmerzhafte Muskel- und Bandansätze gespritzt.

Eingesetzt werden betäubende Substanzen wie Lidocain, Mepivacain oder Ropivacain, meist in Kombination mit entzündungshemmenden Kortikosteroiden (Kortison), oder Kochsalzlösungen mit abschwellender Wirkung.

Die Behandlung – periradikuläre Therapie (PRT) oder Periduralanästhesie genannt – kann die Durchblutung des schmerzenden Bereichs fördern und die Muskelspannung herabsetzen. Sie blockiert den Schmerzreiz auf dem Weg zum Gehirn zwar nur für einige Stunden, bei manchen Menschen können dadurch aber schmerzverstärkende Mechanismen unterbrochen und eine anhaltende Schmerzlinderung erreicht werden. Dies gilt jedoch nur für radikuläre Schmerzen; bei unkomplizierten Kreuzschmerzen ist die Wirksamkeit von Betäubungsmittelspritzen unter die Haut des schmerzenden Bereichs oder direkt in den Muskel nicht erwiesen.

Lokalanästhetika sollten wegen der Risiken und möglichen Komplikationen nur dann gespritzt werden, wenn alle anderen Therapiemethoden wirkungslos geblieben sind – sozusagen als letzte Behandlungsoption vor einer Operation. Die Injektion kann neben lokalen Gewebe- und Nervenschäden allergische Reaktionen bis hin zum Schock auslösen. Wird versehentlich ein Blutgefäß getroffen, kann der Wirkstoff je nach Dosierung und Ort des Einstichs eine Abnahme der Herzfrequenz bis zum Herzstillstand auslösen. Da örtliche Betäubungsmittel auch auf das zentrale Nervensystem wirken, kann es zu Erregungszuständen, Schwindel, Übelkeit und Erbrechen bis hin zu Bewusstlosigkeit und Atemlähmung kommen.

Bandscheibenoperationen

Nur bei einem geringen Teil aller Rückenbeschwerden und -erkrankungen ist eine operative Behandlung nötig, sinnvoll und Erfolg versprechend. Obwohl sich in die-

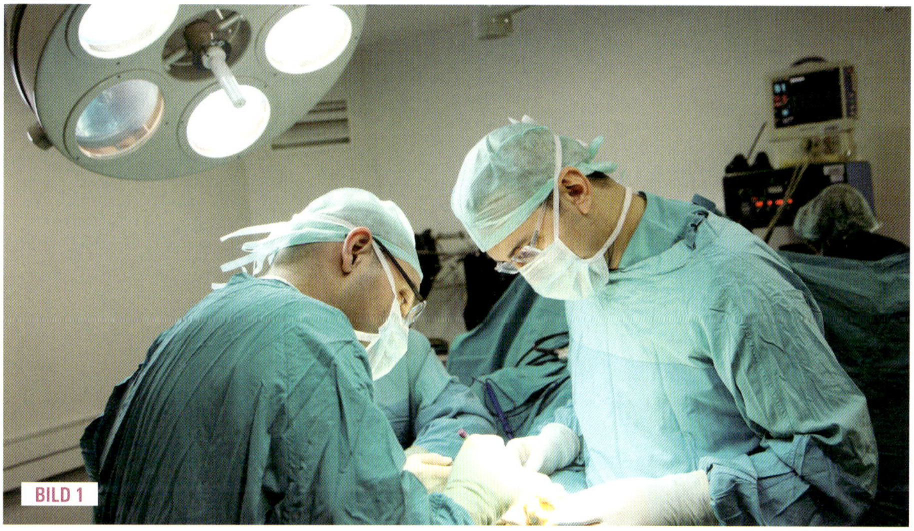
BILD 1

sem Punkt mittlerweile die meisten Fachleute theoretisch einig sind, werden in der Praxis noch immer zu viele Menschen mit Rückenschmerzen operiert. Fortschritte in der Operationstechnik haben manche Eingriffe erleichtert und risikoärmer gemacht, scheinen aber auch zu überflüssigen Operationen zu verführen.

Laut dem Medizinischen Dienst der Krankenkassen (MDK) hat von 2005 bis 2008 die Zahl der Bandscheibenoperationen bundesweit von rund 121 000 auf 148 000 zugenommen, obwohl diese Steigerung medizinisch und demographisch (also von der Entwicklung der Altersstruktur her) nicht zu erklären sei. Die Techniker Krankenkasse hat deshalb im Jahr 2010 ihren Versicherten für den Fall, dass eine Rückenoperation empfohlen wird, dazu geraten, eine Zweitmeinung einzuholen und eventuell einen alternativen Behandlungsvorschlag erarbeiten zu lassen.

Bei quälenden akuten Schmerzen fällt es häufig schwer zu glauben, dass die Beschwerden mit der Zeit wieder abklingen, ohne dass „sofort etwas getan wird". Auch viele Menschen mit chronischen Schmerzen versprechen sich von einer Operation Erleichterung – obwohl gerade bei chronischen Beschwerden nur selten eine körperliche Ursache erkennbar ist, die sich durch eine Operation beheben ließe.

Bandscheibenoperationen (wie übrigens auch Injektionsbehandlungen) können in der Regel nur bei eindeutig nachgewiesenen radikulären, also von den Nervenwurzeln ausgehenden Rücken- und Beinschmerzen helfen – und nicht bei unspezifischen Rückenschmerzen.

Vorsicht ist also angebracht, und vor einem geplanten Eingriff ist es in jedem Fall ratsam, sich eine zweite ärztliche Meinung einzuholen. Andererseits sollte man vor einer notwendigen Operation auch keine Angst haben: Das Risiko von Folgeschäden ist heute durch den Einsatz modernster Operationstechnik nur noch gering, und wenn eine eindeutige Indikation besteht, also eine klar erkennbare körperliche Ursache der Beschwerden ausgemacht wurde, dann ist diese meist auch chirurgisch zu beheben.

Wir beschränken uns hier auf die Beschreibung des häufigsten Eingriffs an der Wirbelsäule, der Bandscheibenoperation. Spezielle chirurgische Verfahren wie zum Beispiel eine Versteifungsoperation (Spondylodese) zur Stabilisierung der Wirbelsäule sind nur äußerst selten notwendig.

Wann muss, wann soll operiert werden?

Sofort operiert werden muss nur im Notfall, zum Beispiel bei einem Reithosensyndrom. Bandscheibenbeschwerden heilen tendenziell von selbst aus und verursachen auch keine bleibenden Schäden. Eine Operation kann aber unter Umständen schneller zu Schmerzfreiheit führen als eine konservative Behandlung. Es gilt also abzuwägen, ob die Belastung durch die Beschwerden das Risiko eines Eingriffs rechtfertigt.

Eine Operation kommt auch in Betracht, wenn sehr starke Schmerzen trotz konservativer Behandlung über Wochen fortbestehen oder wenn ein Bandscheibenvorfall eine Nervenreizung mit Beinschmerzen und Lähmungserscheinungen auslöst. Selbst solche Beschwerden sind aber kein zwingender Grund für einen Eingriff. Es kommt in der Praxis nicht selten vor, dass selbst heftigste Schmerzen noch in der Wartezeit auf eine bereits beschlossene Operation wieder soweit abklingen, dass der Eingriff am Ende unnötig wird.

Das Für und Wider einer Operation kann also außer im Notfall in Ruhe überlegt werden. Dabei ist entscheidend, wie schmerzhaft und beeinträchtigend die Beschwerden sind und ob die Symptome zu den Ergebnissen der körperlichen Untersuchung und der bildgebenden Diagnoseverfahren passen. Schließlich muss der Eingriff eine realistische Erfolgschance haben. Ob eine Operation dauerhaft zu Schmerzfreiheit führt, hängt nicht zuletzt davon ab, ob die oder der Operierte aktiv an der Nachbehandlung (Rehabilitation und regelmäßiges Bewegungsprogramm) mitwirkt. Auch die aktuellen Lebensumstände müssen bei der Entscheidung für oder gegen eine Operation bedacht werden, weil psychologische Faktoren und die berufliche und familiäre Situation dabei eine wichtige Rolle spielen.

Operationsmethoden

Erst wenn die Diagnose sicher feststeht und die Problemzone eindeutig lokalisiert wurde, kann über die Art des Eingriffs entschieden werden. Je nach Ausmaß der Beschwerden und der Bandscheibenschädigung kommt eine mikrochirurgische „offene" oder minimalinvasive (wenig eingreifende) Operationstechnik infrage. Nicht alle Verfahren werden jedoch überall angeboten. Örtliche, zeitliche und finanzielle Überlegungen spielen bei der Wahl der Operationsmethode also auch eine Rolle.

Bei jeder Bandscheibenoperation geht es darum, gereizte Nerven vom Druck durch vorgefallenes oder vorgewölbtes Bandscheibengewebe zu befreien. Durch die Entfernung des störenden Gewebes bekommt der eingeklemmte Nerv wieder genügend Platz, und die Schmerzen können abklingen.

- Bei der offenen Bandscheibenoperation (mikrochirurgische Standarddiskektomie) wird das Operationsgebiet durch Schnitte geöffnet, die Bandscheibe frei gelegt und unter Sicht operiert. Eine Vollnarkose ist dabei erforderlich.

Die Chirurgin oder der Chirurg setzt parallel zur Wirbelsäule und direkt neben den Dornfortsätzen je nach Operationsgebiet einen Schnitt von etwa fünf Zentimetern Länge. Um an die Bandscheibe zu gelangen, werden zunächst die Muskeln zur Seite geschoben und das Wirbelloch erweitert oder ein kleiner Teil des Wirbelbogens entfernt. Dann wird, meist mithilfe eines Operationsmikroskops und sehr feinen (mikrochirurgischen) Instrumenten, das ausgetretene Gewebe aus dem Wirbelkanal entfernt und die Wunde wieder verschlossen.

Die Standarddiskektomie wird in der Regel stationär durchgeführt, um auf mögliche Komplikationen schnell reagieren und die Wundschmerzen nach der Operation ausreichend behandeln zu können. Der Krankenhausaufenthalt dauert zwei bis fünf Tage. Im Normalfall darf die oder der Operierte aber bereits nach sechs bis acht Stunden wieder aufstehen. Schon am nächsten Tag kann die mobilisierende Nachbehandlung mit isometrischen Übungen zur Kräftigung der Muskeln, Umhergehen und Bewegungstherapie beginnen. Im Anschluss kann eine ambulante oder stationäre Anschlussheilbehandlung oder Rehabilitationsmaßnahme sinnvoll sein.

Risiken: Das größte Risiko bei einer offenen Operation besteht in den möglichen Nebenwirkungen der Narkose: Atem- oder Kreislaufstörungen bis hin zum Herzstillstand sowie die Bildung von Thrombosen und Embolien.

Beim Eingriff selbst können Blutungen aus verletzten Gefäßen auftreten und Nerven geschädigt werden. Wenn Bakterien in die Wunde eindringen, kann sich das Gewebe entzünden.

Manchmal bestehen auch nach einer Bandscheibenoperation weiterhin Schmerzen, oder sie kehren schnell wieder zurück. Dieses sogenannte Postdiskektomie-Syndrom wurde früher mit der Narbenbildung um den betroffenen Nerv erklärt. Neuere Untersuchungen haben aber gezeigt, dass nur eine sehr geringe Verbindung zwischen Schmerzen nach einer Operation und einer Narbenbildung besteht. Vielmehr scheinen auch beim Postdiskektomie-Syndrom Faktoren wie eine nicht ausreichende Indikation für die Operation und psychosoziale Hintergründe eine Rolle zu spielen.

Schließlich können nach einer Operation Funktionsstörungen in einzelnen Bewegungssegmenten auftreten. Deshalb ist es sehr wichtig, die Wirbelsäule später durch ein regelmäßiges eigenes Übungsprogramm zu kräftigen und flexibel zu halten.

- **Minimalinvasive Techniken**: Wenn die Nerven von einer vorgewölbten Bandscheibe oder einem kleineren Bandscheibenvorfall gereizt werden, kommt ein

BILD 1 Computertomographie während eines minimalinvasiven Eingriffs

minimalinvasiver Eingriff infrage. Anders als bei der offenen mikrochirurgischen Operation wird zunächst mithilfe eines Röhrchens oder Endoskops (Kanüle mit Optik) durch die Haut (perkutan) ein Zugang zur Bandscheibe gebahnt. Der dafür erforderliche Hautschnitt ist meist nicht größer als 1,5 Zentimeter, bei manchen Verfahren reicht ein Einstich von wenigen Millimetern. Über diesen Zugang können dann die benötigten Instrumente eingeführt werden. Ihr exakter Sitz wird meist mit einem Computertomographen kontrolliert. Kommt ein Endoskop zum Einsatz, können während des Eingriffs Bilder aus dem Körperinneren auf einen Monitor übertragen werden.

Bei minimalinvasiven Eingriffen unterscheidet man zwischen indirekten und direkten Verfahren. Bei den direkten Verfahren arbeiten die Operateure direkt dort, wo das vorgefallene Bandscheibengewebe auf den Nerv drückt. Bei den indirekten Eingriffen wird Material aus dem Inneren

INFO Hightech bewirkt keine Wunder

Fachleute aus Chirurgie, Neurologie und Medizintechnik forschen und arbeiten unentwegt an Neuentwicklungen in der Operationstechnik, neben verschiedensten minimalinvasiven Verfahren zum Beispiel an den Möglichkeiten einer Bandscheibenprothese oder einer Stabilisierung von Wirbeln mithilfe von „Bio-Zement".

Bis neue Operationsverfahren und Implantate so ausgereift und ausreichend überprüft sind, dass sie als risikoarme Behandlungsalternativen gelten können, dauert es allerdings meist sehr lange. Medienberichte über neue „Wunder" der Hightech-Medizin und über angeblich unkomplizierte ambulante Eingriffe, die in Einzelfällen zur Sofortheilung geführt haben sollen, schüren oft hohe Erwartungen. In der Praxis und im Vergleich mit herkömmlichen Behandlungsmethoden und Operationstechniken stellt sich der vermeintliche Fortschritt dann aber häufig als eher gering oder gar als Rückschritt heraus.

Viele Methoden kommen zudem nur für einen relativ kleinen Teil der Patientinnen und Patienten infrage, wie zum Beispiel die indirekten minimalinvasiven Techniken.

Die Kosten für Verfahren, deren Wirksamkeit nicht ausreichend belegt ist, werden von den Krankenkassen nicht übernommen. Dies gilt zum Beispiel für die umstrittene und teure Katheterbehandlung nach Racz, bei der entzündungshemmende Substanzen über einen zuvor gelegten Katheter direkt in den Wirbelkanal geleitet werden.

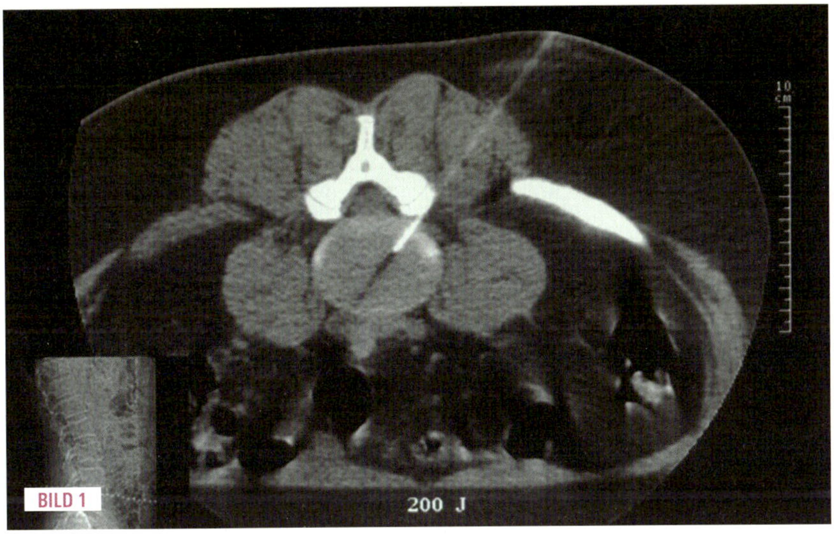

BILD 1

der Bandscheibe entfernt, um den Druck auf die Faserhülle zu verringern. Dadurch soll sich die Vorwölbung zurückziehen und den bedrängten Nerv freigeben. Dazu wird ein Instrument in die Bandscheibe eingeführt und Gewebe entweder durch die Hitze eines Laserstrahls „verdampft" (Laserdiskektomie), abgesaugt (perkutane Nukleotomie) oder mit chemischen Substanzen aufgelöst (Chemonukleolyse).

Indirekte Verfahren können nur angewendet werden, wenn der äußere Bandscheibenring noch geschlossen ist. Außerdem sind sie nur bei jüngeren Menschen sinnvoll, deren Bandscheiben noch nicht abgenutzt sind. Bei diesen vergehen bandscheibenbedingte Schmerzen aber meist auch ohne Eingriff relativ schnell wieder.

Minimalinvasive Eingriffe können meist ambulant und unter örtlicher Betäubung durchgeführt werden. Es sind nur wenige Stunden Bettruhe nötig, in denen der Allgemeinzustand überwacht wird. Schon am nächsten Tag kann die Rehabilitationsbehandlung beginnen. Auch bei den minimalinvasiven Techniken ist die konsequente Nachbehandlung entscheidend für den dauerhaften Erfolg des Eingriffs.

Risiken: Bei minimalinvasiven Eingriffen können Blutungen, Nervenverletzungen und Entzündungen auftreten. Durch die Hitzeentwicklung bei der Laserdiskektomie kann Gewebe in der Umgebung der Bandscheibe geschädigt werden. Bei der Chemonukleolyse besteht die Gefahr einer allergischen Reaktion auf das gespritzte Enzym (eiweißauflösendes Mittel).

Die während des Eingriffs erforderliche Röntgenkontrolle bringt eine Strahlenbelastung mit sich.

Rehabilitation und Kur

Eine mehrwöchige Rehabilitationsmaßnahme oder Vorsorgeleistung (Kur) kann in körperlicher und auch in seelischer Hinsicht „den Rücken stärken". Ein umfassendes bewegungstherapeutisches und psychologisches Behandlungsprogramm hilft bei akuten Beschwerden und kann chronischen Schmerzen vorbeugen oder sie lindern.

Ein Aufenthalt in einer Reha- oder Kurklinik schafft zudem Abstand zum Alltag, zu beruflichen oder familiären Problemen. Er bietet die Chance, sich in Ruhe mit den Gründen zu beschäftigen, die zur Entstehung der Beschwerden beigetragen haben und zusammen mit den Therapeutinnen und Therapeuten nach Lösungsmöglichkeiten zu suchen. Nicht zuletzt kann eine mehrwöchige Vorsorge- oder Rehabilitationsbehandlung die Fähigkeit verbessern, sich selbst zu helfen und Verantwortung für die eigene Gesundheit zu übernehmen.

Mit dem Gesundheitsreformgesetz des Jahres 2000 wurde der Begriff „Kur" im offiziellen Sprachgebrauch durch „Vorsorgeleistung" ersetzt (nicht zu verwechseln mit den „Maßnahmen zur Früherkennung von Krankheiten"). Allgemein soll eine Vorsorgeleistung Krankheiten vorbeugen, wie sie durch eine vorhandene Schwächung der Gesundheit entstehen können. Bei einer bereits bestehenden Erkrankung soll sie helfen, die Gesundheit wiederzuerlangen oder eine Verschlechterung zu verhindern.

Eine Rehabilitation hat grundsätzlich die gleichen Ziele, dabei steht jedoch die Wiederherstellung der Leistungsfähigkeit in Beruf und Familie im Vordergrund. Rehakliniken sind meist auf bestimmte Indikationsbereiche wie zum Beispiel chronische Schmerzen spezialisiert.

Sowohl die Vorsorgeleistung als auch die Rehabilitation dauern in der Regel drei Wochen. Wenn es sich als medizinisch notwendig erweist, kann sie verlängert werden. Bei bestimmten Beschwerden wie zum Beispiel psychosomatischen Erkrankungen kann die Behandlung von vornherein über einen längeren Zeitraum gewährt werden.

Formen der Vorsorge und Rehabilitation

- Eine ambulante Vorsorgeleistung (Vorsorgekur) dient der allgemeinen Vorsorge und der Stabilisierung der Gesundheit. Sie kann auch auf spezielle Erkrankungen wie beispielsweise Osteoporose oder chronische Rückenbeschwerden zugeschnitten sein.

Für eine Vorsorgekur müssen Arbeitnehmer in der Regel Urlaub nehmen, da kein Anspruch auf Lohnfortzahlung oder Krankengeld besteht. Die Leistung kann an jedem anerkannten Kur- und Badeort in Deutschland stattfinden. Als Patient wählt man seine Unterkunft frei aus und bezahlt die Kosten für Übernachtungen, Verpflegung und Anreise selbst. Die Krankenkasse kann einen Tageszuschuss von höchstens 13 Euro zahlen; viele gewähren einen pauschalen Zuschuss.

Der Anspruch auf eine ambulante Vorsorgeleistung besteht bei entsprechender ärztlicher Empfehlung (Indikation) alle drei Jahre.

Die Heilbehandlungen (Anwendungen) während der Vorsorgeleistung übernimmt die Kasse, allerdings muss ein Eigenanteil von 10 Prozent zuzüglich 10 Euro für die Verordnung selbst gezahlt werden.

Die Kosten für eine ambulante Vorsorgeleistung können bei der Steuererklärung ab einer bestimmten einkommensabhängigen Zumutbarkeitsgrenze als „außergewöhnliche Belastung" geltend gemacht werden.

■ Ambulante Kompaktprogramme (Reha) für Menschen mit chronischen Rückenschmerzen haben sich vielerorts bewährt und werden immer häufiger angeboten. Die Teilnehmer wohnen während der Reha zu Hause, verbringen aber ihren Tag in der Einrichtung, wo sie ein fest strukturiertes Behandlungsprogramm erwartet, ähnlich wie in einer Tagesklinik.

Wenn es am Wohnort möglich ist, an einer geeigneten Rehabilitationsmaßnahme teilzunehmen, hat die ambulante Reha für die Kostenträger Vorrang vor einer stationären Behandlung – es sei denn, es ist aus therapeutischen Gründen sinnvoll, dass der Patient eine Weile seine gewohnte Umgebung verlässt, zum Beispiel um Abstand von einem belastenden Alltag zu gewinnen.

In manchen Orten werden ambulante Rehabilitationsprogramme auch von größeren Praxiszentren angeboten, in denen Orthopäden, Psychologen, Physiotherapeuten und Sportmediziner zusammenarbeiten. Überwiegend geschieht dies im Rahmen der „integrierten Versorgung" (§ 140 a–d SGB V). Patienten zahlen für die ambulante Rehamaßnahme in der Regel einen Eigenanteil von 10 Euro pro Tag.

■ Eine stationäre Rehabilitation bietet ein intensives Behandlungsprogramm zur Stabilisierung des Gesundheitszustands nach einer überstandenen Erkrankung oder bei chronischen Beschwerden. Eine Rehabilitation soll zudem die berufliche Leistungsfähigkeit sichern oder wiederherstellen, wenn sie durch eine Erkrankung gefährdet oder zum Zeitpunkt der Behandlung nicht mehr gegeben ist.

Während der Behandlung wohnt man in einer Kur- oder Rehaklinik. Die Kosten für die Unterbringung und die Therapie trägt die Krankenkasse oder der Rentenversicherer bis auf einen Eigenanteil von täglich 10 Euro für längstens 28 Tage. Vor der Rehabilitation sollte noch geklärt werden, ob und in welcher Höhe auch die Kosten für die An- und Abreise übernommen werden.

Wenn ein unter zwölf Jahre altes Kind im Haushalt lebt, werden unter Umständen die Kosten für eine Haushaltshilfe übernommen. Der Eigenanteil beträgt zehn Prozent der Kosten für die Haushaltshilfe, mindestens aber 5 Euro und höchstens 10 Euro pro Tag.

Arbeitnehmer haben während der Rehabilitation Anspruch auf Lohnfortzahlung bis zu sechs Wochen oder auf Krankengeld. Eine stationäre Rehamaßnahme kann bei entsprechender ärztlicher Empfehlung alle vier Jahre in Anspruch genommen werden.

■ Vorsorge für Mütter und Väter: Durch Beruf, Haushalt und Familie sind viele Mütter und manchmal auch Väter einer Dreifachbelastung ausgesetzt, die auf Dauer die Gesundheit beeinträchtigen kann. Wiederkehrende Rückenbeschwerden sind vor allem bei Müttern mit kleinen Kindern relativ häufig Folge einer körperlich-seelischen Überbelastung.

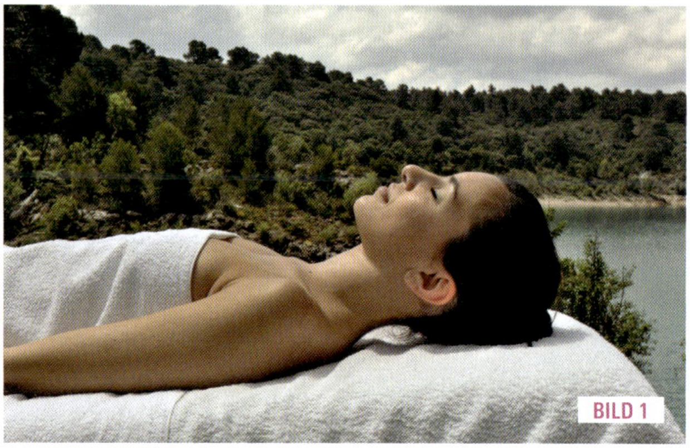

BILD 1

Die positiven Wirkungen der sogenannten medizinischen Vorsorgeleistung für Mütter und Väter (früher Eltern-Kind-Kur, davor Mutter-Kind-Kur oder Müttergenesungskur genannt) sollen dabei auch der Gesundheit des Kindes zugute kommen.

Die Kosten für diese Vorsorge zahlt die Krankenkasse bis auf einen Eigenanteil von täglich 10 Euro.

- Die Anschlussheilbehandlung (AHB) ist eine Behandlung im Anschluss an eine Operation oder sonstige intensive Therapie nach einer schweren Erkrankung. Sie dient dazu, Beschwerden und körperliche Beeinträchtigungen infolge der Therapie zu verringern. Nach einer offenen Bandscheibenoperation kann eine AHB mit abgestimmter Bewegungstherapie sinnvoll sein, um die Wirbelsäule beweglich zu halten.

Der Antrag auf eine AHB wird bereits von den behandelnden Ärztinnen und Ärzten im Krankenhaus begründet. Sie schlagen meist auch eine für die Anschlussbehandlung geeignete Rehaklinik vor. Der Soziale Dienst der Klinik berät zu allen Fragen rund um die AHB und kümmert sich um die Formalitäten. Der Bewilligungsbescheid des Kostenträgers erfolgt bei einer AHB schnell, denn sie muss spätestens 14 Tage nach der Entlassung aus der Klinik angetreten werden.

Antragstellung

Die Kosten für eine Rehabilitation für Berufstätige und für Hausfrauen oder Hausmänner, die 15 Jahre als Berufstätige versichert waren, trägt in der Regel die Deutsche Rentenversicherung (oder ein anderer Rentenversicherungsträger). Wird die Maßnahme nach einem Arbeitsunfall oder aufgrund einer Berufskrankheit angetreten, ist der Unfallversicherungsträger beziehungsweise die Berufsgenossenschaft zuständig. Ist der Patient familienversichert oder Rentner, übernimmt die Krankenkasse die Kosten.

In Deutschland gibt es bei Maßnahmen über den Rentenversicherungsträger am Ende der Entgeltfortzahlung ein Übergangsgeld, bei einer Maßnahme über den Unfallversicherungsträger Verletztengeld.

Wenn Sie eine Rehabilitation oder Vorsorgeleistung beantragen möchten, wenden Sie sich je nach Zuständigkeit an Ihre Krankenkasse oder Rentenversicherung, die die notwendigen Formulare zur Verfügung stellt. Zunächst muss Ihre behandelnde Ärztin oder Ihr Arzt die medizinische Notwendigkeit der Maßnahme feststellen und in dem Antrag begründen. Vorhandene Facharzt- oder Krankenhausberichte werden dem Antrag beigelegt.

Da die Kostenträger zum Sparen verpflichtet sind, werden viele Anträge zunächst einmal abgelehnt. Vom Gesetzge-

BILD 1 Eine Kur kann in körperlicher und auch in seelischer Hinsicht „den Rücken stärken".

ber sind die Anspruchsvoraussetzungen jedoch klar geregelt. Wenn die medizinische Notwendigkeit der Maßnahme eindeutig begründet ist, sollten Sie deshalb gegen eine Ablehnung Widerspruch einlegen. Vielleicht müssen Sie zusammen mit Ihrer Ärztin oder Ihrem Arzt beim Kostenträger Überzeugungsarbeit leisten. Erfahrungsgemäß kann persönliches Engagement die Chancen auf einen Erfolg im zweiten Anlauf erhöhen.

Auswahl der Rehaklinik

Bei der ambulanten Vorsorgeleistung kann der Ort der Behandlung frei gewählt werden, bei der stationären Rehabilitation ist die Möglichkeit der Klinikwahl eingeschränkt. Je nach Erkrankung beziehungsweise den Behandlungserfordernissen kommen nur bestimmte Einrichtungen in Frage, außerdem arbeiten die Versicherungsträger meist mit bestimmten Vertragskliniken zusammen und geben die Entscheidung gern vor.

Sie haben nach SGB IX § 9 jedoch ein „Wunsch- und Wahlrecht" und können in Ihrem Antrag zwei oder drei Rehakliniken Ihrer Wahl angeben. Wenn Sie und Ihr Arzt der Überzeugung sind, dass Ihre Beschwerden nur in einer bestimmten Einrichtung gebessert werden können, bestehen gute Chancen, dass Ihrem Wunsch entsprochen wird.

Auswahlkriterien: Das Angebot der Rehakliniken und -einrichtungen ist sehr unterschiedlich. Wer sich nicht gründlich informiert, läuft Gefahr, eine Behandlung zu erhalten, die wenig spezifisch auf Rückenschmerzen zugeschnitten ist und vielleicht kurzfristig die Beschwerden lindert, aber keine nachhaltige Wirkung erzielt. Deshalb: Lassen Sie sich von Ihren Ärzten oder Physiotherapeuten ausführlich beraten, fragen Sie bei Ihrer Krankenkasse nach geeigneten Einrichtungen. Nutzen Sie auch das Internet, um sich zu informieren, oder rufen Sie in der Klinik an. Die Selbstdarstellung einer Klinik und die Information über das Behandlungskonzept lassen erkennen, welche Art der Therapie dort angeboten wird.

Aussagekräftig ist neben der Auflistung der verschiedenen therapeutischen Anwendungen und der technischen Ausstattung zum Beispiel, wie viel Wert die Einrichtung auf eine interdisziplinäre Behandlung legt. In der Rückenschmerztherapie ist es besonders wichtig, dass die verschiedenen Berufsgruppen – Orthopäden, Psychologen und Bewegungstherapeuten – eng zusammenarbeiten.

Das Konzept der Rehabilitationsbehandlung sollte vor allem auf eine körperliche Aktivierung abzielen und die wichtigsten Elemente multimodaler Behandlungsprogramme enthalten. Methoden der physikalischen und der manuellen Therapie sollten allenfalls zusätzlich angeboten werden.

Wiedereingliederung und Teilhabe am Arbeitsleben

Wenn Sie wegen Ihrer Rückenbeschwerden seit Längerem krankgeschrieben sind, sich aber langsam wieder arbeitsfähig fühlen und noch Krankengeld erhalten, sollten Sie den Versuch wagen, mit einer stufenweisen Wiedereingliederung („Hamburger Modell") im Arbeitsleben Tritt zu fassen. Sprechen Sie mit Ihrer Ärztin oder Ihrem Arzt über diese gesetzlich verankerte Möglichkeit der schrittweisen Wiederaufnahme der Arbeit.

Nach einem zusammen mit Ihrem Arzt erstellten Stufenplan legen Sie fest, mit wie viel Arbeitsstunden pro Tag Sie anfangen und in welcher Zeit Sie wieder auf Ihre übliche tägliche Stundenzahl kommen möchten. Empfehlenswert ist, mit etwa der Hälfte der normalen Stundenzahl zu beginnen und jede Woche ein bis zwei Stunden mehr zu arbeiten, bis Sie wieder auf der im Arbeitsvertrag vereinbarten Stundenzahl angelangt sind. Im Gesetz ist formuliert, dass die stufenweise Wiedereingliederung nicht länger als sechs Monate dauern sollte.

Wenn Sie den Stufenplan festgelegt haben, nehmen Sie Kontakt zu Ihrem Arbeitgeber auf. Dieser ist nicht verpflichtet, der stufenweisen Wiedereingliederung zuzustimmen. In aller Regel wird er es aber tun, weil das Modell für Arbeitgeber sehr günstig ist: Die Kassen bezahlen während dieser Zeit das Krankengeld weiter, das heißt, Ihr Arbeitgeber muss Ihnen keinen Lohn zahlen.

Auch die Krankenkasse muss der stufenweisen Wiedereingliederung zustimmen. Die Krankengeldzahlung erlischt erst, wenn diese erfolgreich abgeschlossen worden ist, Sie also wieder arbeitsfähig sind und Ihr normales Gehalt erhalten.

Rechtlich gelten Sie während der Zeit der Wiedereingliederung weiter als arbeitsunfähig. Wichtig: Das stundenweise Arbeiten gilt nicht als Teilzeitarbeit; der bestehende Arbeitsvertrag bleibt von der Regelung unberührt.

Bei einem Antrag auf Teilhabe am Arbeitsleben prüft der Rentenversicherungsträger, ob Sie gegebenenfalls eine andere Arbeitstätigkeit aufnehmen können, die mit Ihren gesundheitlichen Beeinträchtigungen vereinbar ist. Dies kann bedeuten, dass Sie eine berufliche Weiterbildung oder Anpassung finanziert bekommen oder Ihr Arbeitgeber Zuschüsse für Arbeitshilfen und Einrichtungen im Betrieb erhält. Einen solchen Antrag stellen Sie am besten bei einem Rehafachberater der Rentenversicherung.

SCHMERZTAGEBUCH

Datum:	**Nacht** 22.00 – 6.00 Uhr	**Morgen** 6.00 – 10.00 Uhr	**Vormittag** 10.00 – 14.00 Uhr	**Nachmittag** 14.00 – 18.00 Uhr	**Abend** 18.00 – 22.00 Uhr
Stärke des Schmerzes (von 0 = keine Schmerzen bis 10 = stärkster Schmerz)					
Schmerzqualität (körperliche und gefühlsmäßige Beschreibung)					
Schmerzort					
Stimmung (Freude, Gelassenheit, Ärger, Angst, Traurigkeit, ...)					
Aktivitäten (Arbeit, Freizeit, Sport, Treffen mit Freunden, ...)					
Ruhezeiten (Pause, Siesta)					
Therapeutische Maßnahmen (Bewegung, Physiotherapie, Entspannung, ...)					
Medikamenteneinnahme (wann, was, wieviel)					
Besondere Ereignisse (Erfolgserlebnis, Ärger im Job, private Einladung, ...)					
Eventuelle Schmerzauslöser (langes Sitzen, ungewöhnliche Belastung, ...)					
Sonstige Beschwerden (Kopfschmerzen, Schlafstörungen, Verdauung, ...)					
Schlafqualität					

ADRESSEN

Bewegung und Sport

Berufsverband der Yogalehrenden in Deutschland e. V.
Jüdenstraße 37
37073 Göttingen
Tel. 05 51 / 7 97 74 40
www.yoga.de

Deutsche Gesellschaft für Sportmedizin und Prävention e. V.
(Deutscher Sportärztebund)
Königswarter Str. 16
60316 Frankfurt / Main
Tel. 0 69 / 4 07 14 12
www.dgsp.de

Deutsches Walking Institut
Alte Wolterdingerstrasse 68
78166 Donaueschingen
Tel. 07 71 / 6 02 69 48
www.walking.de

Deutscher Dachverband für Qigong & Taijiquan e. V.
Am Leinekanal 4
37073 Göttingen
Tel. 05 51 / 2 01 99 00
www.ddqt.de

Deutscher Olympischer Sportbund
www.richtigfit.de

Deutscher Pilates-Verband
www.pilates-verband.de

Der virtuelle Lauftreff
www.lauftreff.de

Feldenkrais-Verband Deutschland e. V.
Jägerwirtstraße 3
81373 München
Tel. 0 89 / 12 02 12 50
www.feldenkrais.de

Patienteninformationen

Bundesärztekammer, Kassenärztliche Bundesvereinigung, AG der Wissenschaftlichen Medizinischen Fachgesellschaften (Hrsg.):
Ärztliche Nationale Versorgungsleitlinien:
www.versorgungsleitlinien.de
Patientenleitlinien:
www.versorgungsleitlinien.de/patienten

Bundesärztekammer, Kassenärztliche Bundesvereinigung (Hrsg.):
www.patienten-information.de

Institut für Qualität und Wirtschaftlichkeit im Gesundheitswesen (Hrsg.):
www.gesundheitsinformation.de

Patienteninformationen des Deutschen Cochrane Zentrums:
www.cochrane.de/de/consumer.htm

Schmerztherapie

Bundesverband Deutsche Schmerzhilfe
Sietwende 20
21270 Grünendeich
Tel. 0 41 42 / 81 04 34
www.schmerzhilfe.de

Deutsche Schmerzliga e. V.
Adenauerallee 18
61440 Oberursel
Service-Telefon Schmerzliga:
07 00 / 375 375 375 (12 Ct. / Minute)
www.schmerzliga.de

Deutsche Gesellschaft zum Studium des Schmerzes e. V. (DGSS)
Obere Rheingasse 3
56154 Boppard
Tel. 0 67 42 / 80 01 21
www.dgss.org

Erkrankungen des Bewegungsapparats

Bundesselbsthilfeverband für Osteoporose
Kirchfeldstraße 149
40215 Düsseldorf
Tel. 02 11 / 301 31 40
www.osteoporose-deutschland.de

Deutsche Arthrosehilfe e. V.
Postfach 11 05 51
60040 Frankfurt
Tel. 0 68 31/94 66 77
www.arthrose.de

Deutsche Rheuma-Liga e. V.
Maximilianstr. 14
53111 Bonn
E-Mail: über Kontaktformular
www.rheuma-liga.de

Deutsche Vereinigung Morbus Bechterew e. V.
Bundesverband
Metzgergasse 16
97421 Schweinfurt
Tel. 0 97 21 / 2 20 33
www.bechterew.de
www.bechterew-selbsthilfe.de

Allgemeine Informationen

Deutsche Rentenversicherung Bund
10704 Berlin
Tel. 0 30 / 86 50
Servicetelefon 08 00 / 1 00 04 80 70
www.deutsche-rentenversicherung-bund.de

Deutsche Gesellschaft für Ernährung e. V. (DGE)
www.dge.de

Verbraucherzentrale Bundesverband
www.verbraucherzentrale.de

Unabhängige Patientenberatung Deutschland
www.unabhaengige-patientenberatung.de

Krankenhaussuche und Klinikvergleich
www.weisse-liste.de

ZUM LESEN UND HÖREN

Bertelsmann BKK (Hrsg.): **Locker bleiben – neue Erkenntnisse stärken den Rücken**. Gütersloh, 2006. Broschüre, Download unter: www.bertelsmann-bkk.de/meine-gesundheit/fit-for-life/ruecken-schmerzen.html

Bimbi-Dresp, M.: **Das große Pilates-Buch**. München, Gräfe und Unzer, 2010

Despeghel-Schöne, M.: **Fitness für faule Säcke**. Köln, vgs, 2003

Froböse, I.: **Das neue Rückentraining**. München, Gräfe und Unzer, 2006

Geiger, U., Schmid, C.: **Muskeltraining mit dem Theraband**: Das Übungsprogramm für Fitness und Therapie. München, blv, 2009

Hainbuch, F.: **Progressive Muskelentspannung**. Mit CD. München, Gräfe und Unzer, 2010

Hölker, R.-M.: **Wege in die Entspannung + Gesunder Schlaf**. Atementspannung, Muskelentspannung, Visualisierung. Audio-CD. Köln, Kölner Institut für Stressverminderung, 2007

Lang-Reeves, I.: **Beckenboden: Wie Sie den Alltag zum Training nutzen**. München, Gräfe und Unzer, 2010

Lichtenau, B.: **Feldenkrais – sich leicht und frei bewegen: Entspannter Nacken – bewegliche Schultern**. Audio-CD. Stuttgart, Trias, 2008

Liesner, F.: **Mein Beckenbodenbuch: Mehr Kraft, erfüllte Sexualität, beweglicher Rücken**. Stuttgart, Trias Verlag, 2008

Steffny, H.; Pramann, U.: **Perfektes Lauftraining**. München, Südwest Verlag, 2007

Stengel, S. v.; Bartosch, H.: **Nordic Walking: Effektives Ganzkörpertraining**. München, opress Verlag, 2005

Stiftung Warentest mit Bopp, A. und Herbst, V.: **Handbuch Medikamente**. Berlin 2009

Stiftung Warentest mit Bopp, A. und Herbst, V.: **Handbuch Rezeptfreie Medikamente**. Berlin 2009

Stiftung Warentest mit Niklewski, G. und R.: **Depressionen überwinden**. Berlin 2010

Trökes, A.: **Yoga für Rücken, Schulter und Nacken**. München, Gräfe und Unzer, 2010

Verbraucher-Zentrale NRW: **Chronische Schmerzen. Therapieangebote, Wirksamkeit, Behandlungsqualität**. Düsseldorf, 2004

Verbraucher-Zentrale NRW: **Patiententipps für den Arztbesuch**. Düsseldorf 2004

Wilk, D.: **So einfach ist autogenes Training**. Mit CD. Stuttgart, Trias, 2007

REGISTER

Stiftung Warentest

IMPRESSUM

Stiftung Warentest
Lützowplatz 11–13
10785 Berlin
Telefon 0 30/26 31-0
Fax 0 30/26 31-25 25
www.test.de

Vorstand: Dr. jur. Werner Brinkmann
Weiteres Mitglied der Geschäftsleitung:
Hubertus Primus (Publikationen)

Autorin: Sabine Keller
Lektorat: Uwe Meilahn
Mitarbeit: Bettina Weniger, Berlin
Fachliche Beratung für die 2. Auflage:
Prof. Dr. rer. nat. Gerd Glaeske, Universität Bremen/pharmafacts, Freiburg
Dr. med. Dagmar Lühmann, Institut für Sozialmedizin, Universität Lübeck
Prof. Dr. phil. Klaus Pfeifer, Institut für Sportwissenschaft, Universität Erlangen
Dr. med. Ludwig Weh, Rückenzentrum Am Markgrafenpark, Berlin

Titelentwurf: Susann Unger, Berlin
Layout: Pauline Schimmelpenninck Büro für Gestaltung, Berlin
Grafik und Satz: Florian Brendel, Berlin
Verlagsherstellung: Rita Brosius (Ltg.), Susanne Beeh
Produktion: Vera Göring
Bildredaktion: Florian Brendel, Berlin
Bildnachweis – Titel: mauritius images/Image Source; **Innenteil:** corbis images (27, 59, 65, 177, 196, 203), getty images (Andersen Ross S. 77, 111; B2M Productions S. 27; Chris Ryan S. 7, 187; Dougal Waters S. 175; George Doyle S. 187; Hans Neleman S. 77, 167; Image Source S. 114; Jupiterimages S. 114; Luc Beziat S. 214; Marc Romanelli S. 104; Michael Blann S. 178; Rob Melnychuk S. 7, 75; Steven Puetzer S. 6; Thomas Hoeffgen S. 106; Westend61 S. 20), Dr. Gerd Müller, Rückenzentrum Am Michel, Hamburg (132, 143, 167, 168, 171, 211), istock (11, 20, 24, 57, 59, 60, 72, 78, 95, 97–99, 101, 102, 107, 114, 125, 150, 189, 193, 194, 200, 201, 207), Marcus Pietrek, Düsseldorf (8, 15, 40, 62, 67, 71, 126, 162, 164, 185), Nada Quenzel, Berlin (17, 19, 29–39, 81–92, 109, 117–122), Stephan Spitzer, Frankfurt am Main, www.medizillu.de (42–48, 50–54, 56, 128, 129, 137, 153).
Litho: tiff.any GmbH, Berlin
Druck: Firmengruppe APPL, aprinta druck, Wemding

Einzelbestellung:
Stiftung Warentest
Telefon: 0 180 5/00 24 67
Fax: 0 180 5/00 24 68
(je 14 Cent pro Minute aus dem Festnetz, maximal 42 Cent pro Minute aus dem Mobilfunknetz)
www.test.de

Redaktionsschluss: Juli 2010

ISBN: 978-3-86851-15-4